千家妙方

杨圆圆 ◎ 主编

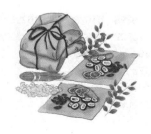

吉林科学技术出版社

图书在版编目（ＣＩＰ）数据

千家妙方 / 杨圆圆主编. -- 长春：吉林科学技术
出版社，2023.10
ISBN 978-7-5744-0868-5

Ⅰ．①千… Ⅱ．①杨… Ⅲ．①验方－汇编 Ⅳ．
①R289.5

中国国家版本馆CIP数据核字(2023)第183960号

千家妙方

QIAN JIA MIAO FANG

主　　编　杨圆圆
出 版 人　宛　霞
策划编辑　穆思蒙　张　超
全案策划　吕玉萍
责任编辑　王聪会
封面设计　韩海静
内文制作　郭红玲
幅面尺寸　160 mm × 230 mm
开　　本　1/16
字　　数　250千字
印　　张　12
印　　数　1—20 000册
版　　次　2023年11月第1版
印　　次　2023年11月第1次印刷
出　　版　吉林科学技术出版社
发　　行　吉林科学技术出版社
地　　址　长春市福祉大路5788号龙腾国际大厦A座
邮　　编　130118
发行部电话/传真　0431－81629398　81629530　81629531
　　　　　　　　　　　81629532　81629533　81629534
储运部电话　0431－86059116
编辑部电话　0431－81629517
印　　刷　三河市南阳印刷有限公司
书　　号　ISBN 978-7-5744-0868-5
定　　价　59.00元

如有印装质量问题　可寄出版社调换

前　言

　　中医学源远流长，绵延数千载，是世界科学史上具有独特理论体系和卓越临床疗效的一门自然科学，它曾为中华民族的繁衍昌盛和人类的文明做出了巨大贡献。时至今日，中医界同道在"继承不离古，发扬不离宗"的精神指导下，面对新世纪的机遇和挑战，注重传承、勇于创新，涌现出一大批医德高尚、成绩卓著的名医名家。他们经过几十年的苦心研读和潜心实践，积累了大量的临床经验并著书立说，留下宝贵的文献资料。这些文献既有丰富的中医理论，又有药到病除的治病良方，为归纳整理这些珍贵文献，也为方便广大读者阅读使用，我们组织人员编写了这本《千家妙方》。

　　本书以科为纲，以症状和疾病为目，以方为主，精选了历代名老中医经方、验方两千余条，内容涉及内科、外科、妇科、儿科等临床相关疾病，既有常见病、多发病，又有疑难重病。所选内容为中医名家几十年临床实践的经验总结，疗效确切可靠，有较高的使用价值及可信度。

　　本书对每一科的各种病症都做了简明的概述，让读者对病症的病因病机、临床症状等基本情况有所了解；对各种病症配有若干条验方，每一条验方针对不同的证型病人，内容包括"组成""功效""用法""方解""按语"几部分；条目清晰有序，资料翔实齐全，语言通俗易懂。由于方中剂量是针对一般患者的，特殊体质患者，不可"按图索骥"，草率行事，应根据具体病情和体质差异，在医生指导下正确使用。

　　在本书编写过程中，参考和引用了一些国内公开发行的中医药学术期刊的部分资料，由于时间紧迫，条件有限，未能与作者一一联系，在此我们深表歉意，同时表达我们深深的感谢！编写内容难免有疏漏之处，希望读者提出宝贵意见。

目　录

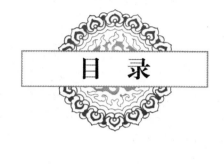

第一章　内科疾病

急性上呼吸道感染 …………………………………………… 1

支气管炎 ……………………………………………………… 3

慢性肺源性心脏病 …………………………………………… 6

支气管哮喘 …………………………………………………… 8

肺结核 ………………………………………………………… 11

冠心病 ………………………………………………………… 13

心肌梗死 ……………………………………………………… 17

高血压 ………………………………………………………… 18

脑血管病 ……………………………………………………… 21

慢性胃炎 ……………………………………………………… 25

慢性肝炎 ……………………………………………………… 27

慢性结肠炎 …………………………………………………… 29

急性肾小球肾炎 ……………………………………………… 32

慢性肾小球肾炎 ……………………………………………… 35

慢性肾功能衰竭 ……………………………………………… 38

糖尿病 ………………………………………………………… 40

骨质疏松 ……………………………………………………… 42

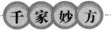

第二章　外科疾病

浅表化脓性感染 ································ 44

深部感染 ···································· 51

慢性化脓性骨髓炎 ···························· 53

颈部淋巴结结核 ······························ 55

甲状腺疾病 ·································· 58

滑膜炎 ······································ 61

滑囊炎 ······································ 63

肩周炎 ······································ 64

急性乳腺炎 ·································· 66

荨麻疹 ······································ 68

湿疹 ·· 70

全身性皮肤瘙痒病 ···························· 72

紫白癜风 ···································· 75

白癣 ·· 76

斑秃 ·· 77

足癣 ·· 80

结节性红斑 ·································· 81

带状疱疹 ···································· 82

酒渣鼻 ······································ 83

阳痿 ·· 85

不射精 ······································ 88

早泄 ·· 90

不育症 ······································ 92

前列腺炎 ···································· 94

前列腺增生 ·································· 96

遗精 ·· 99

第三章　妇科疾病

月经先期 ………………………………………………… 102

月经后期 ………………………………………………… 104

月经先后无定期 ………………………………………… 107

经期延长 ………………………………………………… 108

痛经 ……………………………………………………… 109

闭经 ……………………………………………………… 112

崩漏 ……………………………………………………… 114

围绝经期综合征 ………………………………………… 117

带下病 …………………………………………………… 119

子宫脱垂 ………………………………………………… 121

阴道炎 …………………………………………………… 122

盆腔炎 …………………………………………………… 127

第四章　儿科疾病

咳嗽 ……………………………………………………… 131

哮喘 ……………………………………………………… 133

肺痈 ……………………………………………………… 137

呕吐 ……………………………………………………… 139

泄泻 ……………………………………………………… 141

厌食 ……………………………………………………… 143

水肿 ……………………………………………………… 145

腹痛 ……………………………………………………… 149

解颅（脑积水） ………………………………………… 152

婴儿湿疹 ………………………………………………… 154

遗尿 ……………………………………………………… 156

五迟、五软 …………………………………………… 157

惊风 …………………………………………………… 158

细菌性痢疾 ………………………………………… 162

百日咳 ……………………………………………… 165

麻疹 ………………………………………………… 168

猩红热 ……………………………………………… 172

水痘 ………………………………………………… 176

白喉 ………………………………………………… 177

脊髓灰质炎（小儿麻痹症）…………………………… 180

小儿暑温（流行性乙型脑炎）………………………… 182

第一章 内科疾病

急性上呼吸道感染

【概述】

　　急性上呼吸道感染为自鼻腔至喉部之间的急性炎症的总称，是最常见的感染性疾病。其70%～80%是由病毒引起的，细菌感染常继发于病毒感染之后。此病四季、任何年龄均可发病，通过含有病毒的飞沫、雾滴，或经污染的用具进行传播。机体免疫力降低时，如受寒、劳累、淋雨等情况，原已存在或由外界侵入的病毒或细菌，迅速生长繁殖，导致感染。此病预后良好，有自限性，一般5～7天痊愈。常继发支气管炎、肺炎、鼻旁窦炎，少数人可并发急性心肌炎、肾炎、风湿热等。

　　该病属于中医"感冒""伤风感冒"之范畴，是感受风邪或时行病毒，引起肺卫功能失调，出现鼻塞、流涕、喷嚏、头痛、恶寒、发热、全身不适、脉浮等为主要临床表现的一种外感病症。

【治疗】

　　1. 风寒感冒证

　　【主症】恶寒重，发热轻，无汗，头项疼痛，肢节酸痛，鼻塞流涕，声重，喷嚏，咳嗽，苔薄白，脉浮紧。

 妙方 荆防败毒散

　　【组成】荆芥5克，防风5克，淡豆豉9克，前胡5克，杏仁5克，桔梗5克，陈皮5克，甘草3克，葱白3寸。

　　【功效】发汗解表，宣肺散寒。

　　【用法】葱白后下，余药先煮，水煎2次，共取200毫升，分早、晚2次服。

　　【方解】荆芥、防风、淡豆豉、葱白祛散风寒；前胡、杏仁、桔梗、陈皮、甘草宣肺止咳。

　　【按语】胃气不舒者，加苏叶、陈皮。

　　2. 风热感冒证

　　【主症】恶寒轻，微恶风，发热

重、咽喉或乳蛾红肿疼痛，鼻塞流涕，咳嗽痰稠，舌边尖红，苔薄黄，脉浮数。

妙方 银翘散加减

【组成】金银花30克，连翘30克，薄荷18克，荆芥6克，淡豆豉15克，桔梗18克，芦根15克，竹叶12克，牛蒡子10克，甘草15克。

【功效】辛凉透表，清热解毒。

【用法】薄荷后下，余药先煮，水煎2次，共取200毫升，分早、晚2次温服。

【方解】薄荷、荆芥、淡豆豉辛凉解表；金银花、连翘清热解毒；桔梗、芦根、竹叶清热生津；牛蒡子合桔梗利咽止痛，桔梗合甘草利咽化痰。

【按语】口渴者，加花粉、麦冬。

3. 感冒暑湿证

【主症】发热，微恶风，汗少，汗出热不退，鼻塞流浊涕，头重胀痛，心烦口渴，小便短赤，苔薄黄腻，脉濡数。

妙方 新加香薷饮

【组成】香薷6克，白扁豆9克，厚朴6克，金银花9克，连翘6克。

【功效】祛暑解表，清热化湿。

【用法】水煎2次，共取200毫升，分早、晚2次温服。

【方解】香薷祛暑解表，白扁豆、厚朴和中化湿，金银花、连翘清暑解热。

【按语】暑热盛者，加黄连、栀子、青蒿、黄芩；湿困卫表者，加豆卷、藿香、佩兰；出汗多者，去香薷；头痛者，加桑叶、菊花、白芷；心烦、小便短赤者，加竹叶、赤茯苓、六一散；恶心呕吐者，加陈皮、半夏、竹茹；胸闷加厚朴、砂仁；纳呆加神曲、麦芽、鸡内金。

4. 中毒性流感

【主症】高热不退，神昏谵语，手足抽搐或颈项强直，舌质红绛，脉弦数。

妙方 清营汤

【组成】玄参9克，莲子心15克，竹叶心6克，连翘6克，犀角2克（水牛角代），麦冬9克。

【功效】清心解毒，养阴生津。

【用法】水煎服，每日1剂。

【方解】方中犀角（水牛角代）清热凉血；玄参、麦冬养阴生津；竹叶心、连翘、莲子心清泻心火。

【按语】高热用安宫牛黄丸，1丸，每日2次；昏迷用至宝丹，每日1~2丸；抽搐用紫雪丹，每次1管，每日1~2次合清开灵注射液20~40毫升，加入液体中静滴。

5. 气虚感冒证

【主症】恶寒发热，热势不高，无汗，鼻塞流涕，头痛身楚，咳嗽痰白，咳痰无力，平素神疲体倦、乏力，舌质淡，苔薄白，脉浮无力。

妙方 参苏饮

【组成】人参6克，茯苓6克，炙甘草4克，紫苏叶6克，葛根6克，前胡 6 克，桔梗 4 克，半夏 6 克，枳壳 4 克，木香 4 克，陈皮 6 克。

【功效】益气解表，理气化痰。

【用法】加生姜 7 片，枣 1 枚，水煎。微热服，不拘时。

【方解】风寒外袭，则肺气闭郁，故病人恶寒发热，表现为无汗、头痛、鼻塞、咳嗽；气郁痰阻，故胸脘满闷；脉浮表明病人正气不足。本方中紫苏叶、葛根解表祛邪；桔梗、前胡、半夏止咳化痰；陈皮、枳壳、木香醒脾行气，宽胸；人参、茯苓、炙甘草健脾补气，有扶正祛邪之功。

【按语】若表虚自汗，易感风邪者，可用玉屏风散加减。

支气管炎

【概述】

支气管炎分为急性和慢性两种，多数由细菌或病毒感染引起，粉尘、烟雾和刺激性气体也能引起支气管炎。急性支气管炎以流鼻涕、发热、咳嗽、咳痰为主要症状，并有声音嘶哑、喉痛、轻微胸骨后摩擦痛。初期痰少，呈黏性，以后变为脓性。烟尘和冷空气等刺激都能使咳嗽加重。慢性支气管炎是气管、支气管黏膜及其周围组织的慢性非特异性炎症。临床上以咳嗽、咳痰或伴有喘息及反复发作的慢性过程为特征。病情若缓慢进展，常并发阻塞性肺气肿，甚至肺动脉高压、肺源性心脏病。它是一种常见病，尤以老年人多见。

此病属于中医"咳嗽"及"喘症"之范畴。《黄帝内经·素问·咳论》篇谓："五脏六腑皆令人咳，非独肺也"。可见咳嗽不仅由肺之病变而致，五脏六腑之功能失调，皆可影响于肺，发生咳嗽之症。

【治疗】

1. 风寒袭肺证

【主症】咽痒，咳嗽声重，气急，咳痰稀薄，色白，鼻塞流清涕，头痛，肢体酸楚，恶寒，发热无汗，苔薄白，脉浮紧。

妙方 三拗汤合止嗽散

【组成】麻黄 6 克，杏仁 6 克，甘草 6 克。桔梗 2 克，荆芥 12 克，陈皮 6 克，甘草 4 克，紫菀 12 克，百部 12 克，白前 12 克。

【功效】疏风散寒，宣肺止咳。

【用法】加生姜 5 片，水煎服。每日 1 剂。

【方解】三拗汤宣肺解表；止嗽散宣利肺气、疏风止咳。

【按语】两方均能宣肺化痰止咳，前方以宣肺散寒为主，用于风寒闭肺；后方以疏风润肺为主，用于咳嗽迁延不愈或愈而复发。

2. **风热犯肺证**

【主症】咳喘，夜间喘甚，吐黄痰，身体疼痛，大便两日未下，舌苔黄腻，脉象浮数。

妙方何氏自拟方

【组成】前胡3克，薄荷3克，桔梗3克，杏仁3克，紫菀5克，白茅根15克，大黄3克。

【功效】宣肺解表，泄热定喘。

【用法】水煎服，每日1剂。

【方解】方中前胡、桔梗、紫菀和杏仁化痰止咳、平喘；薄荷疏散风热、利咽止咳；白茅根清热利尿止血；大黄有泄热通便的功效。

【按语】咽痛明显加玄参、马勃。

3. **风燥伤肺证**

【主症】干咳，连声作呛，咽喉干痛，唇鼻干燥，口干，无痰或痰少而粘连成丝，不宜咳出，舌质红干而少津，苔薄白或薄黄，脉浮数。

妙方桑杏汤

【组成】桑叶3克，豆豉3克，杏仁5克，浙贝母3克，栀子3克，沙参6克，梨皮3克。

【功效】清宣温燥、润肺止咳。

【用法】水煎服，每日1剂。

【方解】本方治证是因温燥外袭，肺阴受灼所致身热头痛，口渴，干咳无痰，舌红、苔燥，脉浮数之外感温燥之证候。方中桑叶轻清宣散；杏仁苦辛温润、宣利肺气；豆豉助桑叶轻宣解表；沙参、梨皮生津润肺，同为辅药；栀子清泄肺热；浙川贝母止咳化痰，为佐使药。共奏"以辛凉甘润之方，气燥自平而愈"之效。

【按语】表证较重加薄荷、连翘、蝉蜕、荆芥；津伤较甚加麦冬、玉竹；咽痛明显加玄参、马勃；鼻衄加生地黄、白茅根。

4. **痰湿蕴肺证**

【主症】咳嗽反复发作，咳声重浊，痰黏腻或稠厚成块，痰多易咳，早晨或食后咳甚痰多，进甘甜油腻物加重，食少，体倦，大便时溏，苔白腻，脉濡滑。

妙方二陈汤合三子养亲汤加味

【组成】半夏15克，茯苓9克，白术10克，陈皮10克，甘草4.5克，厚朴10克，白芥子9克，紫苏子9克，莱菔子9克。

【功效】燥湿化痰，降气消食。

【用法】水煎服，每日1剂。

【方解】半夏、茯苓燥湿化痰、渗湿健脾；白术、陈皮、甘草理气和中；厚朴、白芥子温肺祛痰；紫苏子降气消痰，使气降则痰不逆；莱菔子消食导滞，降气祛痰。

【按语】前方燥湿化痰，理气和胃，用于咳而痰多，痰质稠厚，胸闷脘痞，苔腻者。后方降气化痰，用于痰浊壅肺，咳逆痰涌，胸满气急，苔浊腻者。痰湿咳嗽，常易伤及肺脾之气，应配合补脾益肺之品，以免导致肺气虚寒，寒饮伏肺的咳喘。痰较重（痰黏白如泡沫，怯寒背冷）加细辛、干姜；脾虚加党参、白术；兼有表寒者加荆芥、防风。病情稳定后服香砂六君子汤调理。

5. 痰热壅肺证

【主症】咳喘不能平卧，烦躁，咽痛口渴，咳白痰，舌红，脉弦滑。

妙方麻黄杏仁甘草石膏汤加味

【组成】炙麻黄9克，杏仁9克，生石膏18克，甘草6克，黄芩12克，忍冬藤25克，桑白皮15克，百部12克，桔梗6克，川贝母粉3克，紫花地丁30克，败酱草30克，鱼腥草30克，莱菔子12克。

【功效】辛凉疏表，宣肺定喘。

【用法】川贝母粉冲服，余药水煎，每日1剂。

【方解】本方有辛凉宣泄，清肺平喘的作用，加黄芩清热燥湿；忍冬藤、紫花地丁、败酱草、鱼腥草清热解毒；桑白皮、百部、桔梗和川贝母止咳平喘；莱菔子降气化痰。

【按语】本方为治疗表邪未解，邪热壅肺而致咳喘之基础方。因石膏倍麻黄，其功用重在清宣肺热，不在发汗，所以临床应用以发热、咳喘、苔黄、脉数为辨证要点。

6. 肺阴亏虚证

【主症】干咳，咳声短促，痰少黏白，或痰中带血，口干咽燥，声音逐渐嘶哑，手足心热，午后潮热，颧红，形瘦神疲，舌红，少苔，脉细数。

妙方沙参麦冬汤加减

【组成】沙参10克，麦冬10克，玉竹10克，天花粉10克，白扁豆10克，甘草5克，桑叶6克。

【功效】清养肺胃、生津润燥。

【方解】本方中沙参、麦冬甘寒，滋阴生津、清养肺胃；玉竹、天花粉合用能生津润燥，养阴益胃；白扁豆、甘草二药入脾，补中健脾，以增强生津血之源，佐以桑叶辛凉轻散，滋阴润燥。诸药合用，共成清润肺胃、生津止咳之功效。

【用法】水煎服，每日1剂。

【按语】本方甘寒养阴，润肺生津，用于阴虚肺燥，干咳少痰。咳嗽较甚加紫菀、款冬花、百部；痰黏难咳加海蛤壳、海浮石、瓜蒌、黄芩；痰中带血加牡丹皮、栀子、藕节、白茅根；潮热骨蒸加银柴胡、青蒿、地骨皮。

7. 痰饮恋肺证

【主症】咳喘十余年，时发时止，咳出白黏痰，多咳即喘，夜卧难平，容易出汗，纳少神疲，腰背酸楚，舌质淡青，苔薄腻，脉细滑。

妙方黄氏经验方

【组成】桂枝4.5克，生甘草4.5克，厚朴3克，杏仁9克，紫苏9克，炙紫菀15克，陈皮6克，前胡6克，小麦15克。

【功效】祛痰肃肺，止咳平喘。

【用法】水煎服，每日1剂。

5

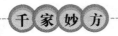

【方解】桂枝温经通阳；厚朴降逆、止呕、化痰；杏仁止咳化痰、平喘；紫苏化痰止咳；炙紫菀润肺化痰；陈皮健脾化痰；前胡化痰；小麦益气健脾；生甘草化痰，调和诸药。

【按语】表虚而阳气不足，方用桂枝宣通阳气，加厚朴、紫苏子、炙紫菀以顺气止咳，服药后咳喘渐平，汗出渐止，由于阳气舒展，故舌青亦退。

慢性肺源性心脏病

【概述】

慢性肺源性心脏病是指慢性肺胸疾病或肺血管慢性病变，逐渐引起肺动脉高压，进而造成右心室肥大，最后发生心力衰竭的一类心脏病，是常见病、多发病。患病年龄多在 40 岁以上，随年龄增长而患病率增高。寒冷地区、高原地区、农村患病率相对较高。其原发病以慢性支气管炎、肺气肿最常见。急性发作以冬春季多见，常因呼吸道感染而诱发肺、心功能不全。临床表现为肺原发性疾病的症状，肺气肿和右心功能不全的体征及肺性脑病等。治疗以控制感染、改善通气、合理氧疗为主，必要时可应用利尿、扩血管药或慎用小量强心剂。

此病属于中医"咳喘""痰饮""心悸""水肿"等病范畴，临床除有肺的咳、痰、喘三大症之外，也有心、脾、肾等其他脏腑的症状，如心悸、气短、发绀、纳差、腹胀、水肿、尿少等症状，病机多为本虚标实。急性发作期，为新感引动外邪，使病情严重发展。

【治疗】

1. 外寒内饮证

【主症】咳喘，不能平卧，痰白而黏，不易咳出，唇舌发绀，苔黄白，脉细数。

妙方 小青龙汤加减

【组成】党参 18 克，桂枝 10 克，细辛 3 克，干姜 6 克，白芍 12 克，麻黄 5 克，五味子 6 克，瓜蒌 12 克，白果 10 克，桑白皮 12 克，款冬花 10 克，紫菀 12 克，生石膏 20 克，甘草 6 克。

【功效】解表散寒，止咳平喘。

【用法】水煎服，每日 1 剂。

【方解】麻黄发汗解表，利水平喘，配伍桂枝增强宣散之力；桂枝配伍白芍调和营卫；党参健脾益肺；干姜、细辛散寒温肺、化痰涤饮；瓜蒌清肺化痰，利气宽胸；桑白皮泻肺平喘，行水消肿；款冬花、紫菀润肺下气、化痰止嗽；白果化痰、止咳、补肺；生石膏清热；五味子治肺虚喘咳；甘草调和诸药。

【按语】此咳喘为慢性喘息性气管炎、肺气肿、肺心病所致。痰多重不得平卧、邪实正虚，易外感，生病时兼夹风寒，故益气散寒为本，止咳平喘为标，标本兼治。收到增强体质，平喘止咳之功效。卫气固，外感亦少，再佐以活血和胃之品，调理善后，巩固疗效，配合适当的体力锻炼，使病人恢复正常工作和生活。

2. 痰热阻肺证

【主症】素有痰饮，近加外感，咳嗽，气急，口渴，自觉内热，四末欠温，二足水肿，苔薄白腻，脉小数促。

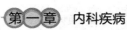 妙方张氏经验方

【组成】麻黄 4.5 克，杏仁 9 克，生石膏 24 克，炙甘草 3 克，党参 9 克，熟附子 9 克，炙紫苏 9 克，鱼腥草 30 克，防己 12 克，泽泻 18 克。

【功效】益心气，清化痰热。

【用法】水煎服，每日 1 剂。

【方解】方中用麻黄、杏仁、生石膏、炙甘草清热化痰；加党参、熟附子补益心气；防己、泽泻利水化饮；鱼腥草清热解毒；炙紫苏除气平喘、止咳化痰。

【按语】此为外感引动宿痰、肺病及心的重症。凡痰饮皆津液所化，而所以成痰饮者，责之于肺、心、脾、肾。患者素有咳痰，乃肺气虚而痰饮内停，病久则必及心，心气亦弱。虚人复加外感，则实其实，虚其虚，遂致咳喘脉促，饮溢经络而肿，本虚而标实也。口渴、自觉内热，四末欠温等症，为寒热错杂之象。据张老经验，凡治痰饮久疾，必探其本而标本兼治之，方能获救，若一味治标，必伤其正，非其治也。方用麻黄、杏仁、生石膏、炙甘草等味清化痰热之时，又用党参、熟附子等品补益心之气，标本兼顾，药效卓著。

3. 痰瘀心肺证

【主症】咳喘，痰多，胸闷，心悸，下肢水肿，尿量减少，大便四日未行，唇舌黯紫，少苔，脉弦滑。

妙方化痰祛瘀汤

【组成】桃仁 12 克，杏仁 12 克，地龙 15 克，昆布 15 克，瓜蒌 15 克，白术 15 克，琥珀 3 克，檀香 6 克，海浮石 18 克。

【功效】消痰行瘀。

【用法】水煎服，每日 1 剂。

【方解】桃仁破血行瘀，润燥滑肠；杏仁祛痰止咳，平喘；地龙清热通络，平喘利尿；瓜蒌润肺化痰；白术健脾化痰；琥珀镇静安神；檀香理气和胃；昆布消痰利水；海浮石清肺火，化老痰。

【按语】唇舌黯紫，辨证属瘀血无疑。痰热瘀血阻于肺，气道壅塞，故咳喘；肺失通调水道，则见水肿、心悸。大便秘结主因在肺，盖肺与大肠相表里，治以宣肺化瘀，消痰利水。

4. 阳虚水泛证

【主症】心悸，喘咳不能平卧，

面浮，下肢水肿，甚则一身尽肿，腹部胀满有水，尿少，怕冷，面唇发绀，舌胖质黯，苔白滑，脉沉细。

妙方真武汤

【组成】熟附子 10 克，茯苓 10 克，白术 6 克，白芍 10 克，生姜 3 片。

【功效】温肾健脾，化饮利水。

【用法】水煎服，每日 1 剂。

【方解】因脾肾阳虚，水气内停，气化失常，故小便不利；水气溢于肌肤，故肢体水肿；湿邪下注，故腹痛不利；筋脉失养，故身体震动。水停三焦是本方证的主要病机，治宜温壮肾阳，兼以健脾利湿。方中熟附子温肾助阳；茯苓、白术健脾利水；生姜宣散水气；白芍敛阴护阴，缓急止痛，利小便。

【按语】赵锡武名老中医经验方：生石膏 12 克，麻黄 3 克，甘草 9 克，茯苓 12 克，白术 9 克，白芍 9 克，熟附子 6 克，生姜 9 克，车前子 15 克，白茅根 30 克，杏仁 9 克，大枣 9 克。水肿势剧，心悸，喘满，依息不得卧，加沉香、牵牛子、椒目、葶苈子。

5. 阳脱证

【主症】面色黯滞，唇及四肢发绀，咳嗽气急，心悸，坐卧不宁，肢冷，脉伏，舌紫黯，苔白而灰糙。

妙方回阳救急汤

【组成】茯苓 9 克，人参 6 克，熟附子 9 克，炙甘草 6 克，干姜 6 克，白术 9 克，肉桂 3 克，陈皮 6 克，五味子 3 克，半夏 9 克。

【功效】回阳固脱，益气生脉。

【用法】水煎服，每日 1 剂。

【方解】人参、白术、茯苓、炙甘草、半夏、陈皮加干姜，益气补中，固守中州；人参与熟附子相配，回阳救逆，益气固脱；肉桂助熟附子温壮元阳，通利血脉；五味子收敛元气。

【按语】可加益气之人参、回阳之肉桂。

支气管哮喘

【概述】

支气管哮喘（简称哮喘），是一种以嗜酸性粒细胞、肥大细胞反应为主的气道变应性炎症和气道高反应性为特征的疾病。易感者对此类炎症表现为不同程度的可逆性气道阻塞症状。临床上表现为反复发作性伴有哮鸣音的呼气性呼吸困难、胸闷或咳嗽，自行或治疗后可缓解。若长期反复发作可使气道重建，导致气道增厚与狭窄，成为阻塞性肺气肿。

支气管哮喘属于中医"喘促""上

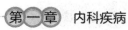

气""喘息"等范畴。《黄帝内经·素问》有："肺之雍，喘而两胠满。"哮喘病理主要在肺、肾；《黄帝内经·灵枢·经脉》："肾足少阴之脉……是动则病……喝喝而喘。"素体肾虚，或病久肺肾两虚，则肾不纳气而发哮喘。

【治疗】

1. 风寒外感证

【主症】 呼吸急促，喉中哮鸣如水鸡声，痰色白，稀薄而有泡沫，或呈黏沫状，苔白滑，脉弦紧或浮紧。

妙方 射干麻黄汤

【组成】 射干9克，麻黄9克，生姜12克，细辛3克，紫菀9克，款冬花9克，大枣7枚，半夏9克，五味子9克。

【功效】 宣肺祛痰，降气止咳。

【用法】 九味，以水一斗二升，先煮麻黄两沸，去上沫，内诸药，煮取三升，分温三服。

【方解】 本方适用于寒饮袭肺、肺失宣降，肺气上逆之喘咳。方中射干开痰结；麻黄宣肺散寒；紫菀、款冬花、半夏以助射干降气化痰；生姜、细辛助麻黄以散寒化饮，防耗散太过，有伤正气，故以五味子收敛肺气；大枣安中，调和诸药，使散中有收，邪去而不伤正，为寒饮咳喘常用有效之方剂。

【按语】 本方用于症见咳而上气者。

2. 痰热壅肺证

【主症】 咳喘不能平卧，心悸，头晕，咳嗽，吐白黏痰，痰量不多，纳差，腹满，小便短赤，大便稀，舌质微红，舌苔白腻，脉细稍微。

妙方 厚朴麻黄汤加减

【组成】 厚朴15克，麻黄9克，细辛5克，生干姜6克，半夏12克，石膏24克，瓜蒌皮12克，葶苈子6克，黄芩10克，杏仁9克，五味子6克，生桑白皮12克。

【功效】 宣肺定喘，清热化痰。

【用法】 水煎服，每日1剂。

【方解】 厚朴温中下气，燥湿清痰；麻黄利水平喘；细辛、生干姜、杏仁止咳平喘；石膏清热化痰；瓜蒌皮润肺化痰，清热；葶苈子、生桑白皮利水平喘；黄芩清热燥湿；半夏燥湿化痰；五味子滋肾益肺。

【按语】 该方为郭老治喘经验方。

3. 气阴两虚证

【主症】 突发性阵咳，咳则喘，咳黏液样白沫痰，至痰咳出而气道无阻始渐平息，不能平卧，面浮，舌苔白腻，脉虚弱无力，左关浮细而弦。

妙方 延年半夏汤

【组成】 半夏9克，炙鳖甲12克，前胡6克，桔梗4.5克，人参6克，炒枳实3克，吴茱萸9克，槟榔4.5克，生姜9克。

【功效】 行气化痰，散结消痞。

【用法】 水煎服，每日1剂。

【方解】 半夏降逆止呕；炙鳖甲滋阴；前胡、桔梗止咳化痰；人参补气健脾；炒枳实理气化痰；吴茱萸温肾暖脾，固肠止泻；槟榔消积化痰；生姜止呕。

【按语】该方为岳老治喘经验方。

4. 肺脾气虚证

【主症】平时自汗怕风，易于感冒，每因气候变化而诱发，发前喷嚏，鼻塞流清涕，气短声低，咳痰清稀色白，喉中常有哮鸣音，面色㿠白，舌苔淡白，脉象虚细。

妙方 六君子汤

【组成】人参 3 克，白术 4.5 克，茯苓 3 克，甘草 3 克，陈皮 3 克，半夏 4.5 克。

【功效】益气健脾，燥湿化痰。

【用法】加大枣 2 枚，生姜 3 片，水煎服，每日 1 剂。

【方解】方中人参补气健脾，为君药；脾喜燥恶湿，故以白术健脾燥湿为臣药，人参、白术相合，健脾之力更宏；茯苓淡渗，健脾利湿，半夏燥湿化痰，陈皮理气健脾，三药合用，理气燥湿化痰，共为佐药；炙甘草健脾和中，调和诸药为使。

【按语】表虚自汗加炙黄芪、浮小麦；畏风、怕冷、易于感冒加桂枝、白芍、附子；痰多加前胡、杏仁。

5. 肺肾两虚证

【主症】平素短气喘息，动则为甚，吸气不利，吐痰起沫，或痰少质黏，脑转耳鸣，腰酸腿软，心慌、心悸，劳累后易发，或畏寒肢冷，自汗，面色苍白，舌淡苔白，质胖嫩，脉沉细；或颧红，五心烦热，汗出粘

手，舌质红少苔，脉细数。

妙方 生脉地黄汤加减

【组成】熟地黄 15 克，山茱萸 12 克，核桃仁 12 克，人参 10 克，麦冬 10 克，五味子 10 克，茯苓 15 克，甘草 6 克，半夏 6 克，陈皮 10 克。

【功效】补益肺肾，纳气平喘。

【用法】水煎服，每日 1 剂。

【方解】方中生脉地黄汤益气养阴。熟地黄、山茱萸、核桃仁滋阴补肺，纳气；茯苓利水健脾；半夏、陈皮止咳化痰；麦冬养阴清热；人参益气；甘草调和诸药。

【按语】肾阳虚者，用金匮肾气丸加减；肾阴虚者，用七味都气丸加麦冬、当归、龟板胶、参蛤散。肺气阴两虚者，加黄芪、沙参、百合；肾阳虚为主，加补骨脂、淫羊藿、鹿角片、附子、肉桂；肾阴虚为主，加生地黄、冬虫夏草，并常服紫河车粉。

6. 瘀血阻肺证

【主症】喘不得卧，欲呕吐，气短心悸，腹痛腹胀，咳痰满闷，肋胁刺痛，面色黧黑，呼吸气促，动则喘甚，舌淡红，边有瘀点，苔白腻，脉弦细涩。

妙方 桃红四物汤加减

【组成】桃仁 9 克，红花 6 克，熟地黄 15 克，川芎 6 克，白芍 9 克，当归 9 克，川贝母 6 克。

【功效】宣肺、化痰、平喘，佐以活血通瘀。

【用法】水煎服，每日 1 剂。

【方解】桃仁、红花活血化瘀；四物汤养血活血；川贝母清肺化痰。

【按语】可辨证加丹参、赤芍等。

肺结核

【概述】

肺结核是由结核分枝杆菌引起肺部感染的传染性疾病，临床主要表现为咳嗽、咳痰、咯血、胸痛、潮热、盗汗及身体逐渐消瘦等。此病大致可分四种类型：原发性肺结核、粟粒性肺结核、浸润型肺结核和空洞性肺结核。原发性肺结核是指初次感染结核杆菌引起的疾病，80%～90%是通过呼吸道感染肺部的。原发性肺结核常无明显体征，有的伴有轻度全身症状如倦怠、低热、食欲减退等，如能及时彻底治疗，一般预后良好。粟粒性肺结核是由含结核杆菌的血液散播引起的，病情严重。浸润型肺结核一般认为是原发结核的发展，多见于受过结核感染的成年人。空洞性肺结核是由于诊断延误，治疗不彻底所致。

此病属于中医"肺痨"范畴。因病位在肺，治疗着重在肺。此病初期症状不明显，或仅乏力，其病情的轻重进退，与肾、脾、肝三者密切相关，而肾阴虚损又是肺阴不足，肝火偏盛，脾胃受克而致正不胜邪的总机枢。《明医杂著·痨瘵》："色欲过度，损伤精血，必生阴虚火动之病，睡中盗汗，午后发热，哈哈咳嗽，倦怠无力，饮食少进，甚则痰涎带血，咯吐出血，或咯血、吐血、衄血，身热，脉沉数，肌肉消瘦，此名痨瘵。最重难治。"

【治疗】

1. 肺阴亏损证

【主症】干咳，咳声短促，或咳少量黏白痰，痰中带血丝或血点，色鲜红，胸部隐痛，午后手足心热，皮肤干灼，口干咽燥，或轻微盗汗，疲倦乏力，纳食不香，舌边尖红，苔薄白，脉细数。

 妙方九仙散

【组成】人参12克（另煎），款冬花12克，桔梗12克，桑白皮12克，五味子12克，阿胶12克，川贝母6克，乌梅12克，罂粟壳6克。

【功效】敛肺止咳，益气养阴。

【用法】上为末，每服9克，白汤含服。

【方解】方中罂粟壳善于敛肺止咳，故重用为君药；人参补气益肺，阿胶养阴益肺，五味子、乌梅敛肺止咳，合为臣药；款冬花、川贝母止咳化痰，并能降气平喘，桑白皮止咳平喘，并能清肺，共为佐药；桔梗宣肺祛痰，并能载诸药上行入肺，为佐使药。诸药合用，共奏敛肺止咳、补益气阴之功，则诸症自除。

【按语】肺痨要以肺、脾、肾三脏治疗为本，要以补脾为根本。

2. 虚火灼肺证

【主症】咳呛气急，痰少质黏，或吐痰黄稠量多，时时咯血，血色鲜红，午后潮热，骨蒸颧红，五心烦热，盗汗量多，心烦失眠，性急易怒，胸胁掣痛，男子遗精，女子月经不调，形体日渐消瘦。

妙方 百合固金汤

【组成】百合6克，熟地黄9克，生地黄9克，当归9克，白芍3克，甘草3克，桔梗3克，玄参3克，川贝母6克，麦冬6克，百合6克。

【功效】滋润肺肾，止咳化痰。

【用法】水煎服，每日1剂。

【方解】方中以生、熟二地为君，滋阴补肾，生地黄又能凉血止血；以麦冬、百合、玄参为臣，润肺养阴，且能化痰止咳；佐以川贝母清热润肺、滋阴凉血、清虚火，当归养血润燥，白芍养血宜阴，桔梗宣利肺气而止咳化痰；佐使以甘草调和诸药，与桔梗合用，并利咽喉。诸药合而用之，虚火自清，肺肾得养，诸症自消。

【按语】咯血严重者应用本方。

3. 气阴耗伤证

【主症】咳嗽无力，气短声低，咳痰清稀色白，量较多，偶或夹血，或咯血，血色淡红，午后潮热，盗

汗，颧红，舌质淡红，脉细数，怕风，畏冷，神倦，自汗，纳少，腹胀，便溏，面色㿠白，舌边有齿痕。

妙方 保真汤合参苓白术散

【组成】柴胡6克，黄芪10克，甘草6克，天门冬10克，麦冬10克，生地黄10克，熟地黄10克，五味子10克，当归10克，白芍10克，地骨皮9克，黄柏9克，知母15克，厚朴10克，人参15克，白术15克，茯苓15克，白扁豆12克，陈皮10克，莲子心9克，薏苡仁9克，砂仁6克，桔梗6克，山药15克。

【功效】补虚除热，益气养阴。

【用法】加大枣3枚，水煎服，每日1剂。

【方解】保真汤主治三阴交亏，气阴两伤，形瘦体倦，咳而短气，劳热骨蒸等。方中人参、茯苓、白术、甘草、黄芪补益肺脾之气，培土生金；当归、白芍、熟地黄滋阴养血；天门冬、麦冬、生地黄养阴退热；柴胡、地骨皮、知母、黄柏清热除蒸；莲子心清心除烦；薏苡仁、白扁豆健脾渗湿，止泻；厚朴化湿化痰；砂仁、陈皮理气宽胸；山药补脾健胃；五味子敛肺气、滋肾阴；桔梗为药引，引药上行。

【按语】此症属于疾病的中后期，处方用药时应以补益药为主，加养阴药为辅。

4. 阴阳两虚证

【主症】咳逆喘息，少气，咳痰

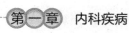

色白有沫，或夹血丝，血色黯淡，声嘶或失音，面浮肢肿，肢冷，五更泄泻，心悸，唇紫，口舌生糜，大肉尽脱，男子滑精，阳痿，女子经少，经闭，舌质光淡隐紫，少津，脉微细而数，或虚大无力。

妙方补天大造丸加减

【组成】 人参 10 克，黄芪 15 克，白术 15 克，茯苓 15 克，山药 15 克，当归 18 克，白芍 9 克，熟地黄 9 克，枸杞子 9 克，麦冬 12 克，生地黄 12 克，阿胶 15 克，山茱萸 15，紫河车 10 克，龟板 9 克，鹿角 6 克，远志 9 克，枣仁 15 克。

【功效】 补五脏虚损。

【用法】 水煎服，每日 1 剂。

【方解】 方中以紫河车为君，补气、养血、益精；臣以人参大补元气，鹿角、阿胶温阳、补血、益精，龟板胶滋阴养血；佐以黄芪、白术、山药、茯苓补气健脾，合人参以助后天生化之源；熟地黄、枸杞子补肾养血，益精填髓；生地黄、当归、白芍，合熟地黄以滋阴补血；枣仁、远志宁心安神；山茱萸补益肝肾。诸药相合，虚劳得补，而五脏之虚自痊。

【按语】 本方用于病变后期。

冠心病

【概述】

冠状动脉粥样硬化性心脏病是指冠状动脉粥样硬化使血管腔阻塞导致心肌缺氧而引起的心脏病，它和冠状动脉功能性改变（痉挛）一起，统称冠状动脉性心脏病，简称冠心病。冠心病多发生于 40 岁以后，男性多于女性。临床上冠心病可分隐匿型冠心病、心绞痛型冠心病、心肌梗死型冠心病、心力衰竭型冠心病和猝死型冠心病五种类型。

此病当属中医的"胸痹"范畴，是一种由于胸中痹阻不通而引起的，临床上表现为胸部及心前区憋闷疼痛，甚则痛引肩背的病症。《黄帝内经·素问·脏气法时论》："心病者，胸中痛，胁支满，胁下痛，膺背肩胛间痛，两臂内痛。"《黄帝内经·灵枢·厥病》："真心痛，手足清至节，心痛甚，旦发夕死，夕发旦死。"

【治疗】

1. 心血瘀阻证

【主症】 心胸疼痛，如刺如绞，痛有定处，入夜为甚，心痛彻背，背痛彻心，或痛引肩背，暴怒或劳累后加重，胸闷，舌质紫黯，有瘀斑，苔薄，脉沉涩，或结代。

妙方血府逐瘀汤

【组成】川芎4.5克，桃仁12克，红花9克，赤芍6克，柴胡3克，桔梗4.5克，枳壳6克，牛膝9克，当归9克，生地黄9克，甘草6克。

【功效】活血化瘀，行气止痛。

【用法】水煎服，每日1剂。

【方解】因瘀血停滞于胸，使气机受阻、气滞血瘀、肝失柔和；若瘀血化热，则会瘀热上冲、胃气上逆。本方中当归、赤芍、川芎、桃仁、红花活血化瘀；柴胡疏肝解郁；枳壳、桔梗开胸行气；牛膝引热下行；生地黄清热养阴；甘草调和诸药。

【按语】活血化瘀是胸痹的重要治法，但不可不加辨证，一味地活血化瘀。其瘀血的形成有多种原因，如寒凝、气滞、痰浊、气虚、阳虚等，故临床当注意在活血化瘀中配伍散寒、理气、化痰、益气、温阳等药物。注意选用养血活血之品，慎用破血攻伐之品，以防伤正气。

2. 气滞心胸证

【主症】心胸满闷，隐痛阵作，痛无定处，遇情志不遂时诱发或加剧，脘胀嗳气，时欲太息，或得嗳气、矢气则舒，苔薄或薄腻，脉细弦。

妙方柴胡疏肝散

【组成】陈皮6克，柴胡6克，川芎5克，香附5克，枳壳5克，赤芍5克，炙甘草3克。

【功效】疏肝解郁，行气止痛。

【用法】水煎服，每日1剂。

【方解】肝喜条达，主疏泄而藏血，其经脉布胁肋，循少腹。因情志不遂，木失条达，肝失疏泄，而致肝气郁结。气为血帅，气行则血行，气郁则血行不畅，肝经不利，故见胁肋疼痛，往来寒热。《黄帝内经》说："木郁达之"，治宜疏肝理气之法。方中用柴胡疏肝解郁，为君药。香附理气疏肝，助柴胡以解肝郁；川芎行气活血而止痛，助柴胡以解开经之郁滞，二药相合，增其行气止痛之效，为臣药。陈皮、枳壳理气止痛；赤芍、甘草养血柔肝，缓急止痛，为佐药。甘草兼调诸药，亦为使药之用。诸药相合，共奏疏肝解郁、行气止痛之功，使肝气条达，血脉通畅，营卫自和，痛止而寒热亦除。

【按语】便秘重者加当归龙荟丸。本证常用芳香理气药物：木香、沉香、檀香、降香、延胡索、砂仁、厚朴、枳实、枳壳。

3. 痰浊闭阻证

【主症】胸闷重而心痛微，痰多气短，肢体沉重，形体肥胖，遇阴雨天发作或加重，倦怠乏力，纳呆便溏，咯吐痰涎，舌体胖大边且有齿痕，苔浊腻或白滑。

妙方瓜蒌薤白半夏汤合涤痰汤

【组成】瓜蒌24克，薤白12克，半夏7.5克，胆南星7.5克，竹茹2克，人参3克，茯苓6克，甘草1.5克，石菖蒲3克，橘红8.5克，枳实6克。

【功效】行气散结，涤痰开窍。

【用法】水煎服，每日1剂。

【方解】方中瓜蒌理气宽胸，涤痰散结；薤白滑利通阳；半夏、橘红、茯苓、竹茹燥湿化痰；石菖蒲、胆南星开窍豁痰；枳实降气以利平肝息风；人参、甘草补心、益脾、泻火。

【按语】痰浊，每因过食肥甘，贪杯好饮，伤及脾胃，聚湿生痰；痰为阴邪，其性黏滞，易伤阳气，阻滞血行，而致气虚阳虚、湿浊痰阻。治疗应着重健运脾胃，在祛痰的同时，配伍健脾益气之品，以消生痰之源，痰化气行，则血亦行。必要时配以益气温阳之品。

4. 寒凝心脉证

【主症】卒然心痛如绞，心痛彻背，喘不得卧，多因气候骤冷或骤感风寒而发病或加重，心悸，胸闷气短，手足不温，冷汗出，面色苍白，苔薄白，脉沉紧或沉细。

妙方枳实薤白桂枝汤合当归四逆汤加减

【组成】枳实12克，厚朴12克，薤白9克，瓜蒌24克，当归9克，桂枝12克，白芍9克，细辛3克，通草6克，大枣8枚，炙甘草6克。

【功效】通阳散结，宣通心阳。

【用法】水煎服，每日1剂。

【方解】方以瓜蒌、薤白、桂枝通阳开结，温通络脉；枳实下气破结，消痞除满；当归补血活血；白芍和营养血；细辛温经散寒；通草通利

经脉；炙甘草、大枣益气养血；厚朴燥湿化痰。

【按语】本证当以芳香走窜、温通行气类药物治疗为主：桂心、吴茱萸、干姜、麝香、细辛、蜀椒、丁香、木香、安息香、苏合香等，近几年研制的喷雾剂、含化剂等速效、高效制剂，可用于急救。实验研究证实，芳香温通类药物大多含有挥发油，具有解除冠脉痉挛，增加冠脉血流量，减少心肌耗氧量，改善心肌供血作用，同时，对血液流变性、心肌收缩力均有良好的作用。但此类药物具有辛香走窜之弊，应中病即止，以防耗伤阳气。

5. 气阴两虚证

【主症】心胸隐痛，时作时止，心悸气短，动则益甚，伴倦怠乏力，声低气微，面色㿠白，易于汗出，舌淡红，舌体胖且边有齿痕，脉细缓或结代。

妙方生脉散

【组成】人参9克，麦冬9克，五味子6克。

【功效】益气生津，敛阴止汗。

【用法】加生姜3片，大枣2枚，水煎，空腹服。

【方解】方中人参大补元气，并能生津止渴，为君药。麦冬甘寒养阴，清热生津，用以为臣。人参、麦冬合用，则益气养阴之功益著。五味子酸收，敛肺止汗，生津止渴，为佐药。三药合用，一补一润一敛，益气

15

养阴，生津止渴，敛阴止汗，使气复津生，汗止阴存，气充脉复，故名"生脉"。

【按语】药理研究证明，生脉散有正性肌力的作用，可增加冠状动脉血流量，改善心脏缺血状况，减少心肌耗氧量。

6. 心肾阴虚证

【主症】心痛憋闷时作，虚烦不眠，腰膝酸软，头晕耳鸣，口干，便秘，舌红少津，苔薄或剥，脉细数或结代。

🔥妙方天王补心丹合炙甘草汤加减

【组成】生地黄 12 克，五味子 5 克，当归 9 克，麦冬 20 克，玄参 5 克，天冬 9 克，人参 11 克，柏子仁 9 克，酸枣仁 9 克，茯苓 5 克，远志 5 克，丹参 5 克，桔梗 5 克，炙甘草 12 克，阿胶 6 克，麻仁 10 克，大枣 10 枚，桂枝 9 克（去皮），生姜 9 克。

【功效】滋阴养血，补心安宁。

【用法】水煎服，每日 1 剂。

【方解】方中生地黄滋阴补肾，养血润燥；玄参、天冬、麦冬清热养阴；丹参、当归调养心血；人参、炙甘草、茯苓补益心气，寓从阳引阴之意；柏子仁、酸枣仁、五味子、远志养心安神，化阴敛汗；桔梗载药上行；阿胶、麻仁、大枣滋阴补血；桂枝、生姜温心阳而通血脉。

【按语】阴虚偏甚兼有脉结代者用本方。

7. 心肾阳虚证

【主症】心悸而痛，胸闷气短，动则更甚，自汗，面色㿠白，神倦怯寒，四肢欠温，四肢肿胀，舌质淡胖，边有齿痕，苔白或腻，脉沉细而迟。

🔥妙方温肾汤加减

【组成】人参 15 克，炙甘草 15 克，干姜 9 克，炒白术 15 克，附子 9 克，五灵脂 9 克，山楂 9 克，乳香 3 克，降香 9 克。

【功效】温补阳气，振奋心阳。

【用法】药煎成去渣，冲入米醋一匙，趁热服。

【方解】人参补气健脾；干姜、附子温补肾阳；乳香、降香活血化瘀，振奋心阳；五灵脂、山楂活血化瘀、通经理气；炒白术健脾益气；炙甘草调和诸药。

【按语】老年人心肾气虚或阳虚，不能温润五脏，温煦心阳，故心痛发作时，疼痛症状可以不重，但体乏无力，畏冷胸闷，气短自汗可能较甚，予保元汤补益心、脾、肺、肾诸脏，冲服细辛、沉香各 0.5 克常有较好效果。老年人舌质紫黯，有时可见瘀斑，其心绞痛者出现率较高，可用保元汤冲服复方血竭散（血竭、沉香、琥珀粉、冰片、三七、延胡索）起补虚、理气、活血、定痛的作用。

心肌梗死

【概述】

心肌梗死是冠状动脉闭塞，血流中断，使部分心肌因严重的持久性缺血而发生局部坏死。临床上有剧烈而较持久的胸骨后疼痛、发热、白细胞增多、红细胞沉降率加快、血清心肌酶活力增高及进行性心电图变化，可发生心律失常、休克或心力衰竭。

心肌梗死属于中医"胸痹"之重症，中医称之为"真心痛""厥心痛"。其特点为剧烈而持久的胸骨后疼痛，伴心悸、水肿、肢冷、喘促、汗出、面色苍白等症状，甚至危及生命。

【治疗】

1. 气虚血瘀证

【主症】 心胸刺痛，胸部闷滞，动则加重，伴短气乏力，汗出心悸，舌体胖大，边有齿痕，舌质黯淡或有瘀点，瘀斑，舌苔薄白，脉弦细无力。

妙方保元汤合血府逐瘀汤加减

【组成】 人参、炙甘草、柴胡各3克，肉桂1.5克，桃仁12克，黄芪、红花、当归、生地黄、牛膝各9克，川芎、桔梗各4.5克，赤芍、枳壳、甘草各6克。

【功效】 活血化瘀，行气止痛。

【用法】 水煎服，每日1剂。

【方解】 人参、黄芪补益心气；桃仁、红花、川芎、牛膝活血化瘀；赤芍、当归养血活血；生地黄滋阴清热；桔梗、枳壳一升一降，宽胸、行气；肉桂温经活血，散寒止痛；炙甘草补益脾胃之气；柴胡疏肝解郁；甘草调和药物。

【按语】 气虚重者可用补中益气汤加三七、红花等活血化瘀类药材。

2. 寒凝心脉证

【主症】 胸痛彻背，胸闷气短，心悸不宁，神疲乏力，形寒肢冷，舌质淡黯，苔白腻，脉沉无力，迟缓，或结代。

妙方当归四逆汤加减

【组成】 当归9克，白芍9克，桂枝9克，附子6克，细辛3克，人参9克，炙甘草6克，通草6克，三七9克，丹参12克。

【功效】 温经散寒，养血通肌。

【用法】 三七研末冲服，余药水煎服，每日1剂。

【方解】 病人血虚，阳气不足，则寒邪乘虚而入侵经脉，阻碍阳气与营血的运行。治宜温经散寒，养血通脉。本方中当归养血和血；白芍和营养血；附子补火助阳；桂枝温通经脉，宣通阳气；人参甘温补虚，大补元气；细辛温经散寒；通草通利经脉；炙甘草益气养血；三七、丹参活血化瘀。

【按语】胸痛并有瘀血之象，加川芎、赤芍、降香、乳香、延胡索、荜茇。痛剧而四肢不温，冷汗自出，即刻含化苏合香丸或麝香保。

3. 正虚阳脱证

【主症】心胸绞痛，胸中憋闷，或有窒息感，喘促不宁，心慌，面色苍白，大汗淋漓，烦躁不安，或表情淡漠，重则神志不清，四肢厥冷，口开目合，手撒遗尿，脉疾数无力，或脉微欲绝。

妙方 四逆加人参汤加减

【组成】人参 15 克，熟附子 15 克，肉桂 6 克，山茱萸 12 克，龙骨 10 克，牡蛎 10 克，玉竹 12 克，炙甘草 6 克。

【功效】回阳救逆，益气固脱。

【方解】人参大补元气；熟附子、肉桂温阳；山茱萸、龙骨、牡蛎固脱；玉竹、炙甘草养阴益气。

【用法】水煎服，每日 1 剂。

【按语】亦可用参附注射液静脉滴注。

高血压

【概述】

高血压指体循环血压的持续性升高。高血压可分为原发性和继发性高血压两类。原发性高血压是指迄今尚未阐明其原因的高血压，其关键特征为动脉血压升高和持久。临床医学中有 96%~99% 的高血压病例具有血压升高原因不明的特点，是原发性高血压。而因服用药物致血压升高、妊娠期高血压疾病、患器质性疾病等，凡是能找到血压升高原因的高血压都叫作继发性高血压。高血压可导致高血压心脏病、动脉血管壁改变，并且是脑卒中、冠心病、视网膜病变、肾脏损害的致病因素，其中脑卒中和冠心病是高血压最常见的并发症。

高血压属于中医的"眩晕"范畴，是以症状为头晕眼花为主的一种病症，轻者闭目可止，重者如坐舟船，旋转不定，不能站立，或伴有恶心、呕吐、汗出，甚至昏倒等症状。眩晕最早见于《黄帝内经》，称之为"眩冒"。在《黄帝内经》对此病的病因、病机作了较多的论述，认为眩晕属肝所主，与髓海不足、血虚、邪中等多种因素有关。如《黄帝内经·素问·至真要大论》云："诸风掉眩，皆属于肝"。《医学从众录》曰："髓海不足，则脑转耳鸣，胫酸眩冒，目无所见，懈怠安卧"。

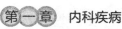

【治疗】

1. 肝阳上亢证

【主症】 眩晕，耳鸣，头目胀痛，口苦，失眠多梦，遇烦劳郁怒而加重，甚则仆倒，颜面潮红，急躁易怒，肢麻震颤，舌红苔黄，脉弦或数。

妙方天麻钩藤饮

【组成】 天麻9克，钩藤12克，石决明18克，栀子9克，黄芩9克，牛膝12克，杜仲9克，益母草9克，桑寄生9克，夜交藤9克，朱茯神9克。

【功效】 平肝息风，清热活血，补益肝肾。

【用法】 水煎服，每日1剂。

【方解】 本方为治疗兼有热象的肝阳上亢，肝风上扰证的常用方。方中天麻、钩藤平肝息风、清热为君药。石决明平肝潜阳，川牛膝补肝肾，引血下行共为臣。栀子、黄芩清肝降火；杜仲、桑寄生补益肝肾；益母草活血；夜交藤、朱茯神宁心安神，健脾补中。上药合用，共凑平肝息风、清热活血之效。

【按语】 肝火上炎，口苦目赤，烦躁易怒者，酌加龙胆草、牡丹皮、夏枯草；若肝肾阴虚较甚，目涩耳鸣，腰酸膝软，舌红少苔，脉弦细数者，可酌加枸杞子、首乌、生地黄、麦冬、玄参；若见目赤便秘，可选加大黄、芒硝或当归龙荟丸以通腑泄热；若眩晕剧烈，兼见手足麻木或震颤者，加石决明、生龙骨、生牡蛎、全蝎、蜈蚣等镇肝息风、清热止痉。

2. 气血亏虚证

【主症】 眩晕动则加剧，劳累即发，面色㿠白，神疲乏力，倦怠懒言，唇甲不华，发色不泽，心悸少寐，纳少腹胀，舌淡苔薄白，脉细弱。

妙方归脾汤

【组成】 白术18克，当归3克，茯神18克，炒黄芪18克，远志3克，龙眼肉18克，酸枣仁18克，人参9克，木香9克，炙甘草6克。

【功效】 益气补血，健脾养心。

【用法】 加生姜、大枣，水煎服，每日1剂。

【方解】 方中黄芪甘微温，补脾益气；龙眼肉甘平，既能补脾气，又能养心血，二者共为君药。人参、白术甘温补气，与黄芪相配，加强补脾益气之功；当归补血养心，酸枣仁宁心安神，二药与龙眼肉相伍，增加补心养血之效，均为臣药。茯神、远志宁心安神；木香理气醒脾，与补气养血药配伍，可使其补而不滞，俱为佐药。炙甘草补益心脾之气，调和诸药，为佐使。

【按语】 若中气不足，清阳不升，兼见气短乏力，纳少神疲，便溏下坠，脉象无力者，可合用补中益气汤；若自汗时出，易于感冒，当重用黄芪，加防风、浮小麦益气、固表、敛汗；若脾虚湿盛，腹泻或便溏，腹胀纳呆，舌淡、舌胖，边有齿痕，可酌加薏苡仁、炒白扁豆、泽泻等，当归宜炒用；若兼见形寒肢冷，腹中隐痛，脉沉者，可酌加桂枝、干姜以温中助阳；若血虚较甚，面色㿠白，唇舌色淡者，可加阿胶、紫河车粉（冲服）；兼见心悸怔忡，少寐健忘者，可加柏子仁、合欢皮、夜交藤养心安神。

3. 肾精不足证

【主症】眩晕日久不愈，精神萎靡，腰酸膝软滑泄，耳鸣齿摇；或颧红咽干，五心烦热淡嫩，舌红少苔，脉弱尺甚。少寐多梦，健忘，两目干涩，视力减退；或遗精舌红少苔，脉细数；或面色㿠白，形寒肢冷，舌淡苔白，脉沉迟。

妙方左归丸

【组成】熟地黄 24 克，山药 12 克，枸杞子 12 克，山茱萸 12 克，川牛膝 9 克（酒洗，蒸熟），鹿角胶 12 克，龟板胶 12 克，菟丝子 12 克。

【功效】滋阴补肾，填精益髓。

【用法】水煎服，每日 1 剂。

【方解】方中重用熟地黄滋肾阴，益精髓，以补真阴之不足，为君药。用山茱萸补养肝肾，固精气；山药补脾益阴，滋肾固精；龟板胶滋阴补髓；鹿角胶补益精血，温壮肾阳，配入补阴方中，而有"阳中求阴"之义，皆为臣药。枸杞子补肝肾，益精血；菟丝子补肝肾，助精髓；川牛膝益肝肾，强筋骨，俱为佐药。

【按语】肾阴不足，常有相火偏亢，可酌情选用知柏地黄丸或大补阴丸加减。

4. 痰湿中阻证

【主症】眩晕，头重昏蒙，或伴视物旋转，胸闷恶心，舌苔白腻，脉滑。

妙方半夏白术天麻汤

【组成】半夏 9 克，天麻 6 克，茯苓 6 克，橘红 6 克，白术 18 克，甘草 3 克。

【功效】化痰息风，健脾祛湿。

【用法】生姜 1 片，大枣 2 枚，水煎服，每日 1 剂。

【方解】方中半夏燥湿化痰，降逆止呕；天麻平肝息风；茯苓、白术健脾除湿，以杜绝生痰之源；橘红理气化痰；甘草调和诸药。

【按语】若眩晕较甚，呕吐频作，视物旋转，可酌加代赭石、竹茹、生姜、旋覆花以镇逆止呕；若脘闷纳呆，加砂仁、白蔻仁等芳香和胃；若兼见耳鸣重听，可酌加郁金、石菖蒲、葱白以通阳开窍；若痰郁化火，头痛头胀，心烦口苦，渴不欲饮，舌红、苔黄腻，脉弦滑者，宜用黄连温胆汤清化痰热。

5. 瘀血阻窍证

【主症】眩晕，头痛，兼见健忘脉涩或细涩。失眠，心悸，精神不振，耳鸣耳聋，面唇紫黯，舌黯有瘀斑。

妙方通窍活血汤加减

【组成】赤芍 3 克，川芎 3 克，桃仁 9 克，红花 9 克，麝香 0.15 克，老葱6克，白芷12克，石菖蒲9克，全蝎5克，地龙9克。

【功效】活血通窍。

【用法】麝香研末吞服，余药加生姜3片，大枣7枚，水煎服，每日1剂。

【方解】方中桃仁、红花直入血分，以行血中之滞，为君药；赤芍、川芎、大枣养血；白芷活血通窍；石菖蒲醒神益智；全蝎通络散结；老葱、麝香、生姜通上下之气，气通则血活，以调和营卫。全方共奏调气活血，通窍止痛之效。

【按语】气虚血瘀为主可用还五汤加减：黄芪、当归、党参、桃仁、红花、赤芍、川芎、地龙、水蛭、石菖蒲、远志、郁金。病久入络加全蝎、僵蚕、蜈蚣、地龙、水蛭、天麻、葛根。

脑血管病

【概述】

脑血管病包括脑出血、脑血栓、脑栓塞、蛛网膜下腔出血和高血压脑病等疾患。

此病属于中医中的"中风""卒中"等病范畴。对中风认识早在《黄帝内经》中就有"薄厥"等记载。在唐宋以前，以"外风"学说为主，多从"内虚邪中"立论。张仲景认为"络脉空虚"，风邪入中是此病发生的主因，并以邪中深浅、病情轻重而分为中经中络、中脏中腑。在治疗上，主要以疏风散邪，扶助正气为法。唐宋以后，突出以"内风"立论，是中风病因学说的一大转折。明代张景岳认为此病与外风无关，而倡导"非风"之说，并提出"内伤积损"的论点。《景岳全书》言："非风一症，即时人所谓中风症也。此症多见卒倒，卒倒多由昏愦，本皆内伤积损颓败而然，原非外感风寒所致"。叶天士始明确以"内风"立论，王清任指出中风半身不遂，偏身麻木是由于"气虚血瘀"所致，立补阳还五汤治疗偏瘫，至今仍为临床常用。

【治疗】

1. 阴虚风动证

【主症】平素头晕耳鸣，腰酸，突然发生口眼㖞斜，言语不利，手指困动，甚或半身不遂，舌质红，苔腻，脉弦细数。

 妙方 镇肝息风汤加减

【组成】怀牛膝30克，代赭石30克，生龙骨15克，生牡蛎15克，生龟板15克，生白芍15克，玄参15克，天冬15克，川楝子6克，生麦芽6克，茵陈6克，甘草4.5克。

【功效】滋阴潜阳，镇肝息风。

【用法】水煎服，每日1剂。

【方解】方中怀牛膝归肝肾经，重用以引血下行，并有补益肝肾之效，《本草经疏》谓其"走而能补，性善下行"；代赭石镇肝降逆；生龙骨、生牡蛎、生龟板、生白芍益阴潜阳，镇肝息风；玄参、天冬滋阴清热，壮水涵木；肝喜条达而恶抑郁，过用重镇之品以强制，势必影响其疏泄条达之性，故以茵陈、川楝子、生麦芽清泄肝热，疏理肝气，以利于肝阳的平降镇潜；甘草调和诸药，与生麦芽相配，能和胃调中，防止金石类药物碍胃之弊。本方配伍特点，重用镇潜诸药，配伍滋阴之品，镇潜以治标，滋阴以治本，标本兼顾，以治标为主，诸药合用，共奏镇肝息风、滋阴潜阳之效。

【按语】痰热较重，苔黄腻，泛恶，加胆星、竹沥、川贝母清热化痰；胸中烦热，加栀子、黄芩清热除烦。

2. 风阳上扰证

【主症】平素头晕头痛，耳鸣目眩，突然发生口眼㖞斜，舌强语謇，或手足重滞，甚则半身不遂等症，舌质红，苔黄，脉弦。

妙方 天麻钩藤饮

【组成】天麻9克，钩藤12克，石决明18克，栀子9克，黄芩9克，川牛膝12克，杜仲9克，益母草9克，桑寄生9克，夜交藤9克，朱茯神9克。

【功效】平肝息风，清热活血，补益肝肾。

【用法】水煎服，每日1剂。

【方解】方中天麻、钩藤平肝息风，用以为君。石决明咸寒质重，功能平肝息风，除热明目，与天麻、钩藤合用，加强平肝息风之力；川牛膝引血下行，能活血利水，为臣药。黄芩、栀子清肝降火；益母草活血利水；杜仲、桑寄生补益肝肾；夜交藤、朱茯神宁心安神，均为佐药。合而用之，共成平肝息风、清热活血、补益肝肾之剂。

【按语】若因肝郁化火，肝火炎上，而症见头痛剧烈，目赤口苦，急躁，便秘溲黄者，加夏枯草、龙胆草、大黄。若兼肝肾亏虚，水不涵木，症见头晕目涩、视物不明、遇劳加重、腰膝酸软者，可选加枸杞子、白芍、山茱萸。

3. 风痰入络证

【主症】肌肤不仁，手足麻木，突然发生口眼㖞斜，语言不利，口角流涎，舌强语謇，甚则半身不遂，或兼见手足拘挛，关节酸痛等症，舌苔薄白，脉浮数。

妙方 化痰通络汤加减

【组成】半夏10克，茯神15克，白术12克，胆南星6克，天竺黄9克，天麻9克，香附6克，丹参12克，大黄6克。

【功效】祛风化痰，活血通络。

【方解】方中半夏、茯神、白术健脾化湿；胆南星、天竺黄清热化痰；天麻平肝息风；香附疏肝理气，调畅气机，助脾运以化湿，又配以丹参活血化瘀；大黄通腑泻热、凉血，以防腑实，此大黄用量宜轻，以涤痰积滞为度，不可过量。

【用法】水煎服，每日1剂。

4. 痰热腑实证

【主症】素有头痛眩晕，心烦易怒，突然发病，半身不遂，口舌㖞料，舌强语謇或不语，神志欠清或昏迷，肢体强急，痰多而黏，伴腹胀、便秘，舌质黯红，或有瘀点、瘀斑，苔黄腻，脉弦滑或弦涩。

妙方 桃核承气汤

【组成】桃仁12克，大黄12克，桂枝6克，炙甘草6克，芒硝6克。

【功效】逐瘀泻热。

【用法】水煎服，每日1剂。

【方解】方中桃仁与大黄并用为君，桃仁活血破瘀，大黄下瘀泻热，两者配伍，瘀热并治；芒硝咸寒软坚，助大黄下瘀泻热；桂枝通行血脉；炙甘草调和诸药。

【按语】另可服至宝丹或安宫牛黄丸以清心开窍。亦可用醒脑静或清开灵注射液静脉滴注。

5. 痰火瘀闭证

【主症】起病骤急，神昏或昏愦，半身不遂，烦躁不安，彻夜不眠，面赤身热，气粗口臭，躁扰不宁，苔黄腻。

妙方 羚角钩藤汤

【组成】羚角片4.5克（水牛角替），双钩藤9克，霜桑叶6克，滁菊花9克，鲜生地黄15克，生白芍9克，川贝母12克，鲜竹茹12克，茯神木9克，生甘草3克。

【功效】凉肝息风，增液舒筋。

【用法】水煎服，每日1剂。

【方解】方中羚角片（水牛角替）入肝经，凉肝息风；双钩藤清热平肝，息风解痉，共为君药，配伍霜桑叶、滁菊花辛凉疏泄，清热平肝，以加强凉肝息风之效，用为臣药。鲜生地黄、生白芍、生甘草三味相配，酸甘化阴，养阴增液，舒筋缓急，上述药物与羚羊角、钩藤等清热、凉肝、息风药并用，标本兼顾，可以加强息风解痉之功；邪热亢盛，每易灼津成痰，故用川贝母、鲜竹茹以清热化痰；热扰心神，又以茯神木平肝，宁心安神，以上俱为佐药。生甘草调和诸药，又为使药。本方的配伍特点是以凉肝息风药为主，配伍滋阴化痰、安神之品，共奏凉肝息风、增液舒筋之功。

【按语】若痰热阻于气道，喉间痰鸣辘辘，可服竹沥水以豁痰镇惊；肝火旺盛、面红目赤，脉弦劲有力，宜酌加龙胆草。

6. 阴竭阳亡证

【主症】突然昏仆，不省人事，目合口张，鼻鼾息微，手撒肢冷，汗多，大小便自遗，肢体软，阴阳欲绝。

妙方 参附汤

【组成】人参12克，熟附子9克。

【功效】益气、回阳、固脱。

【用法】水煎服，每日1剂。

【方解】方中人参大补元气，熟附子温肾壮阳，二药合用以奏益气、回阳、固脱之功。亦可用参麦注射液或生脉注射液静脉滴注。

【按语】若昏迷不醒，可静脉滴注醒脑静来开窍醒神；若狂躁痉厥，可服紫雪丹；若心阳欲脱，关格病人，还可用灌肠法加强通腑降浊解毒作用。

7. 气虚血瘀证

【主症】舌强不语，肢体偏枯不用，肢软无力，面色萎黄，舌质淡紫或有瘀斑，苔薄白，脉细涩或细弱。

妙方补阳还五汤

【组成】黄芪20克，当归尾3克，赤芍5克，地龙3克，川芎3克，红花3克，桃仁3克。

【功效】补气、活血、通络。

【用法】水煎服，每日1剂。

【方解】方中重用生黄芪，大补脾胃之元气，令气旺血行，瘀去络通，为君药。当归尾长于活血，且有化瘀而不伤血之妙，为臣药。川芎、赤芍、桃仁、红花助当归尾活血祛瘀，为佐药。地龙通经活络，为佐使药。本方的配伍特点是大量补气药与少量活血药相配，使气旺则血行，活血而不伤正，共奏补气、活血、通络之功。

【按语】血虚甚，加枸杞子、首乌藤以补血；肢冷、阳失温煦，加桂枝温经通脉。

【医案精选】

黄某，女，54岁。初诊：1976年10月14日。

素有高血压病史，询日前突然类中风，经中西医结合抢救好转。刻下：神志时清时昧，右半身不遂，言语謇涩，便秘，脉弦小，舌质红、少津。肾阴不足，水不涵木，风阳陡动，夹痰热内阻，上蒙心窍，仿地黄饮子之意。

处方：生地黄18克，北沙参18克，麦冬15克，川石斛18克（先煎），苁蓉12克，远志6克，丹参12克，炒槐花12克，天竺黄9克，广郁金9克，细石菖蒲9克，6剂。

二诊：10月20日。神志已清，右半身稍能活动，略能进食，但言语尚謇涩，舌红脉细。风阳渐平，肾阴损伤未复，痰热已有化机，再守原意增损。前方去广郁金、天竺黄，加地龙6克。12剂。

三诊：11月6日。右半身活动日见好转，言语謇涩亦渐清晰，纳增，二便正常，舌红已润，脉细。肾阴损伤渐复，风阳痰热亦得乎化，续予调补心肾。

处方：生地黄12克，北沙参18克，麦冬15克，川石斛18克（先煎），苁蓉12克，制首乌15克，朱茯苓9克，远志6克，丹参12克，炒枣仁9克，淮小麦30克，怀牛膝9克，14剂。

上方服完，言语已清，右半肢体已能活动，且可扶杖行走，舌红润，脉细小。类中风在恢复之中，仍用前法调理以善后。

慢性胃炎

【概述】

慢性胃炎一般没有黏膜糜烂，故常称为慢性非糜烂性胃炎。临床上分为慢性胃窦炎和慢性胃体炎两类。大多无明显症状，部分有消化道不良的表现，包括上腹饱胀不适，特别在餐后，无规律性上腹隐痛、嗳气、泛酸、呕吐等。

此病可参照中医"胃脘痛""嘈杂""吞酸""呕吐"等病辨证治疗。此病与嗜饮烈酒、浓茶、辛辣、饮食无定、饥饱不均、情志抑郁、多思过劳、外邪内侵、病后伤胃及素体脾胃虚弱有关，病变脏腑在脾胃，也有涉及肝肾者。初病在气，病久入血；初病多实，久病多虚或虚实兼见。病机为脾失健运，胃失和降，中焦阻滞，虚实夹杂。临床上以脾胃不足、气滞、血瘀、湿热等多见。在治疗上，大多数以证候分类论治，其症状多少不一，各有侧重，除根据脏腑不足，不同实邪，加以补或攻，或攻补兼施外，还应根据脾胃功能特点进行相应处理，还要注意饮食忌宜，巩固疗效。

【治疗】

1. 肝胃气滞证

【主症】胃脘痞胀疼痛或攻窜胁背，嗳气频作，苔薄白，脉弦。

妙方柴胡疏肝散

【组成】柴胡6克，枳壳4.5克，白芍4.5克，陈皮6克，香附4.5克，川芎4.5克，炙甘草1.5克。

【功效】疏肝解郁，行气止痛。

【用法】用水煎服，每日1剂，每日3次，每次40毫升。

【方解】方中用柴胡疏肝解郁，为君药。香附理气疏肝，助柴胡以解肝郁；川芎行气活血而止痛，助柴胡以解开郁止痛，二药相合，增其行气止痛之功，为臣药。枳壳行气止痛以疏理肝脾；白芍养血柔肝，缓急止痛，为佐药。甘草兼调诸药，亦为使药之用。诸药相合，共奏疏肝理气、活血止痛之功。

【按语】若疼痛较甚者，可加川楝子、延胡索行气止痛；嗳气较频者，可加沉香、旋覆花顺气降逆。也可加郁金、青皮、木香等以增强理气解郁之效。

2. 寒邪犯胃证

【主症】胃脘冷痛暴作，呕吐清水痰涎，畏寒喜暖，口不渴。苔白，脉弦紧。

妙方良附丸

【组成】高良姜、香附子各9克。

【功效】行气疏肝，祛寒止痛。

【用法】共研为末，以米饮加入生姜汁1匙，盐1撮，为水丸，每次服6克。

【方解】本方是治疗寒邪客胃，寒凝气滞的基础方。方中高良姜温胃散寒，香附子行气止痛。

【按语】寒甚者，可加陈皮、吴茱萸，加强散寒理气之力；兼见胸脘痞闷、不食、嗳气或呕吐，可加枳实、神曲、半夏、生姜等。

3. 胃热炽盛证

【主症】胃痛急迫或痞满胀痛，嘈杂吐酸，心烦，口苦或黏。舌质红，苔黄或腻，脉数。

妙方 清胃散

【组成】黄连9克，当归6克，生地黄6克，牡丹皮6克，升麻6克。

【功效】清胃凉血。

【用法】研细末，水煎去滓，放冷服之。

【方解】方用苦寒泻火之黄连为君，直泻胃腑之热。升麻为臣，清热解毒，治胃火牙痛，可宣达郁遏之伏火，有"火郁发之"之意，黄连得升麻，则泻火而无凉遏之弊，黄连得升麻，则散火而无升焰之虞。胃热则阴血必受损，故以生地黄凉血滋阴；牡丹皮凉血清热，皆为臣药。当归养血活血，为佐药。升麻兼以引经为使。诸药合用，共奏清胃凉血之效。

【按语】兼便秘者，加大黄、芒硝以导热下行；若口渴饮冷，宜去当归，加玄参、天花粉以养阴生津，兼风火牙痛，可加防风、薄荷以疏风；牙龈出血者，加白茅根、仙鹤草凉血、止血。

4. 食滞胃肠证

【主症】胃脘胀痛，嗳腐吞酸或呕吐不消化食物，吐后痛缓。苔厚腻，脉滑或实。

妙方 保和丸

【组成】山楂18克，神曲6克，半夏9克，茯苓9克，陈皮3克，连翘3克，莱菔子3克。

【功效】消食化滞，理气和胃。

【用法】上药共研为末，炊饼为丸，如梧桐子大，每服七八十丸。

【方解】方中山楂善消肉食油腻之积；神曲消食健脾，能化酒食陈腐之积；莱菔子消食下气，可消麦面痰气之积，三药共用，可消各种饮食积滞。半夏、陈皮行气化滞，和胃止呕；茯苓健脾利湿，和中止泻；连翘可散结以助积消，又可消解食积所生之热。

【按语】食积较重，脘腹胀满用枳实导滞丸；食积化热加黄连，兼脾虚加白术、白扁豆。

5. 瘀阻胃络证

【主症】胃痛较剧，痛如针刺或刀割，痛有定处，拒按，或大便色黑。舌质紫黯，脉涩。

妙方 失笑散合丹参饮

【组成】五灵脂6克（酒研，淘去沙土），蒲黄6克（炒香），丹参30克，檀香6克，砂仁6克。

【功效】活血祛瘀，散结止痛。

【用法】水煎服，每日1剂。

【方解】丹参、蒲黄、五灵脂化瘀、散结、止痛；檀香、砂仁行气和胃。

【按语】疼痛严重者，可加乳香、没药活血止痛。

6. 胃阴亏虚证

【主症】胃痛隐作，灼热不适，嘈杂似饥，食少口干，大便干燥。舌红少津，脉细数。

 妙方 一贯煎合芍药甘草汤加味

【组成】沙参9克，麦冬9克，当归9克，生地黄18克，枸杞子9克，川楝子6克，生芍药30克，甘草6克。

【功效】滋阴疏肝，调气和血。

【用法】水煎服，每日1剂。

【方解】沙参、麦冬、生地黄、枸杞子养阴益胃；当归养肝活血，具疏通之性；川楝子、生芍药疏肝理气，和胃止痛；甘草缓急止痛。

【按语】大便干者，加元参、大黄。

7. 脾胃虚寒证

【主症】胃痛绵绵，空腹为甚，得食则缓，喜热喜按，泛吐清水，神倦乏力，手足不温，大便多溏。舌质淡，脉沉细。

妙方 黄芪建中汤

【组成】黄芪5克，芍药18克，桂枝9克，生姜9克，饴糖30克，甘草6克，大枣4枚。

【功效】温中补气，和里缓急。

【用法】水煎去滓，加饴糖溶化温服，每日1剂。

【方解】黄芪建中汤，于小建中汤内加黄芪，是增强益气建中之力，阳生阴长，诸虚不足之症自除。

【按语】如气虚乏力明显者，应重用黄芪，并加党参，以增强补气作用；畏寒、肢冷，宜加附子温阳祛寒；心悸不宁，脉细而弱者，加熟地黄、首乌、酸枣仁等补血养心。

慢性肝炎

【概述】

慢性病毒性肝炎，多由乙型或非甲、非乙型急性肝炎迁延不愈而成。一般病程在6个月以上，包括慢性迁延性肝炎和慢性活动性肝炎两类，与患者年龄、营养及免疫状态，治疗延误，过早活动，继发性感染等因素有关。

此病与中医"胁痛""黄疸"等病有相似之处，慢性肝炎有无黄疸，其成因与正虚及湿热有很大关系。正气不能祛邪外出，湿热疫毒之邪长期羁伏于体内，正邪双方长期呈对峙局面，导致病情迁延不愈而成为急慢性肝炎的基此病机。慢性肝炎病变脏腑主要是肝、脾、肾，以气虚、阴虚多见，其病邪除湿热疫毒外，尚有气滞、血瘀。慢性肝炎的治疗，攻邪在于化毒，补正在于护肝，但攻邪不能拔苗助长，补正要防塞碍运化。调气不宜破气，散瘀不宜破血，解毒不宜专任苦寒，化湿不宜过用苦燥，既要调益整体，又要着眼于局部。

【治疗】

1. **肝胆湿热证**

【主症】 身目俱黄，黄色鲜明，发热口渴，心中懊恼，口干而苦，恶心欲吐，腹满胁痛，大便秘结或呈灰白色，小便短黄，舌红，苔黄腻，脉弦数。

妙方 茵陈蒿汤

【组成】 茵陈18克，栀子12克，大黄6克。

【功效】 清热利湿，退黄。

【用法】 先煮茵陈，再煮后两味，每日3剂。

【方解】 方中重用茵陈为君药，以其长于清利脾胃肝胆湿热，为治黄疸君药。栀子清热降火，通利三焦，引湿热自小便而出，为臣药。佐以大黄泻热逐瘀、通利大便，导瘀热由大便而下。三药合用，以利湿与泻热相伍，使二便通利，前后分消，湿热得行，瘀热得下，则黄疸自退。

【按语】 上方可酌加黄柏、猪苓、茯苓等清热利湿之药。若恶心呕吐者，加竹茹、黄连；若脘腹胀闷者，加枳实、厚朴；若胁痛较重者，加柴胡、郁金。

2. **湿困脾胃证**

【主症】 身目俱黄，黄色晦滞，头重身困，胸脘痞满，恶心纳少，腹胀，大便溏垢，苔腻微黄，脉弦滑或濡缓。

妙方 茵陈五苓散

【组成】 茵陈15克，茯苓9克，白术9克，猪苓9克，泽泻15克，桂枝6克。

【功效】 利湿退黄。

【用法】 先将后5味药水煎沸后再加茵陈，稍候取汁300毫升，分2次服。

【方解】 此方为五苓散加茵陈组成，方中重用泽泻为君，取其甘淡性寒，直达肾与膀胱，利水渗湿。臣以茯苓、猪苓增强利水渗湿之力。佐以白术健脾以运化水湿，转输精津，使水精四布，而不直驱于下，又佐以桂枝，一药二用，既外解太阳之表，又内助膀胱气化，加茵陈清利脾胃肝胆湿热。

【按语】 上方可酌加藿香、蔻仁，宣利气机；呕逆者，可加制半夏、陈皮；腹胀甚者加大腹皮、木香；若湿热并重可用甘露消毒丹。

3. **热毒炽盛证**

【主症】 发病急骤，黄疸迅速加深，色黄如金。伴有高热烦渴，神昏谵语，或见衄血，便血，肌肤瘀斑，舌质红绛，苔黄而燥，脉弦滑数。

妙方犀角散

【组成】犀角 1.5~3 克（水牛角代），黄连 10~15 克，栀子 15 克，升麻 12 克，茵陈 30 克。

【功效】清热解毒，凉营开窍。

【用法】水煎服，每日 1 剂。

【方解】用犀角（水牛角代）清热凉血；黄连清上焦之热；栀子清泻肝经之火；茵陈利湿退黄；升麻助犀角（水牛角代）以增清热解毒之功。全方具有清热、解毒、凉血之功。

【按语】可酌情加牡丹皮、玄参、石斛，以增强解毒凉血之力。

4. 寒凝阳衰证

【主症】病程较长，身目俱黄，黄色晦黯，纳少脘闷，或腹胀便溏，神疲畏寒，口淡不渴。舌淡，苔白腻，脉濡缓或沉迟。

妙方茵陈术附汤

【组成】茵陈 15~20 克，白术 10 克，制附子 10 克，干姜 3 克，肉桂 3 克，炙甘草 10 克。

【功效】温阳利湿。

【用法】水煎服，每日 1 剂。

【方解】本方温化凝滞，利湿退黄。方中茵陈除湿利胆，退黄；制附子、干姜温中散寒；肉桂补火助阳，佐以白术、甘草健脾和胃。

【按语】本方还可加茯苓、泽泻等利湿之品。

慢性结肠炎

【概述】

慢性结肠炎是一种慢性、反复性、多发性以结肠、乙状结肠和直肠为发病部位，症状为左下腹疼、腹泻、里急后重、时便下黏液、便秘或泄泻交替性发生，时好时坏，缠绵不断、反复发作的疾病。现代医学认为慢性结肠炎是由感染、自身免疫性因素、遗传等因素造成的结肠炎性改变。

此病多属中医的"泄泻""久痢"范畴。临床表现一般有大便溏薄，夹有黏液，甚则腹痛，便下脓血等症。其主要病变在脾胃和大肠，亦由肝肾引起，而脾虚是导致此病的主要因素。此病属本虚标实，虚者以脾肾两虚为多，实者有气滞、寒湿、水饮、湿热等，虚实夹杂亦不少见，其治疗选方应随证选用。脾虚者宜健脾益气，肾虚者宜温肾固涩，肝旺乘脾者抑肝扶脾。攻邪不可过用伐品，补虚不可纯用甘温；有邪慎涩，虚重慎利。此外，在治疗的同时，适当注意饮食调护，避免生冷、油腻等食物，才能有助于提高疗效。

【治疗】

1. 寒湿泄泻证

【主症】泄泻清稀，甚至如水样，腹痛肠鸣，脘闷食少，恶寒，发热，头痛，肢体酸痛，苔白腻，脉濡缓。

妙方**藿香正气散**

【组成】藿香9克，紫苏3克，白芷3克，厚朴6克，大腹皮3克，半夏6克，陈皮6克，茯苓3克，白术6克，桔梗6克，炙甘草6克。

【功效】解表化湿，理气和中。

【用法】上为细末，每服二钱（6克），水一盏，加姜3片，枣1枚，同煎于七分，热服。

【方解】方中藿香用量偏重，既取其辛温而解在表之风寒，又以其芳香而化在里之湿浊，且可辟秽和中，升清降浊，故本方以其为君药。配以紫苏、白芷辛香发散，助藿香外散风寒，兼可芳化湿浊；半夏、陈皮理气燥湿，降逆止呕；白术、茯苓健脾运湿，和中止泻；桔梗宣肺利膈，既益解表、又助化湿；厚朴、大腹皮行气化湿，畅中行滞；甘草协生姜、大枣以和中。综合全方，具有表里双解、化湿辟秽、升清降浊、理气和中之功，能使风寒外散，湿浊内化，气机通畅，脾胃调和，则寒热吐泻自愈。若感触山岚瘴气，以及水土不服者，亦可以此化浊辟秽，快气和中而一并治之。

【按语】本证治疗要点在芳香化湿，湿邪得除，泄泻自止。切勿妄投收涩、补益之品。除服药外，尚宜服热米粥以助药力，并注意腹部保暖。如病情较重，泄泻次数较频，可每隔4~6小时服药1次。若外感风寒，内有湿浊者，可选用荆防败毒散；若湿困于脾，脘闷纳呆，加砂仁、神曲；寒湿内阻，加干姜、苍术。

2. 湿热伤中证

【主症】泄泻腹痛，泻下急迫如水，泻而不爽，粪色黄褐，气味臭秽，肛门灼热，身热烦渴，小便短赤，舌质红，苔黄腻，脉滑数或濡数。

妙方**葛根黄芩黄连汤**

【组成】葛根15克，黄芩9克，黄连9克，炙甘草6克。

【功效】解表清里。

【用法】上四味，以水八升，先煮葛根，减二升，纳诸药，煮取二升，去滓，分温再服。

【方解】方中重用葛根为君，甘辛而凉，既能解表退热，又能升发脾胃清阳之气而止下利。臣以黄芩、黄连苦寒清热，厚肠止利。使以炙甘草甘缓和中，协调诸药。四药合用，共成解表清里之剂。原方先煮葛根，后纳诸药，则"解肌之力优而清里之气锐"，使表解里和，身热下利自愈。

【按语】葛根黄芩黄连汤意在清热、利湿、解毒，又具有坚阴厚肠胃的作用，故苦寒燥湿而无伤脾之虑。但苦寒之品用量不宜过大或过久。葛根升清止泻、清热解肌、透邪外出，可重用至20~30

克，黄芩、黄连常用 5~10 克。

3. 食滞肠胃证

【主症】 腹痛肠鸣，脘腹胀满，泻下粪便，臭如败卵，泻后痛减，嗳腐吞酸，泻下伴有不消化食物，不思饮食，舌苔垢浊或厚腻，脉滑。

妙方保和丸

【组成】 山楂 18 克，神曲 6 克，半夏、茯苓各 9 克，陈皮、连翘、莱菔子各 3 克。

【功效】 消食化滞，理气和胃。

【用法】 上药共研为末，炊饼为丸，如梧桐子大，每服七八十丸。

【方解】 方中山楂善消肉食油腻之积；神曲消食健脾，能化酒食陈腐之积；莱菔子消食下气，可消麦面痰气之积，三药共用，可消各种饮食积滞。半夏、陈皮行气化滞，和胃止呕；茯苓健脾利湿，和中止泻；连翘可散结以助积消，又可消解食积所生之热。

【按语】 食积较重，脘腹胀满用枳实导滞丸；食积化热加黄连；兼脾虚加白术、白扁豆。

4. 脾胃虚弱证

【主症】 便时溏时泻，完谷不化，迁延反复，食少，食后脘闷不适，稍进油物，则便次明显增多，面色萎黄，神疲倦怠，舌质淡，苔薄白，脉细弱。

妙方参苓白术散

【组成】 人参 15 克，白术 15 克，山药 15 克，白扁豆 12 克，莲子肉 9 克，茯苓 15 克，薏苡仁 9 克，缩砂仁 6 克，桔梗 6 克，甘草 10 克。

【功效】 健脾益气，渗湿止泻。

【用法】 上为细末，每服 6 克，大枣汤调下。

【方解】 方中以人参补益脾胃之气，白术、茯苓健脾渗湿，共为君药。山药补脾益肺，莲子肉健脾涩肠，白扁豆健脾化湿，薏苡仁健脾渗湿，均可资健脾止泻之力，共为臣药。佐以缩砂仁芳香醒脾，行气和胃，化湿止泻。桔梗宣利肺气，一者配缩砂仁调畅气机，治胸脘痞闷；二者开提肺气，以通调水道；三者以其为舟楫之药，载药上行，使全方兼有脾肺双补之功，亦为佐药。甘草、大枣补脾和中，调和诸药，而为佐使。诸药相合，益气健脾，渗湿止泻。后世亦有称本方为脾肺双补之剂，用于肺脾气虚之久咳证。

【按语】 腹胀便溏者，加厚朴、陈皮、广木香以理气消胀；腹中畏寒者，加肉桂、干姜等以温中散寒。

5. 肾阳虚衰证

【主症】 黎明之前，脐腹作痛，肠鸣即泻，完谷不化，泻后则安，腹部喜温，形寒肢冷，腰膝酸软，舌淡苔白，脉沉细。

妙方四神丸

【组成】 炒补骨脂 12 克，肉豆蔻 6 克，吴茱萸 3 克，五味子 6 克。

【功效】 温肾暖脾，固涩止泻。

【用法】 上为末，生姜 24 克，大枣 100 枚，用水一碗。煮生姜、大枣，待水干，去姜取枣肉，和药为丸，搓丸如桐子大，每服 6~9 克，空腹淡盐汤送下。

【方解】方中炒补骨脂温补命门，为壮火益土之要药，故为君药。肉豆蔻温脾暖胃而涩肠止泻，为臣药。吴茱萸暖脾胃而散寒除湿；五味子酸敛固涩，固肾益气，涩肠止泻，为佐药。生姜温中散寒，助吴茱萸温暖脾肾；大枣滋养脾胃。如此配合，则肾温脾暖，大肠固而运化复，自然泄泻止，诸症皆愈。

【按语】可选用附子理中汤用于脐腹冷痛；真人养脏汤用于泻下滑脱不禁。

6. 肝气郁滞证

【主症】素有胸胁胀闷，嗳气食少，抑郁恼怒或情绪紧张时发生腹痛泄泻，腹中雷鸣，攻窜作痛，矢气频作，舌淡红，脉弦。

妙方 痛泻要方

【组成】炒白术 9 克，防风 3 克，炒白芍 6 克，炒陈皮 4.5 克。

【功效】补脾柔肝，祛湿止泻。

【用法】水煎服，每日 1 剂。

【方解】痛泻之证由土虚木乘，肝脾不和，脾运失常所致。方中炒白术苦甘而温，补脾燥湿以治土虚，为君药。炒白芍酸寒，柔肝缓急以止痛，与白术相配，于土中泻木，为臣药。炒陈皮辛苦而温，理气燥湿，醒脾和胃，为佐药。防风具升散之性，与炒白术、炒白芍相伍，能疏散肝郁，且有燥湿以助止泻之功，又为脾经引经之药，故兼具佐使之用。四药相合，可以补脾胜湿而止泻，柔肝理气而止痛，使脾健肝柔，痛泻自止。

【按语】本方补脾燥湿为主，柔肝止痛为辅，药性平和，共调肝脾。

急性肾小球肾炎

【概述】

急性肾小球肾炎简称急性肾炎，是以急性起病，血尿、水肿、蛋白尿、高血压为主要症状的一种疾病。此病是内科与儿科的常见病、多发病，可由多种原因引起，以链球菌感染后的急性肾炎最为多见。任何年龄均可发病，但以学龄儿童最多，青年次之，中年及老年较少见。链球菌感染中，以上呼吸道感染发病率最高，其次为皮肤感染；除链球菌外，其他细菌、病毒、真菌、原虫等感染，也可引起急性肾炎综合征，其临床表现与急性链球菌感染后的肾炎相似。诊断标准：起病较急，病情轻重不一；有镜下及肉眼血尿、蛋白尿，可有管型尿，常有高血压及水钠潴留症状，有时有短暂的氮质血症，B 超检查双肾无缩小；部分病例有急性链球菌或其他病原微生物的感染，多在感染后1~4周发病。

此病属中医的"风水""肾风"范畴。

【治疗】

1. 风水泛滥证

【主症】水肿以头面、眼睑、手为主，重则下肢及全身水肿，恶寒腰痛，肢节酸楚，小便不利，或咽痛，腰痛乏力，小便短赤，舌苔薄白或薄黄，脉象浮紧或浮数。

 妙方越婢加术汤

【组成】麻黄12克，石膏24克，生姜9克，甘草6克，白术12克，大枣12克。

【功效】发汗利水。

【用法】上药六味，以水1.2升，先煮麻黄，去上沫，内诸药，煮取600毫升，分3次温服。

【方解】方中麻黄、生姜宣肺祛风，《本草纲目》载：麻黄"散赤目肿痛，水肿，风肿……"，又"盖皮毛外闭，则邪热内攻，而肺气膹郁。故用麻黄、甘草同桂枝，引出营分之邪"。重用石膏以清热除邪，并防麻黄之辛温之弊。白术、甘草、大枣燥湿健脾利水。药证合拍，用之使肺气宣通，湿热得清，风水自消，而立竿见影。

【按语】风寒偏盛，去石膏，加苏叶、桂枝、防风祛风散寒；若风热偏盛，可加连翘、桔梗、板蓝根、鲜芦根，以清热利咽，解毒散结；若咳喘较甚，可加杏仁、前胡，以降气定喘；如见汗出恶风，卫阳已虚，则用防己黄芪汤加减，以益气行水；若表证渐解，身重而水肿不退者，可按水湿浸渍证论治。

2. 湿毒浸淫证

【主症】除面部水肿外，尚可见全身四肢水肿，小便不利，身发疮毒，甚则溃烂，舌苔薄黄，舌质较红，脉象滑数。

 妙方麻黄连翘赤小豆汤加味

【组成】麻黄6克，杏仁9克，桑白皮10克，连翘9克，赤小豆30克，炙甘草6克，生姜6克，大枣12枚，怀牛膝10克，车前子15克，冬瓜皮15克。

【功效】宣肺解毒，利湿消肿。

【用法】水煎服，每日1剂。

【方解】方中麻黄散寒解表，是为君药。连翘、桑白皮清热解毒；杏仁降气平喘；赤小豆清热除湿，同为辅药。生姜、大枣调和营卫；炙甘草和中解毒，是为佐使。加怀牛膝活血利水；车前子、冬瓜皮利水渗湿。

【按语】脓毒甚者，当重用蒲公英、紫花地丁清热解毒；湿盛糜烂者，加苦参、土茯苓；风盛加地肤子；血热而红肿加牡丹皮、赤芍；大便不通，加大黄、芒硝；症见尿血，乃湿热之邪下注膀胱，伤及血络，可酌加凉血、止血之品，如石韦、大蓟、荠菜花。

3. 水湿浸渍证

【主症】全身水肿，身体困重，胸闷纳呆，痞满不饥，舌苔白腻，舌质较淡，舌体胖大，脉象沉缓。

妙方茯苓汤加味

【组成】茯苓 10 克，苍术 15 克，陈皮 15 克，白术 10 克，肉桂 6 克，泽泻 10 克，猪苓 15 克，厚朴 10 克，甘草 9 克。

【功效】健脾化湿、通阳利水。

【用法】加生姜 5 片，大枣 2 枚，水煎服，每日 1 剂。

【方解】方中厚朴、苍术、陈皮理气燥湿健脾，使湿邪内消；肉桂、白术、茯苓、猪苓、泽泻通阳化气利水，使水湿自下而去；甘草调和诸药。

【按语】脾气虚弱，气失舒展，不能运化水湿所致。治宜益气健脾，行气化湿，不宜分利伤气，可用参苓白术散加减。

4. 湿热内壅证

【主症】全身水肿，尿少色黄，口苦口黏，痞满不饥，或大便干结，或大便黏滞不爽，舌苔黄腻，脉象滑数或濡数。

妙方己椒苈黄丸

【组成】防己 12 克，椒目 5 克，葶苈子 10 克，大黄 10 克。

【功效】泻热逐水，通利二便。

【用法】水煎服，每日 1 剂。

【方解】本方中防己、椒目、葶苈子均可以利水。其中防己长于清湿热，椒目消除腹中水气，葶苈子能泄

降肺气，消除痰水。另外，大黄能泄热通便，合而使湿热从前后分消。

【按语】尿少或小便不通者，可合用滋肾通关丸，以滋肾阴，助气化；皮肤瘙痒者，加用土茯苓、地肤子、白鲜皮燥湿止痒。

5. 下焦热盛证

【主症】心烦口渴，尿血鲜红或洗肉汤状，舌红少苔，脉象沉数。

妙方小蓟饮子加味

【组成】生地黄 9 克，小蓟 9 克，木通 9 克，滑石 9 克，淡竹叶 9 克，蒲黄 9 克，藕节 9 克，当归 9 克，栀子 9 克，甘草 9 克，女贞子 10 克，墨旱莲 15 克。

【功效】利水通淋，凉血止血。

【用法】水煎服，每日 1 剂。

【方解】方中小蓟甘凉入血分，清热凉血止血，又可利尿通淋，尤宜于尿血、血淋之症，是为君药。生地黄甘苦性寒，凉血止血，养阴清热；蒲黄、藕节助君药凉血止血，并能消瘀，为臣药。君臣相配使血止而不留瘀。滑石、淡竹叶、木通清热利水通淋；栀子清泻三焦之火，导热从下而出；当归养血和血，引血归经，并防诸药寒凉太过之弊，合而为佐。使以甘草缓急止痛，和中调药。诸药合用，共成凉血止血为主、利水通淋为辅之方。加女贞子、墨旱莲以加强滋肾止血之力。

【按语】热盛而心烦口渴者，加黄芩、天花粉清热生津；尿血较甚者，

加槐花、白茅根凉血止血；尿中夹有血块者，加桃仁、红花、牛膝活血化瘀；大便秘结，酌加大黄通腑泄热。

慢性肾小球肾炎

【概述】

慢性肾小球肾炎是由多种病因引起的，具有不同发病机制和不同病理改变、原发于肾小球的一种疾病。其特点为病程长（超过1年），呈缓慢进行性发展。大多数患者有不同程度的高血压及肾功能损害，尿常规等检查可见红细胞和蛋白质。此病是内科常见病、多发病，发生于不同年龄，多见于青壮年。虽然急性肾炎可以发展成慢性肾炎，但大多数慢性肾炎并非由急性肾炎转变而来，而是一开始就是慢性肾炎的过程。此病预后较差，因此，应早期诊断，积极治疗。

根据临床表现，此病属于中医"水肿""虚劳""腰痛""血尿"等范畴，其病素复杂，但始终呈现本虚标实。脾肾两虚是基本，脏腑功能低下，导致水液代谢失调，气血运行受阻，湿热、瘀血等邪气内生为标。正虚反复，易感外邪，外邪侵袭，正气更伤；致病因素产生后，又可影响脾肾。此病临床表现变化多端，有时夹有瘀血，有时夹有湿热，有时兼有外感。在不同的阶段采用不同的治法，用药因人而异，法中有法，各有变通。此病病程长，在谨守病机的前提下，坚持治疗，持之以恒，才能获得良效。

【治疗】

1. 风水相搏证

【主症】头面部先肿，继而累及全身，水肿按之凹陷，但恢复较快，小便不利，并伴有恶寒发热，骨节酸沉，咳嗽胸闷，或咽痛，舌淡苔薄，脉浮紧或浮数。体检呈肾炎面容，血压大多数升高，尿检有蛋白质，血尿，管型尿等。

妙方越婢加术汤

【组成】麻黄12克，石膏24克，生姜9克，甘草6克，白术12克，大枣12克。

【功效】发汗行水。

【用法】上药六味，以水1.2升，先煮麻黄，去上沫，内诸药，煮取600毫升，分3次温服。

【方解】方中主用麻、石、术三味。麻黄、生姜宣肺祛风，《本草纲目》载麻黄"散赤目肿痛，水肿，风肿"，又"盖皮毛外闭，则邪热内攻，而肺气膹郁。故用麻黄、甘草同桂枝，引出营分之邪"。重用石膏以清热除邪，并防麻黄辛温之弊。白术、甘草、大枣燥湿健脾利水。药证合拍，用之使肺气宣通，湿热得清，风水自消，而获桴鼓之效。

【按语】 风寒偏盛，去石膏，加苏叶、桂枝、防风祛风散寒；若风热偏盛，可加连翘、桔梗、板蓝根、鲜芦根，以清热利咽，解毒散结；若咳喘较甚，可加杏仁、前胡，以降气定喘。

2. 脾虚湿困证

【主症】 面色萎黄或苍白，腹大胫肿，脘闷腹胀，甚或上泛清水，纳少，少气懒言，神疲乏力，体胖，苔白，脉濡缓。体检双下肢指凹性水肿，甚者伴有腹水。尿检有大量蛋白尿，血浆白蛋白降低。

妙方 防己黄芪汤

【组成】 黄芪 15 克，防己 12 克，甘草 6 克，白术 9 克。

【功效】 益气祛风，健脾利水。

【用法】 水煎服，每日 1 剂。

【方解】 方中以黄芪益气固表；防己祛风胜湿；白术、甘草培土胜湿。

【按语】 脾虚水停，肢体肿胀明显者，加大腹皮、桑白皮、木瓜。

3. 脾肾阳虚证

【主症】 全身高度水肿，甚至胸腔积液并见，面色㿠白，皮肤发亮，按之凹陷，恢复较慢，伴畏寒肢冷，腰酸腿痛，倦怠肢软，腹胀纳差，大便溏薄，舌体胖大而润，苔白滑或腻，脉沉迟无力。

妙方 实脾饮

【组成】 白术 30 克，厚朴 30 克，木瓜 30 克，木香 30 克，草果 30 克，大腹皮 30 克，附子 30 克，茯苓 30 克，干姜 30 克，炙甘草 15 克。

【功效】 温阳健脾，行气利水。

【用法】 加生姜 5 片，大枣 1 枚，水煎服，每日 1 剂。

【方解】 方中以附子、干姜为君，其中附子温补肾阳，助化气行水，干姜温运脾阳，助运化水湿，二者合用，温补脾肾，扶阳抑阴。茯苓、白术健脾和中，淡渗利水，使水湿从小便而利，为臣药。木瓜酸温，除湿、醒脾、和中，以兴脾主运化之功；厚朴、木香、大腹皮行气导滞，化湿行水，使气化则湿化；草果温中燥湿，共为佐。使以炙甘草、生姜、大枣调和诸药，益脾和中。诸药相伍，共奏温阳健脾、行气消肿之效。然本方温补脾土之功偏胜，确有脾实则水治之功，故以"实脾"名之。

【按语】 水肿较甚，小便短少，可加肉桂、猪苓、车前子温阳化气，利水消肿；如兼胸闷咳喘，可加葶苈子、苏子、半夏等泻肺行水，止咳平喘。

4. 气滞水停证

【主症】 除水肿外，必有胀满较著，胸腹满闷，呼吸急促，四肢肿胀紧迫光亮，小便不利，或有胁痛，舌质黯，苔白，脉沉弦。

妙方 导水茯苓汤

【组成】 茯苓 12 克，泽泻 12 克，

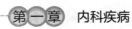

麦冬 15 克，白术 12 克，桑白皮 12 克，紫苏叶 9 克，槟榔 6 克，木瓜 12 克，大腹皮 9 克，陈皮 12 克，砂仁 6 克，木香 6 克，灯心草 12 克。

【功效】行气利水。

【用法】水煎服，每日 1 剂。

【方解】方中桑白皮清肃肺气，大腹皮、槟榔宽中导滞；陈皮、砂仁、木香、紫苏叶，斡旋中焦气机；茯苓、泽泻、灯心草淡渗利水；白术、木瓜燥湿醒脾；麦冬清热养阴，以防利水伤阴。

【按语】通过临床观察，气滞水肿者运用本方后常使尿量骤增，水肿迅速消退。

5. 湿热蕴结证

【主症】头面与下肢水肿，甚至全身水肿，皮肤或黄，身热汗出，口渴不欲饮水，脘腹痞满，食少纳呆，尿黄或呈茶色，淋漓涩涌，大便不爽，舌红苔黄腻，脉滑数。

妙方三仁汤加味

【组成】竹叶 6 克，厚朴 6 克，飞滑石 18 克，白通草 6 克，半夏 15 克，白蔻仁 6 克，薏苡仁 18 克，杏仁 15 克，车前子 30 克，白茅根 15 克。

【功效】清热利水。

【用法】水煎服，每日 1 剂。

【方解】本方以杏仁升宣肺气；白蔻仁芳香化湿畅口；薏苡仁渗湿导下，配以半夏、厚朴苦温除湿；白通草、飞滑石、竹叶清利湿热。诸药与车前子、白茅根共奏宣化畅中、清热利湿之效。

【按语】本方适用于湿重发热者。

6. 血瘀停滞证

【主症】病程较长，水肿皮肤有赤缕血痕，尿血，皮色苍黯粗糙，舌质紫黯或有瘀点、瘀斑，或见手指发绀，脉涩等。

妙方当归芍药散加味

【组成】当归 9 克，川芎 10 克，赤芍 48 克，茯苓 12 克，泽泻 24 克，白术 12 克，怀牛膝 9 克，车前子 30 克。

【功效】养血调肝，健脾利湿。

【用法】水煎服，每日 1 剂。

【方解】本方以当归、赤芍、川芎养血调肝活血；白术健脾运湿，配茯苓、泽泻、车前子泄湿浊；怀牛膝引药下行，如此肝脾两调，活血利水并进，药后常瘀去，肿消。

【按语】本方可加丹参、红花、三七，应用效果较好。

7. 阴虚水肿证

【主症】水肿口渴，渴不多饮，腰膝酸软，手足心热，心烦不寐，面部潮红，舌红少苔，脉细数。

妙方猪苓汤加味

【组成】猪苓 10 克，茯苓 10 克，泽泻 10 克，滑石 10 克，阿胶 10 克，怀牛膝 9 克，车前子 15 克。

【功效】利水渗湿，养阴清热。

【用法】水煎服，每日 1 剂。

【方解】本方以猪苓、茯苓甘淡利水；车前子、泽泻利水渗湿泻热；滑石清热利水；阿胶滋阴止血；怀牛膝滋补肾精，全方共奏滋阴利水之功效。

【按语】本方可用于水热互结者。

8. 脾肾气虚证

【主症】面色苍白或淡黄无华，气短倦怠，食少纳差，食入腹胀，大便溏薄，腰膝酸软，小便频数清长，夜尿频多，舌淡胖苔薄，脉沉弱。

妙方补中益气汤加减

【组成】黄芪 30 克，人参 10 克，白术 12 克，当归 12 克，陈皮 15 克，柴胡 6 克，升麻 6 克，炙甘草 9 克，菟丝子 12 克，山茱萸 12 克，怀牛膝 9 克，桑螵蛸 15 克。

【功效】补中益气、升阳举陷。

【用法】水煎服，每日 1 剂。

【方解】方中黄芪、人参健脾益气；白术健脾化湿；陈皮理气和胃，以防补而壅滞，气血同源，气虚易致血虚，故用当归以补血；柴胡、升麻升阳举陷；炙甘草调和诸药。本方益脾气而无补肾之功，故加菟丝子、怀牛膝滋补肾精；山茱萸、桑螵蛸温肾固摄涩精。

【按语】神疲乏力、食欲不振者，可加山药、白扁豆、莲子肉、砂仁益气健脾。

9. 气阴两虚证

【主症】全身乏力，腰膝酸软，畏寒或肢冷但手足心热，口干而不欲饮，纳差腹胀，大便先干后稀，小便黄，舌黯红，舌体胖大，侧有齿痕，脉沉细而数或弦细。

妙方参芪地黄汤

【组成】人参 10 克，黄芪 15 克，熟地黄 24 克，牡丹皮 9 克，山茱萸 12 克，茯苓 9 克，泽泻 9 克，山药 12 克，生姜 6 克，大枣 30 克。

【功效】填精滋阴补肾。

【用法】水煎服，每日 1 剂。

【方解】本方即六味地黄汤加人参、黄芪而成。方以人参、黄芪益气健脾，六味地黄汤滋养肾阴，加生姜、大枣共扶气阴两虚之本。

【按语】临证时，可加麦冬、五味子。

慢性肾功能衰竭

【概述】

慢性肾功能衰竭（简称慢性肾衰）是发生在各种慢性肾脏疾病晚期的临床综合征，是由各种原因所造成的肾单位严重破坏，以及肾实质性不可逆转的功能损害，从而产生临床上以蛋白质代谢产物潴留，水、电解质及酸碱平衡失调和体内各种毒物排泄障碍等一系列中毒症状的疾病。

慢性肾衰可由水肿、淋证、尿血等多种肾脏疾病发展而来。中医认为各种肾病日久，损及各脏腑功能，并以脾肾虚损为主，病情逐步发展而使病情加重，最后导致正气虚衰、浊邪、瘀血壅滞肾络，肾脏失去开阖的功能，湿浊尿毒潴留于体内而引发此病。在其发展过程中，某些因素使病程进展加快，病情恶化。常见的诱因如感受外邪、饮食不节、劳倦过度等。慢性肾衰的病程长，病机错综复杂，既有正气的耗损，又有实邪的蕴阻，属本虚标实、虚实夹杂之证。

【治疗】

1. **脾肾气虚证**

【主症】 倦怠乏力，气短懒言，纳少腹胀，腰膝酸软，口淡不渴，大便不实，尿液清长，舌淡，脉象沉溺。

妙方香砂六君子汤合二仙汤化裁

【组成】 木香 9 克，砂仁 6 克（后下），党参 18 克，甘草 5 克，茯苓 15 克，白术 15 克，仙茅 12 克，淫羊藿 12 克。

【功效】 益气健脾行气化痰。

【用法】 水煎服，每日 1 剂。

【方解】 方中党参健脾养胃；白术健脾燥湿，茯苓健脾渗湿，茯苓、白术合用健脾祛湿之力更强；木香、砂仁调中益气，再用甘草调中，加用仙茅、淫羊藿以补肾。

【按语】 可加熟地黄、黄精滋阴补肾。

2. **脾肾阳虚证**

【主症】 少气乏力，畏寒肢冷，气短懒言，纳少腹胀，水肿，腰膝酸软，腰部发冷，便溏，舌淡有齿痕，脉象沉弱。

妙方实脾散加减

【组成】 干姜 10 克，淫羊藿 12 克，白术 30 克，茯苓 30 克，木瓜 30 克，草果 30 克，巴戟天 15 克，党参 15 克，木香 30 克。

【功效】 温阳健脾，行气利水。

【用法】 水煎服，每日 1 剂。

【方解】 方中淫羊藿、干姜为主药，加巴戟天温养脾肾，扶阳抑阴；党参、茯苓、白术健脾渗湿；木瓜除湿醒脾和中；木香、草果行气导滞、化湿行水，水行则湿邪得化。诸药合用共奏温肾健脾、行气利水之效。

【按语】 本方偏于脾虚者。

3. **肝肾阴虚证**

【主症】 头痛头晕，恶心烦热，腰膝酸软，大便干结，口干咽燥，舌红少苔，脉沉细。

妙方六味地黄汤加味

【组成】 熟地黄 15 克，山茱萸 12 克，泽泻 15 克，牡丹皮 12 克，丹参 12 克，茯苓 15 克，山药 12 克，何首乌 12 克，女贞子 12 克，墨旱莲 12 克，大黄 6 克。

【功效】 填精滋阴补肾。

【用法】 水煎服，每日 1 剂。

【方解】 方中熟地黄滋阴补肾，填精益髓，山茱萸补养肝肾，并能涩精，山药补益脾阴，补肾固精，熟地黄、山药、山茱萸三药相配，滋养肝脾肾，即所谓"三阴并补"，但熟地黄的用量偏大，故以补肾阴为主，补其不足以治本。伍泽泻利湿泄浊，以防熟地黄之滋腻；牡丹皮清泄相火，并制山茱萸之温涩；茯苓健脾渗湿，并助山药之健运，此三药为"三泻"，渗湿浊，清虚热，平其偏胜以治标；加何首乌、女贞子、墨旱莲以补益肝肾；大黄降浊；丹参活血通络。

4. 阴阳两虚证

【主症】精神萎靡，极度乏力，头晕眼花，腰膝酸冷，大便稀溏，舌质胖，脉沉细。

妙方桂附八味汤加味

【组成】熟地黄 15 克，山茱萸 12 克，山药 12 克，泽泻 12 克，茯苓 15 克，牡丹皮 10 克，肉桂 3 克，熟附子 10 克，淫羊藿 15 克（先煎），黄芪 18 克。

【功效】阴阳双补。

【用法】水煎服，每日 1 剂。

【方解】熟地黄、山茱萸滋补肾阴；泽泻、牡丹皮泄浊；茯苓、山药、黄芪以益气健脾，滋气血生化之源；肉桂、熟附子、淫羊藿温肾壮阳，与滋补肾阴药相互作用，阴阳双补。

【按语】可以加龟甲填补真阴，仙茅温补肾阳，加强阴阳双补的作用。

糖尿病

【概述】

糖尿病是常见的代谢内分泌疾病，其病理特征为相对或绝对胰岛素分泌不足所引起的糖、脂肪、蛋白质、水及电解质代谢紊乱，表现为高血糖及糖尿。临床可出现多饮、多食、多尿、疲乏、消瘦等综合征，严重时发生酮症酸中毒。常见的并发症及伴随症有急性感染、肺结核、动脉粥样硬化、肾和视网膜等大小血管病变，以及神经性病变。

中医认为，消渴是由肺、胃、肾三脏阴亏，水谷转输失常所致的疾病。病机是阴虚燥热，阴虚为本，燥热为标，二者互为因果，燥热愈甚则阴愈虚，阴愈虚则燥热愈甚。病变脏腑在肺、脾、肾三者之中可各有偏重，互相影响。早期阴虚火旺，中期伤气出现气阴两虚，晚期阴损及阳导致阴阳双亏。

【治疗】

1. 阴虚燥热证

【主症】渴多饮，随饮随渴，咽干舌燥，多食善饥，溲赤便秘，舌红，少津，苔黄，脉滑数或弦数。

妙方消渴方

【组成】天花粉末 30 克，黄连末 10 克，生地黄汁 50 毫升，藕汁 50 毫升，人乳汁 30 毫升（牛乳汁代）。

【功效】养阴清热。

【用法】以藕汁、生地黄汁为膏，入天花粉末、黄连末，佐以姜汁 10 毫升和蜂蜜 5 毫升为膏，徐徐留舌上，以人乳汁（牛乳汁代）少许送下，每日 3~4 次。

【方解】方中重用天花粉以生津止渴，配以黄连清心降火；生地黄汁、藕汁、人乳汁（牛乳汁代）养阴润燥增液。

【按语】如口干甚者加麦冬、葛根各 10 克；津伤便秘者加决明子 30 克；燥热便结，加大黄 3~6 克。

2. 气阴两虚证

【主症】乏力，气短，自汗，动则加重，口干舌燥，多饮多尿，五心烦热，大便秘结，腰膝酸软，舌淡或舌红黯，舌边有齿痕，苔薄白少津或少苔，脉细弱。

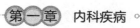妙方生脉饮

【组成】人参 9 克，麦冬 9 克，五味子 6 克。

【功效】益气生津，敛阴止汗。

【用法】水煎服，每日 1 剂。

【方解】方中人参补益元气，生津止渴；麦冬养阴生津；五味子敛津生液。

【按语】气虚明显者，加黄芪、玉竹。

3. 阴阳两虚证

【主症】乏力自汗，形寒肢冷，腰膝酸软，耳轮焦干，多饮多尿，混浊如膏，或水肿少尿，或五更泻，阳痿早泄，舌淡苔白，脉沉细无力。

妙方金匮肾气丸

【组成】炮附子 6 克，桂枝 5 克，熟地黄 40 克，山茱萸 20 克，山药 20 克，牡丹皮 15 克，泽泻 15 克，茯苓 15 克。

【功效】温补肾阳，化气行水。

【用法】为末，炼蜜和丸，梧桐子大，每服 15~25 丸，每日 2 次。

【方解】方用桂枝、炮附子温肾助阳，熟地黄、山茱萸、山药滋补肝、脾、肾三脏之阴，阴阳相生，刚柔相济，使肾之元气生化无穷，再以泽泻、茯苓利水渗湿；牡丹皮擅入血分；桂枝可调血分之滞。诸药合用，助阳之弱以化水，滋阴之虚以生气，使肾阳振奋，气化复常。

【按语】夜尿多或尿如脂膏者加益智仁、菟丝子、生白果各 10~15 克；少尿或水肿者加生黄芪 30 克，白术 10 克，防己 10~20 克；五更泻者加补骨脂 10~15 克，吴茱萸 10 克，肉豆蔻 10 克；阳痿早泄者加淫羊藿 10~15 克，仙茅 10~15 克。

4. 血瘀兼证

【主症】上述各证型均可兼见血瘀症候，如面有瘀斑，肢体疼痛，麻木，头痛，胸痛，胁痛，半身不遂，舌有瘀斑，或舌下静脉发绀或怒张，血液流变性异常，微循环障碍，等等。

妙方桃红四物汤

【组成】桃仁 9 克，红花 6 克，熟

地黄 15 克，当归 9 克，川芎 6 克，白芍 10 克。

【功效】养血活血。

【用法】水煎服，每日 1 剂。

【方解】方中当归、川芎、白芍、熟地黄养血活血；桃仁、红花活血化瘀。

【按语】血瘀证轻者可用上方加丹参、益母草各 30 克；血瘀证重者则加水蛭 10 克，全蝎 3~5 克。

5. 阴阳欲绝证

【主症】本证型多见于糖尿病酮症酸中毒昏迷或糖尿病高渗性昏迷患者，表现为神志淡漠，迟钝木僵，嗜睡昏迷，气急深大，呼吸有酮味，皮肤干燥，多尿，舌红干，脉微细欲绝或脉细微而数。

妙方 生脉饮

【组成】人参 9 克，麦冬 9 克，五味子 6 克。

【功效】救阴回阳。

【用法】水煎服，每日 1 剂。

【方解】方中人参大补元气，回阳救逆；麦冬、五味子敛阴生津，清热止渴。

【按语】可加黄芪、玉竹加强益气养阴之功。

骨质疏松

【概述】

　　骨质疏松是一种全身性骨病，表现为单位体积骨量降低，骨质有机成分生成不足，继发钙盐沉着减少。骨质疏松的发病率与性别、年龄、种族、地区、饮食习惯等因素有关，女性的发病率大大高于男性。骨质疏松是一种衰老的表现，如果骨质疏松伴有骨折、明显腰背痛或神经症状，应视为一种疾病。骨质疏松可分为原发性骨质疏松，不伴随引起骨质疏松状态的其他疾患或紊乱，继发性骨质疏松多由内分泌腺功能紊乱引起。

　　中医虽无此病名，但中医典籍早有类似记载，综合其临床表现及中医文献，骨质疏松属于中医"骨痹""骨痿"的范畴。

【治疗】

1. 肾精不足证

【主症】周身骨痛，骨骼变形，腰膝酸软，筋脉拘急，消瘦憔悴，步履蹒跚，反应迟钝，成人则表现为早衰，发落齿摇，阳痿遗精，耳鸣耳聋，健忘等症状；小儿则出现生长发育迟缓，身材矮小，智力低下，五迟五软，易惊盗汗或抽搐，舌体瘦小，脉细弱。

妙方 左归丸合虎潜丸

【组成】熟地黄 24 克，山药 12 克，枸杞子 12 克（炒），山茱萸 12 克，川牛膝 9 克，菟丝子 12 克（酒洗、蒸熟），鹿角胶 12 克，黄柏 25 克（敲碎），龟甲胶 12 克（酒炒），知母 6 克（酒炙），白芍 6 克（酒炒），锁阳 4.5 克，虎骨 3 克（可用牛骨代替），炙干姜 1.5 克。

【功效】滋阴补肾，填精益髓。

【用法】上药为末，酒糊丸或粥丸。每丸重 9 克，每次 1 丸，日服 2 次。空腹淡盐汤或温开水送下。

【方解】方中熟地黄、龟甲胶、山茱萸、菟丝子、白芍滋阴养虚，补肝肾之阴；锁阳、鹿角胶温阳益精，养筋润燥；枸杞子益精明目；黄柏、知母泻火清热；虎骨、川牛膝强腰膝，健筋骨；山药、炙干姜温中健脾。

【按语】本方阴阳双补，临证可根据阴阳盛衰进行加减。

2. 脾肾气虚证

【主症】腰背、四肢关节疼痛，四肢无力，肌肉衰萎，昼轻夜重，骨骼变形，活动不力，面色白，口淡，自汗，面浮肢肿，夜尿增多，少气懒言，肠鸣腹痛，便溏或五更泄泻，舌淡，胖嫩，苔白或水滑，脉弦沉无力或迟细。

妙方 右归丸合理中丸

【组成】熟地黄 24 克，山药 12 克，山茱萸 9 克，枸杞子 12 克，菟丝子 12 克，鹿角胶 12 克，杜仲 12 克，肉桂 6 克，当归 9 克，熟附子 6 克，人参 9 克，白术 9 克，炙甘草 9 克，干姜 9 克。

【功效】温中祛寒，填精益髓。

【用法】上药为末，酒糊丸或粥丸。每丸重 9 克，每次 1 丸，日服 2 次。空腹淡盐汤或温开水送下。

【方解】方中熟附子、肉桂温补命门之火，以强壮肾气；熟地黄、枸杞子、山茱萸、杜仲、菟丝子养血补肾生精；人参、山药、白术、炙甘草健脾益气；干姜温振脾阳；当归养血和营；鹿角胶为血肉有情之品，温养督脉。

【按语】剧痛拘急者加细辛、全蝎、蜈蚣；水肿、关节肿胀者加茯苓、泽泻、薏苡仁；身倦乏力者加黄芪；肌肉萎缩者加灵芝、何首乌、鸡血藤、阿胶。

第二章　外科疾病

浅表化脓性感染

（一）疔

【概述】

此病亦称"疔疮"，古称"丁"，是中医所特有的外科病名。此病可发于任何季节，任何年龄，其病位发无定出，而以颜面、四肢部多见。其特点是疮形虽小，但根脚坚硬，有如钉丁之状。病势急剧，容易造成毒邪走散蔓延，是具有一定危险的外疡。

西医临床对于此病的概念包括以下内容，即发于颜面部的疔，相当于颜面部疖、痈、蜂窝组织炎等；发于手足部的疔相当于手、足部的急性化脓性感染；伴发于手足部感染，皮下隐见红丝上窜的红丝疔，相当于急性管状淋巴管炎；由疫死牲畜传染而发的疫疔，相当于今天的皮肤炭疽；多发于下肢，腐烂甚巨的烂疔，相当于现代医学所称的气性坏疽。

（1）颜面部疔疮

【概述】

颜面部疔疮是发生在颜面部的急性化脓性疾病。包括西医颜面部疖、痈、蜂窝组织炎等。其特征为：疮形如粟，坚硬根深，如钉丁之状，或痒，或痛。因头面为诸阳之首，火毒蕴结，故反应剧烈，且发病迅速，若不及时治疗，或处理不当，毒邪易于扩散走黄而危及生命。

此病多由溶血性链球菌、金黄色葡萄球菌、厌氧菌或腐败性细菌感染所致。炎症常在皮肤、软组织损伤后发生，化学性物质刺激，如药物注射不当或异物存留于软组织可诱发感染。

中医认为，此病病因、病机为感受火热之气，或因昆虫咬伤，或因抓破染毒，毒邪蕴滞肌肤，以致经络阻隔、气血凝滞成疾；或脏腑蕴热，火毒结聚，七情内伤，气郁化火，火炽成毒；或恣食膏粱厚味、醇酒炙煿，损伤脾胃，运化失常，脏腑蕴热，发越于外，火毒结聚于肌肤而发为此病。

【治疗】

1. 火毒蕴结证（初期）

【症状】疮头如粟粒，或麻，或痒，红肿热痛，肿势显著，顶突根深坚硬，或伴恶寒发热，舌质或边尖红，苔薄黄，脉数。

妙方 黄连解毒汤

【组成】黄连9克，栀子9克，黄柏6克，黄芩6克。

【功效】泻火解毒。

【用法】水煎服，每日1剂。

【方解】黄连清泻心火，为君药。黄芩清上焦之火，黄柏泻下焦之火，为佐药。栀子清泻三焦，导热下行，为佐使药。四药合用，共奏泻火解毒之功。

【按语】恶寒发热者，加蟾酥丸3粒，吞服；毒盛肿甚者，加大青叶，重用黄连。

2. 火毒炽盛证（成脓期）

【症状】疔疮肿胀范围增大，四周浸润明显，疼痛剧烈，脓头出现，伴有发热口渴，便秘尿赤，苔黄腻，脉弦数。

妙方 五味消毒饮

【组成】金银花30克，野菊花12克，蒲公英12克，紫花地丁12克，紫背天葵子12克。

【功效】清热解毒，消散疔疮。

【用法】水煎，加酒1~2勺和服，每日1剂。药渣可捣烂敷患部。

【方解】方中用金银花清热解毒，消散痈疮；紫花地丁、紫背天葵子、野菊花、蒲公英均有清热解毒之功，诸药合用，清热解毒之力尤强。

【按语】本方以局部红肿热痛，或疮形如粟，坚硬根深，舌红脉数等一派阳证、实证为辨证要点。

（2）手足部疔疮

【概述】

手足部疔疮是指发生于手足部的急性化脓性疾患。由于发病部位、形态及预后不同而有多种病名。临床较为常见的有蛇眼疔、蛇头疔、蛇腹疔、托盘疔等，分别相当于西医的甲沟炎、化脓性指头炎、手指化脓性腱鞘炎、掌中间隙感染等。此病若治疗失误，容易损伤筋骨，继而影响手足功能。

手部急性化脓性感染主要由外伤引起，很少由血源性感染引起，致病菌以金黄色葡萄球菌为主。

中医认为，该病由火毒蕴结，血凝毒滞，经络阻隔，热胜肉腐而成。其诱因常为创伤，如针尖、竹、木、鱼骨刺伤或昆虫咬伤等，感染毒气；内因脏腑蕴热蓄积，两邪相搏，阻于皮肉之间，以致气血凝滞，经络阻隔而发病。

【治疗】

1. 火毒蕴结证

【症状】局部焮热疼痛、肿胀、

麻木作痒，伴恶寒发热、周身不适等症，舌红，苔黄，脉弦数。

妙方 黄连解毒汤

【组成】黄连9克，栀子9克，黄柏6克，黄芩6克。

【功效】泻火解毒。

【用法】水煎服，每日1剂。

【方解】黄连清泻心火为君药，黄芩清上焦之火为臣药，黄柏泻下焦之火为佐药，栀子通泻三焦，导热下行为使药，四药合用，共奏泻火解毒之功。

【按语】恶寒发热者，加蟾酥丸3粒，吞服；毒盛肿甚者，加大青叶，重用黄连。

2. 热毒炽盛证

【症状】脓毒蕴结，患处肿势增大，红肿显著，疼痛剧烈如鸡啄，患部中软而应指，功能受限，伴恶寒发热，食少纳呆，大便秘结，小便黄，舌红，苔黄，脉数。

妙方 五味消毒饮合透脓散

【组成】金银花30克，野菊花12克，蒲公英12克，紫花地丁12克，紫背天葵子12克，生黄芪12克，当归6克，川芎9克，穿山甲3克（鳖甲替代），皂角刺5克。

【功效】清热解毒，消散疔疮，托毒溃脓。

【用法】水煎后，加酒1~2勺和服，每日1剂。药渣可捣烂敷患部。

【方解】方中用金银花清热解毒，消散痈肿；紫花地丁、紫背天葵子、野菊花、蒲公英均有清热解毒之功，诸药合用，清热解毒之力尤强。生黄芪大补元气，排脓托毒；当归、川芎养血活血；穿山甲（鳖甲替代）、皂角刺善穿透消散，软坚溃脓，直达病所。加酒少量通行血脉以助药效。

【按语】气血虚甚，不易溃脓者，加党参、白术、甘草；溃后脓水清稀，属阳虚者，加肉桂、鹿角霜。

（3）烂疔

【概述】

烂疔是发于皮肉之间，易于腐烂，病势凶险的急性传染性疾病，发病者有手足等部位的创伤和泥土脏物等接触史，发病急骤，皮肉腐败，腐烂溃脱，容易合并走黄，危及生命。

此病相当于西医的气性坏疽，是由气性坏疽杆菌侵入伤口后引起的广泛性肌肉坏死的一种发展迅速的严重性感染，可有气体或无气体产生，伴随着严重的毒血症。通常发生于开放性骨折、深层肌肉广泛性挫伤，伤口内有无效腔和异物存在，或伴有血管损伤导致局部组织血供不良的伤病员，也发生于术后，尤其是下肢、结肠和胆囊术后。主要致病菌是梭状芽孢杆菌，以产气荚膜杆菌、恶性水肿杆菌和腐败杆菌为主，其次为产芽孢杆菌和溶组织杆菌等。

中医认为，此病多因皮肉破损，接触潮湿泥土，感染特殊毒气，加之湿热火毒内蕴，以致毒凝肌肤，气血凝滞，热胜肉腐而成。湿热火毒炽盛，热胜肉腐，毒气弥漫，则易并发走黄之症。

【治疗】

1. 湿火蕴结证

【症状】 患部灼热肿胀剧痛，皮肤出现水疱或大疱，疮面皮肉腐烂，有浅棕色混浊脓水溢出，臭秽，混有气泡，伴寒战高热，胸闷呕恶，头身疼痛，纳差，舌红，苔黄，脉滑数。

妙方 黄连解毒汤和草薢渗湿汤

【组成】 黄连9克，栀子9克，黄柏6克，黄芩6克，草薢30克，薏苡仁30克，滑石30克，赤芍15克，牡丹皮15克，泽泻15克，通草6克。

【功效】 泻火解毒，清热利湿，和营消肿。

【用法】 水煎服，每日1剂。

【方解】 黄连清泻心火为君药，黄芩清上焦之火为臣药，黄柏泻下焦之火为佐药，栀子通泻三焦，导热下行为使药，上四药合用，共奏泻火解毒之功。草薢、薏苡仁、滑石健脾利水渗湿，牡丹皮、赤芍、泽泻清热凉血，通草清热利湿。

【按语】 恶寒发热者，加蟾酥丸吞服；毒盛肿甚者，加大青叶，重用黄连。

2. 毒入营血证

【症状】 寒战高热，神昏谵语，烦躁不安，气促呃逆，胸闷呕吐，黄疸；局部高度水肿，迅速呈暗紫色，间有血疱，肌肉腐烂，气味恶臭；舌红绛，苔黄而干，脉弦滑数。

妙方 犀角地黄汤合黄连解毒汤

【组成】 犀牛角或水牛角30克，生地黄24克，白芍12克，牡丹皮9克，黄连9克，栀子9克，黄柏6克，黄芩6克。

【功效】 清热解毒，凉血散瘀。

【用法】 水煎服，每日1剂。

【方解】 水牛角清心解热毒，使火平热降，毒解血宁；生地黄清热凉血，养阴生津；白芍养血敛阴，且助生地黄凉血、和营泄热；牡丹皮清热凉血，活血散瘀，可收化斑之效，上四药合用，共成清热解毒、凉血散瘀之剂。黄连清泻心火，黄芩清上焦之火，黄柏泻下焦之火，栀子通泻三焦，导热下行为使药，上四药合用，共奏泻火解毒之功。

【按语】 恶寒发热者，加蟾酥丸3粒，吞服；毒盛肿甚者，加大青叶，重用黄连。

（4） 疫疔

【概述】

疫疔是皮肤接触疫畜染毒而生的一种特殊疔疮，具有传染性，又称为"鱼脐疔""紫燕疔"。其特点是初起如虫叮水疱，很快干枯坏死如脐凹，全身症状明显，有传染性、职业性。

此病多见于从事畜牧业者，相当于西医的皮肤炭疽。病原菌为炭疽杆菌。病原菌在人工培养基上呈竹节状长链，易形成芽孢。芽孢在室温干燥环境中能存活20余年，在皮革中也能生存数年。煮沸10分钟，140℃干热

47

3小时可破坏芽孢。

中医认为，感染疫畜之毒，阻于皮肤之间，以致气血凝滞，毒邪蕴结而成，疫毒内传脏腑则致走黄。

【治疗】

参照"颜面部疔疮"。

（二）疖

疖是一种发生在皮肤浅表的急性化脓性疾患，随处可生。初起可分有头、无头两种，有头者称毛囊疖，无头者称汗腺疖。此病症状轻，易治疗。但亦有处理不当形成"蝼蛄疖"，或反复发作，日久不愈，称多发性疖。发生在夏秋之间者称"暑疖"，发生于其他季节者称"疖"。

（1）暑疖

【概述】

暑疖因暑天而发，故而得名，又叫热疖。暑疖初起局部皮肤潮红，次日发生肿痛，根脚很浅，范围局限。西医学认为此病多由免疫力低、不注意个人卫生、局部皮肤擦破等情况下，感染金黄色葡萄球菌所致。中医认为，夏秋季节气候炎热，人处于强光下暴晒，易受暑湿热毒引起此病，或因痱子反复搔抓，破伤染毒而发此病。

【治疗】

1. 暑湿蕴结证

【症状】患部疮形突起，形状似锥，疼痛剧烈，按之陷软，破出黄脓，伴全身发热，头疼不适，胸闷少食，小便短少，苔薄黄，脉数。

妙方 五味消毒饮

【组成】金银花30克，野菊花12克，蒲公英12克，紫花地丁12克，紫背天葵子12克。

【功效】清热解毒，消散疔疮。

【用法】水煎，加酒1~2勺和服，每日1剂。药渣可捣烂敷患部。

【方解】方中用金银花清热解毒，消散痈疮；紫花地丁、紫背天葵子、野菊花、蒲公英均有清热解毒之功，诸药合用，清热解毒之力尤强。

【按语】本方以局部红肿热痛，或疮形如粟，舌红脉数等一派阳证、实证为辨证要点。

（2）多发性疖

【概述】

多发性疖好发项后、腋部、臀部等处，或在一定部位发几个到数十个，反复发作，缠绵经年不愈。亦可在身体各处散发，一处将愈，他处又起，或间隔周余、月余再发。此病多由免疫力低、不注意个人卫生、局部皮肤擦破等情况下感染金黄色葡萄球菌所致。

中医学认为，此病多因脏腑燥热，外加感受湿邪，两相搏结，蕴结皮肤而成。

【治疗】

1. 湿热蕴结证

【症状】疖肿反复发作，疼痛作胀，局部皮肤微红、光亮无头，按之疼痛，苔薄腻，脉滑数。

妙方 防风通圣散

【组成】防风6克，荆芥3克，连翘6克，麻黄6克，薄荷6克，川芎6克，当归6克，白芍6克（炒），白术3克，栀子3克（炒黑），大黄6克（酒蒸），芒硝6克，黄芩12克，石膏12克，桔梗12克，甘草10克，滑石20克。

【功效】疏风解表，泻热通便。

【用法】为末，每次6克，水一大盏，生姜3片，煎至六分，温服。

【方解】方中麻黄、防风、荆芥、薄荷发汗散邪，疏风解表，使表邪从汗而解；黄芩、石膏清泻肺胃；连翘、桔梗清宣上焦，解毒利咽；栀子（炒黑）、滑石清热利湿，引热自小便出；芒硝、大黄（酒蒸）泻热通腑，使结热从大便出，四药相伍，使里热从二便分消。火热之邪，易灼血耗气，汗下并用，亦易伤正，故用当归、白芍（炒）、川芎养血和血；白术、甘草健脾和中，并监制苦寒之品以免伤胃。煎加生姜和胃助运。诸药配伍，使发汗不伤表，清下不伤里，共奏疏风解表、泻热通便之功。

【按语】本方药味较多，临证可酌情化裁，如无憎寒，可去麻黄；热不甚，可去石膏；便不秘，可去芒硝、大黄等。

2. 阴虚内热证

【症状】疖肿泛发，反复不已，消谷善饥，口渴尿多，心烦不眠，舌红苔薄，脉弦。

妙方 防风通圣散加味

【组成】防风6克，荆芥3克，连翘6克，麻黄6克，薄荷6克，川芎6克，当归6克，白芍6克（炒），白术3克，栀子3克（炒黑），大黄6克（酒蒸），芒硝6克，黄芩12克，石膏12克，桔梗12克，生地黄12克，玄参12克，天冬12克，麦冬12克，甘草10克，滑石20克。

【功效】疏风解表，养阴清热。

【用法】为末，每次6克，水一大盏，生姜3片，煎至六分，温服。

【方解】此方在防风通圣散的基础上，加了生地黄以清热养阴生津；玄参滋阴润燥；天冬辅助生地黄养阴生津、益气；麦冬除内热消渴。

【按语】此方药味较多，临证可酌情化裁，如无憎寒，可去麻黄；热不甚，可去石膏；便不秘，去芒硝、大黄等。

（3）蝼蛄疖

【概述】

此病生于头上，未破时如曲鳝拱头，溃后似蝼蛄窜穴，乃以形状命名，其大多为小儿所患，"愈而复发"为此病的临床特点。西医认为此病多由免疫力低、不注意个人卫生、局部皮肤擦破等情况下感染金黄色葡萄球菌所致。

中医认为，此病多因胎毒或素来体虚，复感暑湿热邪；或因痱毒失治，以致毒热内侵，深窜皮下。

【治疗】

1. 暑湿蕴结证

【症状】疖肿如梅李，溃脓不畅，久不收口，脓窦串通，或脓出渐消，复日又肿，常伴精神不振，食少纳呆，烦躁不安，舌苔薄黄而腻，脉濡数。

妙方五神汤

【组成】金银花 90 克，紫花地丁 30 克，茯苓 30 克，车前子 30 克，牛膝 15 克。

【功效】清热解毒，分利湿热。

【用法】水煎服，每日 1 剂。

【方解】方中金银花、紫花地丁清热解毒，消散痈肿；茯苓、车前子清热渗湿；牛膝活血祛瘀，利尿通淋，引邪热下行。诸药合用，共奏清热解毒，分利湿热之功。

【按语】饮食宜清淡、松软，忌食鱼腥、辛辣、肥厚之品。

2. 风热上攻证

【症状】初期如豆，根脚坚硬，肿势局限，脓溃不消，或本处未罢，他处又生，疖肿相近，疮口不敛，宛如蝼蛄窜穴，可有面赤口渴，头痛烦躁，苔黄，脉数。

妙方防风通圣散

【组成】防风 6 克，荆芥 3 克，连翘 6 克，麻黄 6 克，薄荷 6 克，川芎 6 克，当归 6 克，白芍 6 克（炒），白

术 3 克，栀子 3 克（炒黑），大黄 6 克（酒蒸），芒硝 6 克，黄芩 12 克，石膏 12 克，桔梗 12 克，甘草 10 克，滑石 20 克。

【功效】疏风解表，泻热通便。

【用法】为末，每次 6 克，水一大盏，生姜 3 片，煎至六分，温服。

【方解】方中麻黄、防风、荆芥、薄荷发汗散邪，疏风解表，使表邪从汗而解；黄芩、石膏清泄肺胃；连翘、桔梗清宣上焦，解毒利咽；栀子（炒黑）、滑石清热利湿，引热自小便出；芒硝、大黄（酒蒸）泻热通腑，使结热从大便出，四药相伍，使里热从二便分消。火热之邪，易灼血耗气，汗下并用，亦易伤正，故用当归、白芍（炒）、川芎养血和血；白术、甘草健脾和中，并避免苦寒之品伤及脾胃。煎加生姜和胃助运。诸药配伍，使发汗不伤表，清下不伤里，共奏疏风解表、泻热通便之功。

【按语】本方药味较多，临证可酌情化裁，如无憎寒，可去麻黄；热不甚，可去石膏；便不秘，去芒硝、大黄等。

3. 正虚毒结证

【症状】经年不愈，或作结块，迟不化脓，或已溃破，脓液淡薄，或疮口日久不敛，伴神疲乏力，面色无华，舌质淡，脉虚细。

妙方透脓散

【组成】生黄芪 12 克，当归 6 克，川芎 9 克，炒穿山甲 3 克（鳖甲替

代），皂角刺 5 克。

【功效】 托毒溃脓，补益气血。

【用法】 水（或加酒少许）煎服，每日 1 剂。

【方解】 生黄芪大补元气，托毒外泄；当归、川芎养血活血；炒穿山甲（鳖甲替代）、皂角刺善穿透消散，软坚溃脓，直达病所。加酒少量通行血脉以助药效。

【按语】 以痈疡肿毒，脓成而体虚，无力外溃者为辨证要点。痈疡红肿热痛，热毒甚者，加金银花、连翘、紫花地丁、蒲公英；气血虚弱，不易溃脓者，加党参、白术、甘草；溃后脓水清稀，属阳虚者，加肉桂、鹿角霜。

深部感染

【概述】

深部感染是发生于皮肤和皮下组织，由金黄色葡萄球菌引起的多个相邻毛囊和皮脂腺的急性化脓性感染。此病临床表现为局部红、肿、热、痛，皮肤呈酱红色炎性浸润区，高出体表，质地坚硬，有手掌大小或更大。中央区皮肤呈坏死状，粟粒状的脓头形成不易脱落的脓栓，脓栓脱落后中心塌陷，脓血样分泌物溢出后状似蜂窝。周围组织明显水肿，与正常组织界限不清。局部灼热，压痛明显，区域淋巴结常有肿大，常伴有寒战、高热、头痛、食欲减退等全身感染症状。多发于项、背等皮肤厚韧之处，中老年人易患此病。此病发生于项部，中医称之为"夹喉痈""疾毒"；发生于背部，称之为"搭手"；发生于腋下称"腋痈""夹肢痈"；发生于脐部称为"脐痈"等。

中医认为，"痈"是气血为毒邪壅塞不通所致。

【治疗】

1. 热毒蕴结证（初期）

【症状】 皮肤鲜红、灼热疼痛，渐成高肿坚硬，伴见恶寒发热，头痛泛恶，舌红，苔黄腻，脉洪数。轻者可不伴见症状。

妙方 黄连解毒汤合五味消毒饮

【组成】 黄连 9 克，栀子 9 克，黄柏 6 克，黄芩 6 克，金银花 30 克，野菊花 12 克，蒲公英 12 克，紫花地丁 12 克，紫背天葵子 12 克。

【功效】 泻火解毒，消散疔疮。

【用法】 水煎，加酒 1~2 勺热服，每日 1 剂。药渣可捣烂敷患部。

【方解】 黄连清泻心火，为君药，黄芩清上焦之火为臣药，黄柏泻下焦之火为佐药，栀子清泻三焦之火，导热下行为使药，四药合用，共奏泻火解毒之效；金银花清热解毒，消散痈肿；紫花地丁、紫背天葵子、野菊花、蒲公英均有清热解毒之功，诸药合用，清热解毒之力尤强。加酒少量通行血脉以助药效。

【按语】发热者，加生石膏；毒盛肿甚者，加大青叶、蒲公英，重用黄连。

2. 热毒壅滞证（成脓期）

【症状】结块局部疼痛加剧，痛如鸡啄，肿势高突，可伴见发热，口干苦，舌红苔黄，脉滑数。

妙方 五味消毒饮合透脓散

【组成】金银花 30 克，野菊花 12 克，蒲公英 12 克，紫花地丁 12 克，紫背天葵子 12 克，生黄芪 12 克，当归 6 克，川芎 9 克，穿山甲 3 克（鳖甲替代），皂角刺 5 克。

【功效】清热解毒，消散疔疮，托毒溃脓。

【用法】水煎后，加酒 1~2 勺热服，每日 1 剂。药渣可捣烂敷患部。

【方解】方中用金银花清热解毒，消散痈肿；紫花地丁、紫背天葵子、野菊花、蒲公英均有清热解毒之功，诸药合用，清热解毒之力尤强；生黄芪大补元气，托毒外泄，当归、川芎养血活血，穿山甲（鳖甲替代）、皂角刺善穿透消散，软坚溃脓，直达病所。加少量酒通行血脉以助药效。

【按语】气血虚甚，不易溃脓者，加党参、白术、甘草；溃后脓水清稀，属阳虚者，加肉桂、鹿角霜。

3. 余邪留滞证（溃脓期）

【症状】溃出黄白稠厚脓液，可夹杂有紫色血块，局部肿痛及全身症状亦逐渐消失。如脓疮口周围坚硬，脓水稀少，多为疮口过小，应扩疮排脓。

妙方 托里透脓汤

【组成】人参 3 克，白术 3 克，炒穿山甲 3 克（鳖甲替代），白芷 3 克，升麻 1.5 克，甘草 1.5 克，青皮 1.5 克，当归 6 克，生黄芪 9 克，皂角刺 4.5 克。

【功效】益气活血，托里透脓。

【用法】水煎，加酒饮服，每日 1 剂。

【方解】方中生黄芪、当归、人参、白术补益气血，托毒生肌，为君药；炒穿山甲（鳖甲替代）、皂角刺、白芷溃疡排脓，为臣药；升麻升阳举陷而祛邪，青皮理气化滞，为佐药；甘草益气补中，又调和诸药，酒取其辛散之性，以助药效，同为使药。诸药合用，共奏益气活血、托里透脓之效。

【按语】恶寒发热显著者，加金银花、野菊花；气血虚弱，脓液稀少者，加重方中生黄芪、人参、当归的用量；疮口久不收敛者，配合生肌散外敷；疮口有胬肉高突者，配合平胬丹外敷。

慢性化脓性骨髓炎

【概述】

化脓性骨髓炎是指骨髓、皮质骨和骨膜因化脓性细菌感染而引起的炎症，多是急性化脓性骨髓炎迁延而成。一般症状限于局部，顽固难治，数年甚至十数年仍不能痊愈。最常见的致病菌是金黄色葡萄球菌，约占75%，其次是溶血性链球菌，约占10%，其他如大肠杆菌、绿脓杆菌、肺炎双球菌都能引起骨髓炎。

此病中医称之为"附骨疽"，是一种毒气深沉，附着于骨的化脓性疾病，也称"贴骨疽"。此病因患病部位不同，命名亦异，如生在大腿外侧的叫附骨疽，生在大腿内侧的叫咬骨疽，生在股胫部的叫股胫疽，又因溃后常脱出败骨，所以又有多骨疽之称。

中医认为此病多由身体羸弱，气血不充，肾精耗竭，骨髓空虚，加之外感六淫，余毒流注，外来伤害等诱因而发病。

【治疗】

1. 热毒内蕴证（初期）

【症状】寒战高热，患肢肿胀、剧痛，功能受限，重者神昏谵语，舌质红或红绛，苔黄或黄腻。

妙方 萆薢化毒汤合黄连解毒汤

【组成】萆薢 10 克，当归 10 克，牡丹皮 10 克，牛膝 10 克，防己 10 克，木瓜 10 克，薏苡仁 10 克，秦艽 10 克，黄连 9 克，栀子 9 克，黄柏 6 克，黄芩 6 克。

【功效】泻火解毒，消肿止痛。

【用法】水煎服，每日 1 剂。

【方解】萆薢、薏苡仁利水渗湿，清热排脓；防己、木瓜、秦艽清热除湿，和胃通络；当归、牡丹皮清热凉血，散瘀消肿；牛膝活血，利尿通淋，并引邪热下行。以上诸药合用，共奏清热利湿、消疽排脓之功。黄连清泻心火，黄芩清上焦之火，黄柏泻下焦之火，栀子通泻三焦，导热下行，四药合用，共奏泻火解毒之功。

【按语】湿重者，加石菖蒲、茯苓；便秘者加大黄泻下实热；发斑者，加生地黄、玄参清热凉血。

2. 热毒成脓证（成脓期）

【症状】局部红肿灼热，压痛明显，或有波动感，舌红质干，苔黄腻，脉滑数。

妙方 仙方活命饮

【组成】金银花 9 克，当归尾 6 克，赤芍 6 克，乳香 6 克，没药 6 克，白芷 6 克，防风 6 克，炙穿山甲 6 克

（鳖甲替代），炒皂角刺6克，天花粉6克，川贝母6克，甘草6克，陈皮9克。

【功效】 清热解毒，活血止痛，消肿溃坚。

【用法】 水煎服，或水酒各半煎服，每日1剂。药渣可捣烂外敷。

【方解】 方中金银花善清热解毒为君药；当归尾、赤芍、乳香、没药、陈皮活血散瘀，理气化滞，消肿止痛，共为臣药；白芷、防风疏散风热，使热毒从外透解；天花粉、川贝母清热散结；炙穿山甲（鳖甲替代）、炒皂角刺通行经络，透脓溃坚，均为佐药；甘草为使药，助君药清热解毒，又调和诸药。加酒煎服，是借其活血通络以助药效。

【按语】 脓未成者，服之可消；脓已成者，服之可溃。疮疡溃后，则不可再用。脾胃素虚，气血不足均应慎用。

3. 正虚毒滞证

【症状】 开始脓液稠厚腐臭，热退痛缓，部分患侧脓水淋漓，经久不愈，形成死骨，难以脱出，转为慢性骨髓炎，并伴有虚热、盗汗、腰膝酸软，舌淡苔白，脉沉细。

妙方托里消毒散

【组成】 人参15克，川芎15克，白芍15克，黄芪15克，当归15克，白术15克，茯苓15克，金银花15克，白芷5克，甘草5克，皂角刺5克，桔梗5克。

【功效】 消肿溃脓，去腐生肌。

【用法】 水煎服，每日1剂。

【方解】 方中黄芪、人参、白术、茯苓、甘草健脾益气，排脓托毒；川芎、当归、白芍养血和血，养血托毒；皂角刺、桔梗、白芷透脓溃坚；金银花清热解毒。诸药合用，共奏补益气血、托里透毒之功。

【按语】 本方是外科托法中补托的代表方剂，适用于疽肿脓未成和脓已形成的早期。

4. 余毒内蕴证

【症状】 适用于慢性骨髓炎急性发作时，有寒战、高热，局部红肿疼痛，脓流不畅，舌质红，苔黄，脉弦数。

妙方四妙丸加味

【组成】 黄柏10克，苍术10克，牛膝10克，牡丹皮10克，赤芍10克，防己10克，生薏苡仁30克，丹参15克，萆薢15克。

【功效】 清解余毒，排脓托毒，利湿化瘀。

【用法】 水煎服，每日1剂。

【方解】 方中黄柏、苍术、牛膝、生薏苡仁清热利湿；牡丹皮、赤芍、丹参清热活血，活血化瘀；防己、萆薢祛风除湿。

【按语】 本方以发病急，皮下结节，灼热红肿，发热，口渴，舌红，苔黄腻为辨证要点。畏寒、发热、头痛、咽痛者，加牛蒡子、薄荷、桔梗；关节酸痛者，加羌活、独活、威灵仙、木瓜。

颈部淋巴结结核

【概述】

颈部淋巴结结核是结核杆菌经口腔、龋齿或扁桃体侵入，经淋巴管累及颈淋巴结引起的病变，少数继发于肺或支气管的结核病变，且只在人的免疫力低下时发病。结核杆菌侵及淋巴结皮层窦内形成若干结核结节，继之结节相互融合增大，并逐渐向淋巴中央蔓延，可波及整个淋巴结，受累淋巴结明显增大。炎症常累及淋巴包膜，出现淋巴结周围炎，易与相邻的淋巴结及其他软组织发生粘连。肿大的淋巴结可因结缔组织增生而呈纤维化，但多数发生干酪样变性、坏死及液化而形成寒性脓肿。脓肿或穿通，彼此融合，或向外溃破，形成瘘管和溃疡。

中医将此病称为"瘰疬"，是发生于颈项部腋间淋巴结的慢性感染性疾病。因其结块成串，累累如串珠之状，故谓之瘰疬，俗称"老鼠疮""疬子颈"。一般认为小者为瘰，大者为疬；推之活动者为瘰为气，推之不动者为疬为血，所以又有气瘰、血疬之称。

中医认为，此病常因忧思愤怒，肝气郁结，脾失健运，痰湿内生，气滞痰凝，阻于经脉，结于颈项而成。

痰湿日久化热，或肝郁化火，下汲肾阴，热盛肉腐而成脓，破溃成疮，脓水淋漓，耗伤气血阴津，渐成虚证。亦可因肺肾阴亏，阴虚火旺，肺津不能输布，灼津为痰，痰火凝结，结于颈项所致。

【治疗】

1. 初起（结节型）

1.1 外感风毒证

【症状】发作较急，属瘰疬中表证、实证。表现为颈项两侧结核，一二枚或更多，初起肿势宣浮，皮色不变，继而转红，灼热，压之疼痛。伴恶寒发热，舌质红，苔白腻，脉浮数或浮滑。

 妙方防风羌活汤

【组成】防风3克，羌活3克，升麻3克，川芎3克，炒牛蒡子3克，黄芩3克（酒浸），薄荷3克，昆布3克（酒洗），海藻3克（酒洗），夏枯草6克，僵蚕6克，甘草3克，连翘6克。

【功效】清热疏风，行气活血，散结消肿。

【用法】水煎服，每日1剂。

【方解】方中防风、羌活、薄荷、升麻、炒牛蒡子疏散风热，宣肺通窍；黄芩（酒浸）、夏枯草、连翘清热，解毒，散结；僵蚕解毒，化痰，散结；川芎行气活血；海藻（酒洗）、昆布（酒洗）化痰软坚散结；甘草解毒，调和诸药。诸药合用，共奏清热疏风、行气活血、化痰、软坚散结之功。

【按语】本方治疗气滞血瘀之证。临证可酌加赤芍、姜黄、郁金、桃仁、红花、香附等增强行气祛瘀之力。

1.2 外感热毒证

【症状】伴发热烦躁，口苦咽干，舌红，苔黄腻，脉滑数。

妙方柴胡葛根汤

【组成】柴胡3克，天花粉3克，葛根3克，黄芩3克，桔梗3克，连翘3克，牛蒡子3克，石膏3克，升麻1克，甘草1.5克。

【功效】疏风散热，清热泻火。

【用法】水煎服，每日1剂。

【方解】方中柴胡、葛根疏风清热；石膏、黄芩、升麻、连翘清热解毒；牛蒡子、桔梗、甘草清热利咽；天花粉清热生津，解毒消肿。

【按语】本方常用来治疗腮腺炎，以微发热恶寒、腮部肿胀、疼痛、边缘不清、触之痛甚、咀嚼不便、舌红、苔薄白薄黄、脉滑数为辨证要点。纳差食少者，加山楂、神曲。

1.3 外感气毒证

【症状】外感四时杀厉不正之气，聚成肿块，宣发暴肿，色红皮热，身寒热，头痛项强，四肢不舒，脉弦数。

妙方连翘败毒散

【组成】连翘9克，栀子9克，黄芩9克，玄参12克，薄荷5克，防风5克，桔梗5克，升麻5克，川芎6克，柴胡6克，牛蒡子6克，当归8克，羌活8克，芍药10克，红花6克。

【功效】疏散风热，清热解毒。

【用法】水煎服，每日1剂。

【方解】防风、桔梗、薄荷、升麻、牛蒡子、柴胡、羌活疏散风热，宣肺通窍；连翘、黄芩、栀子、玄参清热解毒，散结消肿；当归、芍药、川芎、红花养血活血，消肿止痛。

【按语】本方适用于伤寒汗下不彻，邪结耳下硬肿。

1.4 肝郁痰凝证

【症状】本证主因内伤，表现为颈项两侧肿块，结核大小不定，皮色如常不痛，质中偏硬，推之可动，伴胸闷胁胀，口苦，纳食不香，舌苔薄白，脉弦或弦滑。

妙方逍遥散合二陈汤加减

【组成】炙甘草4.5克，当归9克，茯苓9克，白芍30克，白术30克，柴胡30克，半夏15克，陈皮15克。

【功效】疏肝解郁，燥湿化痰。

【用法】为末，每次6克，加烧生姜1块、薄荷少许，水煎去渣热服，不拘时。

【方解】方中柴胡疏肝解郁，并可以作为肝经引经药；白芍养血敛阴，柔肝缓急；当归养血和血；白术、茯苓、炙甘草健脾益气；薄荷、烧生姜辛散达郁；半夏、陈皮理气，燥湿，祛痰。

【按语】肝郁气滞甚者，加香附；血虚甚者，加熟地黄。

2. 中期（肿疡型）

2.1 寒痰证

【症状】肿块按之波动，少有疼痛，皮色不变，面色苍白，畏寒，脘闷纳呆，舌质淡，苔白，脉弦细。

妙方 阳和汤

【组成】熟地黄30克，肉桂3克，麻黄2克，鹿角胶9克，白芥子6克，姜炭2克，生甘草3克。

【功效】温阳补血，散寒通滞。

【用法】水煎服，每日1剂。

【方解】重用熟地黄滋补阴血，填精益髓；配以血肉有情之鹿角胶温肾助阳，益精养血，共为君药。肉桂、姜炭温通血脉，为臣药。麻黄宣通经络，白芥子消肿、散结、止痛，为佐药。生甘草为使药，解毒而调和诸药。诸药合用，共奏温阳补血、散寒通滞之功。

【按语】阳证疽疡见患处红肿热痛不宜使用，兼气虚不足，面色苍白，神疲乏力者，加党参、黄芪；疼痛明显，动则加剧者，加附子。

2.2 热痰证

【症状】肿块按之波动，皮色黯红微热，伴有疼痛。常兼见两颧潮红，低热盗汗，腰腿酸软，苔少舌红，脉沉弦而数。

妙方 托里透脓汤

【组成】人参3克，白术3克，炒穿山甲3克（鳖甲替代），白芷3克，升麻2克，甘草2克，青皮2克，当归6克，生黄芪9克，皂角刺5克。

【功效】益气活血，托里透脓。

【用法】水煎，加酒饮服，每日1剂。

【方解】方中生黄芪、当归、人参、白术补益气血，托毒生肌，为君药。炒穿山甲（鳖甲替代）、皂角刺、白芷溃疡排脓，为臣药。升麻升阳举陷而祛邪，青皮理气化滞，为佐药。甘草益气补中，又调和诸药，酒取其辛散之性，以助药效，同为使药。诸药合用，共奏益气活血、托里透脓之效。

【按语】恶寒发热显著者，加金银花、野菊花；气血虚弱，脓液稀少者，加重方中黄芪、人参、当归的用量；疮口久不收敛者，配合生肌散外敷；疮口有胬肉高突者，配合平胬丹外敷。

3. 后期（溃疡型）

3.1 气血两虚证

【症状】病程日久，肿块溃破，脓液清稀，多夹有败絮状物，疮口腐肉呈灰白色，久不收口，伴面色无华，神疲乏力，头晕眼花，舌淡苔白，脉沉或细缓。

妙方 八珍汤

【组成】人参10克，白术10克，茯苓10克，当归10克，川芎10克，白芍10克，熟地黄10克，炙甘草5克。

57

【功效】益气补血。

【用法】加生姜3片，大枣5枚，水煎服，每日1剂，不拘时温服。

【方解】方中人参与熟地黄为君药，人参甘温，大补五脏元气，补气生血，熟地黄补血滋阴。臣以白术补气健脾，当归补血和血。佐用茯苓健脾养心；白芍养血敛阴；川芎活血行气，以使补而不滞。炙甘草益气和中，煎加姜枣，调和脾胃，以助气血生化，共为佐使。诸药相合，共成益气补血之效。

【按语】肝阳上亢所致头面眩晕禁用本方。失眠者，加酸枣仁、五味子养心安神；食少者，加陈皮、砂仁醒脾和胃；气虚甚者，加黄芪以增补脾益气之力。

3.2 阴虚火旺证

【症状】疮口经久不愈，皮色紫黯，脓稀量少，伴潮热盗汗，五心烦热，身体羸瘦，口干颧红，舌尖质红少津，脉细数。

妙方 六味地黄汤合青蒿鳖甲汤

【组成】熟地黄24克，山茱萸12克，干山药12克，泽泻9克，牡丹皮18克，茯苓9克，青蒿6克，鳖甲15克，细生地黄12克，知母6克。

【功效】滋阴补肾，养阴透热。

【用法】水煎服，每日1剂。

【方解】方中用熟地黄滋阴补肾，益精填髓，为君药。山茱萸补养肝肾；干山药益脾阴，二者皆能固精，同为臣药。泽泻利湿泄浊；牡丹皮清泻相火；茯苓淡渗利湿，均为佐药。六药合用，三阴并补，以补肾为主；三补三泄，以补为主，共奏滋阴补肾之功。鳖甲滋阴退热，入络搜邪；青蒿清热透络，引邪外出；细生地黄滋阴凉血；知母滋阴降火。

【按语】遗精盗汗明显者，加龙骨、牡蛎涩精敛汗；兼脾虚气滞腹满者，加焦白术、砂仁、陈皮以妨碍气滞脾。脾虚泄泻者慎用本方。

甲状腺疾病

【概述】

甲状腺疾病是一种自身免疫性疾病，是以颈前部漫肿或肿块为特征的一类疾病的总称，包括一般甲状腺疾病及其他良性或恶性肿块，中医称之为"瘿"。此病表现为颈前结节或喉两侧满肿或结块，逐渐增大，病程缠绵。

中医认为，瘿病的病因有冲任失调，肝肾不足，心火妄动等，导致气滞、血瘀、痰凝相互交结，其病变机理复杂、互为因果。

【治疗】

1. 肝郁气滞证

【症状】 适用于发病与精神因素有关者，即肿块可随喜怒而消长，痛胀可因情绪而加重或减轻。肿块漫肿软绵为气滞，坚硬如石为气结，伴胸胁胀痛，易怒，舌苔薄白，脉弦滑。

 妙方四海舒郁丸

【组成】 青木香15克，陈皮6克，海蛤壳粉6克，海带60克，海藻60克，海螵蛸60克，昆布60克。

【功效】 行气化痰，散结消瘿。

【用法】 共研细末，搓丸，每次9克，每日1~2次，水、酒送下均可。

【方解】 方中青木香行气解郁，散结消肿；陈皮理气化痰，健脾和中；海蛤壳粉、海带、海藻、昆布清热化痰，软坚散结；海螵蛸破血消瘿。诸药合用，共奏理气解郁、化痰消瘿之功。

【按语】 本方治疗气郁痰凝的气瘿，以颈前部肿大，皮色不变，随情志喜怒而消长为辨证要点。情志不畅而兼见胸闷、胁痛者，加郁金、香附、柴胡、枳壳；声音嘶哑者，加射干、柴胡、枳壳；痰瘀互结，触之有结块者，加三棱、莪术。

2. 气滞血瘀证

【症状】 适用于瘿病肿块色紫坚硬，或不能随吞咽动作上下移动，或肿块表面青筋盘曲及网布红丝，有固定性疼痛，舌质紫黯有瘀点、瘀斑，脉濡涩。

 妙方桃红四物汤

【组成】 桃仁9克，红花6克，熟地黄15克，当归9克，白芍9克，川芎6克。

【功效】 养血活血，祛瘀散结。

【用法】 水煎服，每日1剂。

【方解】 桃仁、红花活血化瘀，行气止痛；熟地黄滋补营血；当归既能补血，又补中有行；白芍养血柔肝；川芎行气活血，诸药相合，活血而不伤血，化瘀而不伤正。

【按语】 血崩气脱之证不宜应用本方。

3. 痰气郁结证

【症状】 肿块位于颈部皮里膜外，按之坚实或有囊性感，可随吞咽上下移动，患部无红热变化，舌苔白，舌质淡，脉弦滑。

 妙方海藻玉壶汤

【组成】 海藻3克，昆布3克，半夏3克，陈皮3克，青皮3克，连翘3克，川贝母3克，当归3克，川芎3克，独活3克，甘草3克，海带1.5克。

【功效】 化痰软坚，消散瘿瘤。

【用法】 水煎服，每日1剂。

【方解】 方中海藻、昆布、海带化痰软坚，为君药。青皮、陈皮疏肝理气，为臣药。川贝母、半夏、连翘化痰散结；当归、川芎、独活活血通络，为使药。甘草调和诸药，为佐使药。

【按语】 痰气郁阻，胸闷不舒者，加香附、郁金、海蛤壳粉；脾虚湿甚，便溏乏力者，加白术、山药、白扁豆；能食善饥者，加知母、生石膏。本方应长期使用，直至病愈。

4. 热毒壅盛证

【症状】肿块宣水肿胀，肿势不能局限而界限不清楚，质地较软，或木硬胀痛，或局部皮肤有红热现象，舌苔薄白或薄黄，舌质淡红，脉浮。

妙方 普济消毒饮加减

【组成】黄芩15克，黄连15克，陈皮6克，生甘草6克，玄参3克，柴胡6克，桔梗6克，连翘3克，板蓝根3克，马勃3克，牛蒡子3克，薄荷3克，僵蚕2克，升麻2克。

【功效】清热解毒，疏风散邪。

【用法】共为细末，每次15克，或者水煎服，每日1剂。

【方解】方中黄连、黄芩清热泻火，祛上焦热毒；牛蒡子、连翘、薄荷、僵蚕辛凉，疏散头面风热；玄参、马勃、板蓝根清热解毒；生甘草、桔梗清热利咽；陈皮理气疏壅以散邪热郁结；升麻、柴胡引药上行，以清头面毒热。

【按语】以恶寒发热，头面红肿焮痛，舌红苔白兼黄，脉浮数为辨证要点。大便秘结者，加大黄。

5. 肝肾亏虚证

【症状】瘿病有肝肾亏损之证，有颧红、盗汗、耳鸣、头昏目眩，或腰膝酸痛，或月经不调，或烦躁易怒。若合并心火妄动，则症见心悸、心烦、失眠、口苦、舌尖红，脉数。

妙方 左归丸

【组成】熟地黄24克，山药12克，枸杞子12克，山茱萸12克，菟丝子12克，鹿角胶12克，龟板胶12克，川牛膝9克。

【功效】滋阴补肾，填精益髓。

【用法】上药炼蜜为丸，每次9克，早、晚空腹时，淡盐汤送下。

【方解】方中重用熟地黄滋肾阴，益精髓，以补真阴之不足，为君药。用山茱萸补养肝肾，固精气；山药补脾益阴，滋肾固精；龟板胶滋阴补髓；鹿角胶补益精血，温壮肾阳，配入补阴方中，而有"阳中求阴"之义，皆为臣药。枸杞子补肝肾，益精血；菟丝子补肝肾，助精髓；川牛膝益肝肾，强筋骨，俱为佐药。

【按语】脾虚泄泻者慎用本方。真阴不足，虚火上炎而见骨蒸潮热者，去鹿角胶、枸杞子，加女贞子、麦冬以养阴清热；火灼肺金，干咳少痰者，加百合以润肺止咳；大便燥结者，去菟丝子，加肉苁蓉以润肠通便。

滑膜炎

【概述】

滑膜炎是指滑膜受到刺激产生炎症，造成分泌液失调形成积液的一种关节病变，在临床上是难以治愈的顽疾。膝关节滑膜炎主要是膝关节扭伤和多种关节内损伤所致，也有一些是感染所致。

老年人患膝关节滑膜炎，多继发于膝关节骨关节炎，或继发于膝关节滑膜水肿、渗出和积液等；青壮年人患膝关节滑膜炎，多由急慢性创伤所致，急性创伤包括膝关节扭伤、半月板损伤、侧副韧带或交叉韧带损伤，关节内积液或有时积血，表现为急性膝关节外伤性滑膜炎。有时也由单纯膝关节滑膜损伤所致，如创伤较轻，或长期慢性膝关节劳损，加上风寒湿邪侵袭，也可使膝关节逐渐出现肿胀和功能障碍，从而形成慢性膝关节滑膜炎。

此病又有"鹤膝风"之称，常因经络气血亏损、风邪外袭、阴寒凝滞而成。病初多见形寒发热，膝部微肿，步履不便，疼痛；继之患处红肿焮热，或色白漫肿；日久，关节腔内积液，关节肿胀，股胫变细，溃后脓出如浆，或流黏性黄液，愈合缓慢。

【治疗】

1. 急性创伤性滑膜炎

1.1 瘀血积滞证

【症状】 局部肿痛、压痛，皮肤黯红，触及有波动感，质较硬，舌红，苔薄黄，脉弦略数。

妙方桃红四物汤

【组成】 桃仁9克，红花6克，熟地黄15克，当归9克，白芍9克，川芎6克。

【功效】 养血活血。

【用法】 水煎服，每日1剂。

【方解】 桃仁、红花活血祛瘀，行气止痛；熟地黄滋补营血；当归主入血分，力能补血，又补中有行；白芍养血柔肝；川芎行气活血。诸药相合，活血而不伤血，化瘀而不伤正。

【按语】 血崩气脱之证不宜用本方。

1.2 湿邪潴留证

【症状】 肌筋弛弱，肢体酸胀，重者疼痛，筋骨痿软无力，步履艰难，口苦微渴，舌苔白或微黄，脉浮。

妙方羌活胜湿汤

【组成】 羌活6克，独活6克，藁本3克，防风3克，炙甘草3克，川芎1.5克，蔓荆子2克。

【功效】 祛风胜湿止痛。

【用法】水煎服，每日1剂。

【方解】方中羌活、独活辛苦温燥，皆可祛风除湿，通利关节。防风散风胜湿而治一身之痛；川芎上行头目，旁通络脉，既可疏散周身风邪，又能活血行气而止头身之痛；藁本疏散太阳经之风寒湿邪；蔓荆子亦轻浮上行；甘草缓诸药辛散之性，并调和诸药。

【按语】痛剧者，倍用羌活以增强通痹止痛之力；湿重胸满者，加枳壳行气除满。

2. 慢性滑膜炎

2.1 寒邪凝滞证

【症状】关节剧痛，不可屈伸，畏寒喜热，舌苔薄白，脉沉弦。

妙方乌头汤

【组成】麻黄9克，白芍9克，黄芪9克，炙甘草9克，川乌5枚。

【功效】温经祛湿，散寒止痛。

【用法】先将乌头制为粗末，以蜜2升煎取1升，去乌头，再将余药制为粗末，水煎，去滓入蜜中，再煎，分2次服。

【方解】川乌祛寒逐湿；麻黄通阳行痹；白芍、炙甘草开痹而通血脉，使阴阳宣通，气血畅行；黄芪实卫且防麻黄发散太过；白蜜甘缓药力，使寒湿之邪微微汗解且减低乌头毒性。诸药合用，共成散寒祛湿、除痹止痛之剂。

【按语】本方温经止痛作用较强，但补虚能力较弱。

2.2 风邪偏盛证

【症状】患者关节痛无定处，甚者伴有皮疹出现，苔白或黄，脉浮数。

妙方蠲痹汤

【组成】当归、羌活、姜黄、白芍、炙黄芪、防风各4.5克，炙甘草1.5克。

【功效】益气和营，祛风除湿。

【用法】上药为粗末，每服15克，加生姜5片，水煎，不拘时服。

【方解】炙黄芪、炙甘草益气；防风、羌活疏风除湿；当归、白芍和营活血；姜黄理血中之气滞，祛除寒湿；生姜为引，和营卫，达腠理，共成营卫兼顾、祛风除湿之功。

【按语】若风热偏盛而身热、口渴者，加金银花、连翘以疏风清热，解毒；湿热偏盛、胸脘胀满、身重乏力、舌苔黄厚而腻者，加地肤子、车前子、栀子等以清热利湿。

另外，此病临床常配合手法治疗，膝关节肿胀消退后，需继续活血化瘀，消肿止痛，预防粘连。患者仰卧位，医者先点按髀关、伏兔、膝眼、足三里、阴陵泉、三阴交、解溪等穴，然后将患者髋、膝关节屈曲90°，医者一只手扶膝部，另一只手握踝上，在牵引之下摇晃膝关节6~7次，再将膝关节充分屈曲后将其伸直。最后，在膝部周围用滚法、揉捻法、散法等施以按摩。动作要轻柔，以防再次损伤滑膜组织。

滑囊炎

【概述】

滑囊炎是滑囊的急性或慢性炎症。急性滑囊炎的特征是疼痛、局限性压痛和活动受限。如为浅部滑囊受累，局部常红肿。化学性或细菌性滑囊炎均有剧烈疼痛，局部皮肤明显发红，温度升高。滑囊炎多次发作或反复受创伤，可发展成慢性滑囊炎。发作可持续数日到数周，且多次复发，异常运动或用力过度之后可能出现急性症状。疼痛、肿胀和触痛，可导致肌肉萎缩和活动受限。

滑囊是充满滑膜液的囊状间隙，位于组织间产生摩擦的部位，如肌腱或肌肉经过骨突起的部位。滑囊对正常运动有润滑作用，可减少运动各部位之间的摩擦力，滑囊可与关节相通。滑囊炎最多发生在肩部，其他常见发病部位有肱骨鹰嘴、髌前或髌上、跟腱、髋部、坐骨部、大转子和第一跖骨头。滑囊炎病因可能与肿瘤、慢性劳损、炎性关节炎或慢性感染，如化脓性细菌，特别是金黄色葡萄球菌有关。

中医认为，此病多是损伤后关节内瘀滞积液，湿热相搏，使关节发热、肿痛，热灼筋肉而拘挛，致关节屈伸不利，加上风、寒、湿邪侵袭，膝关节逐渐出现肿胀和功能障碍，形成慢性滑囊炎。此病多属中医的"痹证"范围。

【治疗】

1. 瘀滞证

【症状】多见于早期，局部肿痛、压痛，皮肤黯红，触及有波动感，质较硬，舌红，苔薄黄，脉弦略数。

 妙方舒筋活血汤

【组成】枳壳6克，荆芥6克，红花6克，羌活6克，防风9克，牛膝9克，独活9克，五加皮9克，当归9克，续断9克，杜仲9克，青皮5克。

【功效】舒筋活络，祛湿止痛。

【用法】水煎服，每日1剂。

【方解】方中红花、牛膝、当归、续断、杜仲舒筋活络，强壮筋骨；羌活、独活、防风、五加皮、荆芥祛风湿，通络止痛；枳壳、青皮行气化湿。

【按语】本方治跌打损伤，证属血瘀夹湿者。疼痛甚者，加乳香、没药；湿盛者，加薏苡仁、防己、白术。

2. 虚寒证

【症状】多见于后期，局部酸胀、困累，畏寒喜暖，神疲体倦，舌淡，苔薄白，脉沉细。

妙方桂枝汤加减

【组成】桂枝、赤芍、枳壳、香

附、陈皮、红花、生地黄、延胡索、当归尾、防风、独活各9克。

【功效】解肌发表，调和营卫。

【用法】各等分，陈酒煎服，每日1剂。

【方解】方中红花、赤芍、当归尾活血化瘀，舒筋活络；延胡索、独活、防风祛风胜湿，通络止痛；香附、枳壳、陈皮行气胜湿；桂枝温通经脉，助阳化气；生地黄养阴，防止过度用燥性药物而伤阴。

【按语】气血不足、面色苍白、神疲乏力者，加党参、黄芪；疼痛明显、动则疼痛加剧者，加附子。

肩周炎

【概述】

肩周炎以肩部逐渐产生疼痛，夜间为甚，逐渐加重，肩关节活动功能受限而且日益加重，至一定程度后逐渐缓解，直至最后完全复原为主要表现的肩关节囊及其周围韧带、肌腱和滑囊的慢性特异性炎症。多见于50岁左右的中年人，故俗称"五十肩"。

肩周炎病因复杂，创伤等造成的肩部长期固定不动、内分泌紊乱、慢性劳损、感受风寒湿邪等因素，均可造成肩部肌腱、肌肉、关节囊、滑膜囊、韧带受损，使肩关节滑膜、关节软骨间粘连，关节囊皲裂闭锁。肩关节周围的肌腱和韧带间发生粘连，喙肱韧带增厚挛缩成索状，滑膜隐窝闭塞，肩峰下囊增厚，囊腔闭塞，关节囊粘连至骨，肱二头肌腱与腱鞘均有明显粘连，冈上肌、冈下肌、肩胛下肌紧张，将肱骨抬高可限制其各方向的运动。

中医认为，老年人肝肾渐衰，气血虚亏，筋肉失于濡养，若受创伤或风寒湿邪侵袭，易致肩部静脉不通，气血凝滞，筋肉挛缩而变生诸证。

【治疗】

1. 风寒凝滞证

【症状】可见于病变各期，肩部疼痛，肩关节活动轻度受限，恶风畏寒，复感风寒之邪则疼痛加剧，得温则痛减，或伴头晕、耳鸣，舌淡，苔薄白，脉浮紧或弦。

妙方三痹汤

【组成】续断（酒浸炒）、杜仲（姜汁炒）、防风、桂枝、细辛、人参、茯苓、当归、炒白芍、炒黄芪、牛膝（酒浸炒）、炙甘草各15克，秦艽、生地黄、川芎、独活各9克。

【功效】益气补血、祛风寒湿。

【用法】加生姜3片，大枣1枚，水煎服，每日1剂。

【方解】续断、杜仲、牛膝、川

芎活血祛瘀，强健筋骨；防风、细辛、秦艽、独活祛风散寒、胜湿止痛；桂枝、当归、炒白芍温通经脉、散寒止痛；人参益肾气、助肾阳；茯苓利水渗湿；炒黄芪补气以行血、补气以通痹；生地黄清热凉血；炙甘草调和诸药。

【按语】此方药力较大，以体实气壮者为宜，阴虚有热者及孕妇慎用。

2. 气血瘀滞证

【症状】多见于病变的早中期。症见肩部疼痛或肿胀，以夜间为重，肩关节活动受限，舌有瘀斑，苔白或薄黄，脉弦或细涩。

妙方 身痛逐瘀汤

【组成】秦艽3克，川芎6克，桃仁9克，红花9克，甘草6克，羌活3克，没药6克，五灵脂6克，香附3克，牛膝9克，地龙6克，当归9克。

【功效】活血行气，祛瘀通络，通痹止痛。

【用法】水煎服，每日1剂。

【方解】方中牛膝、地龙舒筋活络，强壮筋骨；秦艽、羌活祛风胜湿，通络止痛；当归活血补血，散寒止痛；桃仁、红花、没药、五灵脂活血化瘀，行气止痛；香附、川芎行气活血；甘草调和诸药。诸药相合，活

血而不伤血，化瘀而不伤正。

【按语】本方主治气血闭阻经络所致的肩痛、鼻痛、腰痛、腿痛或周身疼痛，经久不愈。因方中活血祛瘀药物较多，故孕妇忌服。胁下有痞块，属血瘀者，可加郁金、丹参以活血祛瘀，消痰化积。

3. 气血亏虚证

【症状】多见于病变后期。肩部酸痛，劳累则疼痛加剧。肩关节活动受限，或伴肩部肌肉萎缩等，舌淡，苔白，脉细弱或沉。

妙方 黄芪桂枝五物汤

【组成】黄芪9克，芍药9克，桂枝9克，生姜18克，大枣4枚。

【功效】益气温经、和血通痹。

【用法】水煎服，每日1剂。

【方解】黄芪甘温益气，补在表之卫气；桂枝散风寒而温经通痹，与黄芪配伍，益气温阳，和血通经；芍药养血和营而通血痹；生姜辛温，疏散风邪；大枣甘温，益气养血，生姜、大枣又能和营卫，调诸药。

【按语】偏气虚者，气短懒言，四肢无力，适用本方治疗。风邪偏重者，加防风、防己以祛风通络；兼血瘀者，可加桃仁、红花以活血通络；用于产后或月经之后，可加当归、川芎、鸡血藤以养血通络。

千 家 妙 方

急性乳腺炎

【概述】

乳腺炎是发生在乳房部最常见的急性化脓性感染性疾病，又称为"乳痈"。好发于产后一个半月以内的哺乳妇女，尤以初产妇多见。此病的特征是乳房有肿块，红肿热痛，溃后脓出稠厚，伴恶寒发热等全身症状。发生于哺乳期的称"外吹乳痈"；发生于妊娠期的称"内吹乳痈"，但临床上较为少见；在非哺乳期和非妊娠期的称为"非哺乳期乳痈"。

此病的发生除产后免疫力下降外，主要与细菌入侵和乳汁郁积有关。细菌多通过破损的乳头经淋巴系统侵入乳腺组织；或通过输乳孔潜伏于乳腺管内，一旦有各种原因导致乳汁瘀积就易发生感染，也有通过血液循环将细菌传播到乳腺组织内而发病的。致病菌以金黄色葡萄球菌和链球菌最为常见。

中医认为，此病的病因为内有肝郁气滞，或夹风热毒邪，引起乳汁郁积，乳汁排而不畅，从而腐肉酿脓而成乳痈。

【治疗】

1. 气滞热壅证

【症状】乳房结块，排乳不畅，皮色不变或微红，肿胀疼痛，伴恶寒发热，头痛不适，胸闷呕吐，食欲不振，大便秘结等，舌质正常或红，苔薄白或薄黄，脉浮数或弦数。

妙方瓜蒌牛蒡汤

【组成】瓜蒌12克，牛蒡子9克，天花粉9克，黄芩9克，栀子9克，连翘9克，皂角刺9克，金银花9克，甘草3克，陈皮3克，青皮3克，柴胡3克。

【功效】清热疏肝，通乳散结。

【用法】水煎服，每日1剂。

【方解】方中柴胡、青皮、陈皮疏肝理气，化痰解郁；栀子、黄芩、连翘、金银花清热解毒；牛蒡子、瓜蒌清热解毒，消肿散结；天花粉清热生津；皂角刺消肿托毒，排脓；甘草清热解毒，调和诸药。

【按语】本方治疗肝郁热壅所致的乳痈初起。乳汁不畅者，加王不留行、路路通、漏芦、川木通；肿块明显者，加当归、赤芍、桃仁；热重者，加石膏、知母。

2. 热毒炽盛证

【症状】乳房结块增大，肿痛加重，焮红灼热，继之结块中软应指，伴壮热不退，口渴喜饮。或切开排脓引流不畅，红肿热痛不减，舌质红，苔黄腻，脉弦数。

妙方 **五味消毒饮合透脓散**

【组成】金银花30克，野菊花12克，蒲公英12克，紫花地丁12克，紫背天葵子12克，黄芪40克，当归20克，川芎30克，穿山甲10克（鳖甲替代），皂角刺15克。

【功效】清热解毒，消散疔疮，托毒溃脓。

【用法】水煎服，加酒1~2勺服用，每日1剂，药渣可捣烂敷患部。

【方解】方中用金银花清热解毒，消散痈疮；紫花地丁、紫背天葵子、野菊花、蒲公英均有清热解毒之功，诸药合用，清热解毒之力尤强。黄芪益气托毒，排脓；当归、川芎养血活血；穿山甲（鳖甲替代）、皂角刺消散通透，软坚溃脓，直达病所。

【按语】本方以局部红肿热痛，或疮形如粟，坚硬根深，舌红脉数等阳证为辨证要点。

3. 正虚毒恋证

【症状】溃脓后，乳房肿痛虽轻，但疮口脓水清稀不尽，愈合缓慢或形成乳漏，伴面色少华、神疲乏力、低热不退、饮食量少，舌质淡，苔薄，脉弱无力。

妙方 **八珍汤**

【组成】人参10克，白术10克，白茯苓10克，当归10克，川芎10克，白芍10克，熟地黄10克，炙甘草5克。

【功效】益气补血。

【用法】加生姜3片，大枣5枚，水煎服，每日1剂，不拘时温服。

【方解】方中人参与熟地黄为君药，人参甘温、大补五脏元气、补气生血，熟地补血滋阴。臣以白术补气健脾，当归补血和血。佐用白茯苓健脾养心；白芍养血敛阴；川芎活血行气，以使补而不滞。炙甘草益气和中，煎加姜枣，调和脾胃，以助气血生化，共为佐使。诸药相合，共成益气补血之效。

【按语】临证时，当视气血虚损程度，相应调配君药与用量。若气虚偏重者，加大人参、白术用量以之为君药，或酌加黄芪以增补气之力；血虚偏重者，加大熟地黄用量以之为君，或加阿胶以增补血之力。

4. 肝旺郁热证

【症状】发生于孕期，乳房肿痛结块，皮色不红或微红，舌质正常或红，苔薄白或薄黄，脉弦滑或数。

妙方 **逍遥散**

【组成】炙甘草4.5克，当归9克，茯苓9克，白芍9克，白术9克，柴胡9克。

【功效】疏肝解郁，养血健脾。

【用法】加生姜3片，薄荷6克，水煎服。

【方解】方中柴胡疏肝解郁，且可以作为肝经引经药；白芍养血敛阴，柔肝缓急；当归养血和血；白术、茯苓、炙甘草健脾益气；薄荷、生姜疏散郁遏之气，辛散达郁。

【按语】肝郁气滞甚者，加香附、

陈皮；血虚甚者，加熟地黄。

5. 气血凝滞证

【症状】初期应用大量抗生素或寒凉中药后，乳房结块，质硬不清，微痛不热，皮色不变或黯红，舌质正常或边有瘀点，苔薄白或黄，脉弦涩。

妙方四逆散

【组成】炙甘草 3 克，炙枳实 3 克，柴胡 3 克，白芍 3 克。

【功效】透解郁热，疏肝理气。

【用法】为末，每服 6 克，米汤调下，每日 3 次。

【方解】方中柴胡行气解郁，透邪外出；白芍既防郁热伤阴，又与柴胡相配调理肝脾；炙枳实理气解郁，泄热破结；炙甘草益脾和中并调和诸药。

【按语】惊悸者，加桂枝；小便不利者，加茯苓；泻利下重者，加薤白；气郁甚者，加香附、郁金。

荨麻疹

【概述】

荨麻疹属于一种常见的皮肤病，以瘙痒性风团突然发生，迅速消退，不留任何痕迹为特征，分为急性、慢性两类。急性者，骤发速愈；慢性者，反复发作。此病可发生在任何年龄、季节，男女皆可发病，其发病的主要因素是机体敏感性增强。

此病因皮肤出现鲜红色或苍白色风团，时隐时现，故名"瘾疹"。中医古籍认为此病是阳气外虚，外风入于腠理，与气血相搏的结果，并指出此病的发生与肠胃变化有关，提出了"内热生风""外风引动内风"的学术观点，在治疗上提出"疏风、散热、托疹"的治疗原则。

中医认为，此病由禀赋异常，而对某些物质过敏所致，也可因气血虚弱，卫气失固；或因饮食不慎，多吃鱼腥海味、辛辣刺激食物；或因药物、生物制品、慢性感染病灶、昆虫叮咬、肠道寄生虫；或因七情内伤、外受虚邪贼风侵袭等多种因素诱发。

【治疗】

1. 风寒证

【症状】风团色白，遇冷或风吹则加剧，得热则减轻，多于冬春发病，苔薄白或薄白而腻，脉迟或濡缓。

妙方桂枝汤

【组成】桂枝 9 克，芍药 9 克，炙甘草 6 克，生姜 9 克，大枣 6 克。

【功效】解肌发表，调和营卫。

【用法】水煎服，每日 1 剂，服后啜热稀粥。

【方解】方中桂枝为君，助卫阳，通经络；芍药为臣，益阴敛营；桂枝、芍药等量配伍，既营卫同治，又散中有收，汗中寓补。姜枣相配，补脾和胃，化气生津；炙甘草调和药性，功兼佐使之用。综观本方，发中有补，散中有收，邪正兼顾，阴阳并调。

【按语】素有喘咳者，可加厚朴、杏仁以下气平喘。

2. 风热证

【症状】风团色红，遇热则加剧，得冷则减轻，多夏秋发病，苔薄黄，脉浮数。

妙方 消风散

【组成】荆芥6克，防风6克，牛蒡子6克，蝉蜕6克，苍术6克，苦参6克，石膏6克，知母6克，当归6克，胡麻6克，生地黄6克，木通3克，甘草3克。

【功效】疏风养血，清热除湿。

【用法】水煎服，每日1剂。

【方解】方中荆芥、防风疏风止痒，透邪外达；蝉蜕、牛蒡子疏散风热，为君药。苍术祛风除湿，苦参清热燥湿，木通渗利湿热，俱为臣药。风邪易于化热，故用石膏、知母清热泻火；当归、生地黄养血活血，滋阴润燥；胡麻养血疏风止痒；甘草清热解毒，调和诸药。合而用之，共奏疏风养血、清热除湿之功。

【按语】本方以祛风为主，配伍祛湿、清热、养血之品，如此则祛邪与扶正兼顾，既能祛风除湿，又可养血以助疏风，使风湿得去，血脉调和，则瘙痒自止。

3. 肠胃实热证

【症状】风团出现时可伴有脘腹疼痛，神疲纳呆，大便秘结或泄泻，甚至恶心呕吐，苔黄腻，脉滑数，部分患者有肠道寄生虫病。

妙方 防风通圣散

【组成】防风15克，川芎15克，当归15克，芍药15克，大黄15克，薄荷15克，麻黄15克，连翘15克，芒硝15克，石膏30克，黄芩30克，桔梗30克，滑石90克，甘草60克，荆芥穗7.5克，白术7.5克，栀子7.5克。

【功效】疏风解表，清热通便。

【用法】为末，每次6克，加生姜3片，水煎服。

【方解】方中防风、麻黄疏解在表之风邪，使从汗而解；大黄、芒硝荡涤在下之实热，使从大便而解；防风、荆芥穗、麻黄、薄荷、桔梗解表宣肺；连翘、栀子、黄芩、石膏清肺胃热；滑石利水清热，引热从小便出；再加白术、甘草健脾和中；当归、芍药、川芎养血和血祛风。诸药合用，则汗不伤表，下不伤里，从而达到解表通里、疏风清热之效。

【按语】表证不解者，去麻黄、防风；内热不甚者，去石膏；无便秘者，去芒硝。

4. 气血两虚证

【症状】风团反复发作，迁延数月或数年，劳累后则发作加剧，神疲乏力，舌淡苔白，脉濡数。

妙方 八珍汤

【组成】 人参 10 克，白术 10 克，白茯苓 10 克，当归 10 克，川芎 10 克，白芍 10 克，熟地黄 10 克，炙甘草 5 克。

【功效】 益气补血。

【用法】 加生姜 3 片，大枣 5 枚，水煎服，每日 1 剂，不拘时温服。

【方解】 方中人参与熟地黄为君药，人参甘温，大补五脏元气，补气生血，熟地黄补血滋阴。臣以白术补气健脾，当归补血和血。佐用白茯苓健脾养心；白芍养血敛阴；川芎活血行气，以使补而不滞。炙甘草益气和中，煎加姜枣，调和脾胃，以助气血生化，共为佐使。诸药相合，共成益气补血之效。

【按语】 临证时，当视气血虚损程度，相应调配君药与用量。若气虚偏重者，加大人参、白术用量以之为君药，或酌加黄芪以增补气之力；若血虚偏重者，加大熟地黄用量以之为君，或加阿胶以增补血之力。

5. 冲任不调证

【症状】 常在月经前数天开始出现风团，往往随月经的干净而消失，但在下次月经来潮时发作，常伴有痛经或月经不调。

妙方 四物汤合二仙汤

【组成】 熟地黄 15 克，当归 18 克，白芍 9 克，川芎 6 克，淫羊藿 9 克，仙茅 9 克，巴戟天 9 克，黄柏 5 克，知母 5 克。

【功效】 补血和血，温肾阳，补肾精，泻肾火，调理冲任。

【用法】 为粗末，每次 9 克，水煎，去渣，食前热服。

【方解】 方中熟地黄滋补营血；当归力能补血，又补中有行；白芍养血柔肝；川芎行气活血；淫羊藿、仙茅、巴戟天温补肾阳；黄柏、知母滋肾阴，泻相火。

【按语】 本方治疗冲任不调证，月经量少、色淡者，加女贞子养血调经；闭经或痛经者，加五灵脂、生蒲黄、丹参活血通络；腰膝酸软者，加续断、桑寄生、杜仲、狗脊补肾壮腰；面部烘热、阵阵而作、易汗者，加玄参、牡蛎益阴潜阳。

湿疹

【概述】

湿疹是一种常见的过敏性皮肤病，分为急性和慢性两种。湿疹可发生在身体的任何部位，发病原因尚未明确，过敏体质可能是发病的主要因素。急性湿疹呈对称分布，皮疹形态多样，表现为红斑、丘疹、水疱、糜烂、渗液和结痂等，自觉剧痒，抓破后可引起感染。病程 2 周左右，容易转为慢性，且反复发作。慢性湿疹以四肢多见，表现为皮肤增厚粗糙，呈苔藓样变，脱屑，色素沉着，瘙痒严重。常可急性发作，病程可达数月至数年。

一般认为，此病为过敏性疾病，过敏原来自外界，亦可来自机体内部。外界过敏原如化学药品、化妆品、染料、某些动物的毒素，蛋、鱼、虾、牛奶等异性蛋白及花粉、尘埃等；内源性过敏原如体内病灶、肠寄生虫病，某些代谢、内分泌或消化功能紊乱，以及人体自身组织在某些因素的作用下所形成的自身抗原。

中医认为，此病多因禀性不耐，加之湿热内蕴，外感风邪，风湿热相搏，浸淫肌肤而成，其中"湿"是首要因素。

【治疗】

1. 湿热证

【症状】 皮损潮红肿胀、水疱、糜烂、流水、边界不清，瘙痒剧烈，伴胸闷、纳呆、心烦口渴，大便干结，小便黄赤，苔薄黄腻，脉滑数。

妙方 萆薢渗湿汤合二妙散

【组成】 萆薢30克，薏苡仁30克，滑石30克，赤茯苓15克，黄柏30克，牡丹皮15克，泽泻15克，通草6克，苍术15克。

【功效】 清热燥湿，和营消肿。

【用法】 水煎服，每日 1 剂。

【方解】 方中萆薢、薏苡仁、滑石健脾利水渗湿；黄柏清下焦湿热；牡丹皮、泽泻清热凉血；通草、赤茯苓清热利湿；苍术清热燥湿，健脾泻火。

【按语】 久病气虚者，加白术、黄芪；腰酸神疲者，加人参、鹿角胶。

2. 风热证

【症状】 皮损以红色丘疹为主，遍发全身，剧烈瘙痒，常抓破出血，渗液不多，舌红，苔薄白或薄黄，脉弦带数。

妙方 消风散

【组成】 荆芥6克，防风6克，牛蒡子6克，蝉蜕6克，苍术6克，苦参6克，石膏6克，知母6克，当归6克，胡麻6克，生地黄6克，木通3克，甘草3克。

【功效】 疏风养血，清热除湿。

【用法】 水煎服，每日 1 剂。

【方解】 方中荆芥、防风疏风止痒，透邪外达；蝉蜕、牛蒡子疏散风热；苍术祛风除湿，苦参清热燥湿，木通渗利湿热；石膏、知母清热泻火；当归、生地黄养血活血，滋阴润燥；胡麻养血疏风止痒；甘草清热解毒，调和诸药。

【按语】 风热偏盛而见身热、口渴者，加金银花、连翘；湿热偏盛而见胸脘痞满、身重乏力、苔黄厚腻者，加地肤子、车前子、栀子；血分热甚而见五心烦热、舌红或绛者，加牡丹皮、紫草。

3. 脾湿证

【症状】皮损黯淡不红，渗液少且清稀，可有淡黄色脱屑，或以结痂浸润的斑片为主，面色无华，纳差，大便溏薄，小便不黄，或有腹胀，舌淡，苔薄白或白腻，脉濡缓。

妙方 除湿胃苓汤

【组成】炒苍术9克，炒厚朴9克，陈皮9克，猪苓9克，泽泻9克，赤茯苓9克，炒白术9克，滑石9克，防风9克，栀子9克，木通9克，肉桂1.5克，甘草1.5克，灯心草5克。

【功效】清热除湿。

【用法】水煎服，每日1剂。

【方解】方中炒苍术、炒厚朴、陈皮、炒白术健脾除湿，理气和中；猪苓、泽泻、赤茯苓、滑石、木通、栀子利水渗湿；防风祛风胜湿；肉桂温中健脾；灯心草清热利水；甘草解毒和中。

【按语】口苦而黏、苔黄腻者，去肉桂，加黄连、车前子；神疲乏力者，加党参、黄芪。

4. 血虚证

【症状】病程日久，反复发作，皮肤肥厚粗糙，色淡红，或呈苔藓样变，色素沉着，阵发性瘙痒，舌淡红，苔薄白，脉濡细。

妙方 当归饮子

【组成】当归30克，白芍30克，川芎30克，生地黄30克，炒白蒺藜30克，防风30克，荆芥穗30克，制何首乌15克，黄芪15克，炙甘草15克。

【功效】治心血凝滞，内蕴风热，皮肤疥疮。

【用法】上药共为粗末，每次12克，加生姜5片，水煎去渣温服，每日1剂。

【方解】方中当归、生地黄、川芎、白芍养血滋阴；防风、荆芥穗发表散风，透疹消疮；制何首乌、炒白蒺藜补益精血；黄芪补气固表；炙甘草调和诸药。

【按语】本方以血虚有热，风邪外袭，症见皮肤疥疮，或肿，或痒，或发赤疹瘙痒为辨证要点。

全身性皮肤瘙痒病

【概述】

此病多见于老年人和体弱有慢性疾病的人，临床表现仅有全身性皮肤瘙痒和伴有继发性抓痕、血痂、脱屑、色素沉着，而无原发性的皮肤损害。瘙痒的程度轻重不一，轻者仅在安静和晚上睡眠时作痒，抓搔后可缓解；重者日夜均痒，用力抓搔至皮肤出血仍不能止痒，影响日常的工作和生活。此病的发展与慢性肝肾疾病、糖尿病、血液病、恶性肿瘤、内分泌失调、神经官能症等全身性疾病，以及气候季节改变、物理因素刺激、老年人皮肤萎缩干燥等因素有关。

此病病因复杂，禀性不耐，气血虚弱，卫外失固，气滞血瘀，血热内蕴等，均可成为此病的内在原因；六淫之邪侵袭，或食入辛辣肥厚、鱼腥动风之品，以及皮毛、羽绒等衣物接触均可为外因导致此病发生。

此病内治为主，外治为辅；局限性者，外治为主，内治为辅。

【治疗】

1. 血热生风证

【症状】多见于青壮年人，好发于夏季，皮肤瘙痒、色鲜红，触之灼热，搔破处呈条状血痕，遇热逢暖则剧，近寒得冷则愈，每随心绪烦躁或食入辛辣则瘙痒加甚，伴心烦口渴，舌红，苔薄黄，脉弦数。

妙方 止痒息风汤

【组成】生地黄60克，牡丹皮12克，赤芍12克，丹参12克，白鲜皮10克，龙骨30克，牡蛎30克，紫草10克。

【功效】凉血清热，息风止痒。

【用法】水煎服，每日1剂。

【方解】生地黄、牡丹皮、赤芍、丹参清热凉血，活血散瘀；白鲜皮、紫草清热燥湿，祛风解毒；龙骨、牡蛎镇惊安神，平肝潜阳。

【按语】口苦、急躁易怒者加胆草、柴胡；口干、心烦者加栀子。

2. 瘀血阻滞证

【症状】可发于任何年龄，不分季节，瘙痒多限于腰围、足背、手腕部等受挤压部位，症见抓痕累累，伴有紫色条痕，面色晦黯，口唇色紫，舌质黯或有瘀斑，口干不欲饮，脉涩滞。

妙方 活血祛风汤

【组成】当归尾9克，赤芍9克，桃仁9克，红花9克，荆芥9克，蝉蜕6克，白蒺藜9克，甘草6克。

【功效】活血祛瘀，和营消风。

【用法】水煎服，每日1剂。

【方解】当归尾、赤芍、桃仁、红花活血化瘀；荆芥、蝉蜕祛风散热；白蒺藜补益肝肾；甘草调和诸药。

【按语】疼痛较重者，加三七粉（冲服）；失眠、多梦者，加炒柏子仁、炒酸枣仁、夜交藤、合欢皮；心悸闷气者，加瓜蒌、薤白、广木香、青陈皮；气虚、四肢无力者，加生黄芪、党参。

3. 血虚生风证

【症状】多见于老年人或体虚之人，好发于秋冬之季，夏季多减轻或自愈，证见皮肤干燥，遍布抓痕，夜间痒甚，经常搔抓处皮肤顽厚，上覆细薄鳞屑，或遍布血痂，病程迁延数月至数年。瘙痒每遇劳累而加剧，伴神情倦怠，昼不精，夜不寐，常心悸失眠，食欲不振，舌淡红，苔薄白，脉弦细。

妙方 当归饮子

【组成】当归 30 克，白芍 30 克，川芎 30 克，生地黄 30 克，炒白蒺藜 30 克，防风 30 克，荆芥穗 30 克，制何首乌 15 克，黄芪 15 克，炙甘草 15 克。

【功效】治心血凝滞，内蕴风热，皮肤疮疥。

【用法】上药共为粗末，每次 12 克，加生姜 5 片，水煎去渣温服，每日 1 剂。

【方解】方中当归、生地黄、川芎、白芍养血滋阴；防风、荆芥穗发表散风，透疹消疮；制何首乌、炒白蒺藜补益精血；黄芪补气固表；炙甘草调和诸药。

【按语】本方以血虚有热，风邪外袭，症见皮肤疮疥，或肿，或痒，或发赤疹、瘙痒为辨证要点。

4. 风盛作痒证

【症状】多发于春季，症见周身皮肤瘙痒，痒无定处，抓破出血，随破随收，破处多为干性。经年累月，皮肤肥厚，或状如牛领之皮，舌红，苔薄黄，脉弦数。

妙方 乌蛇祛风汤

【组成】乌梢蛇 9 克，蝉蜕 6 克，荆芥 9 克，防风 9 克，羌活 9 克，白芷 6 克，黄连 6 克，黄芩 9 克，金银花 9 克，连翘 9 克，甘草 6 克。

【功效】搜风清热，败毒止痒。

【用法】水煎服，每日 1 剂。

【方解】乌梢蛇祛风通络；蝉蜕、荆芥、防风、羌活、白芷发表散风；黄连、黄芩清热燥湿；金银花、连翘清热解毒；甘草调和诸药。

【按语】本方适用于风热盛于表而渐入于里，有研究称本方合四物汤加减治疗老年皮肤瘙痒症疗效显著。

5. 风湿外裹证

【症状】多发于长夏之季，以青壮年多见，症见皮肤瘙痒剧烈，由于反复搔抓，患处可见糜烂、水疱、脓疱、潮红等继发性皮疹，舌红，苔腻，脉弦滑。

妙方 全虫方

【组成】全蝎 6 克，猪牙皂角 6 克，苦参 6 克，皂角刺 12 克，刺蒺藜 15~30 克，炒槐花 15~30 克，威灵仙 30 克，白鲜皮 15 克，黄柏 15 克。

【功效】息风止痒，除湿解毒。

【用法】水煎服，每日 1 剂。

【方解】方中全蝎、猪牙皂角、皂角刺息风止痒，托毒攻伐；白鲜皮清热解毒，除湿止痒；苦参清热除湿，祛风止痒；刺蒺藜祛风止痒；威灵仙祛风除湿通络；黄柏、炒槐花清胃肠之结热，以期调理胃肠，清除湿热蕴积之源。

【按语】本方对慢性顽固的瘙痒性皮肤病偏实证者最为适宜。瘙痒甚、皮损肥厚，明显色素沉着或伴有大便干燥者，加大黄。服此方时，禁食荤腥海味、辛辣动风的食物。此方孕妇慎用，儿童与老人酌情减量。

6. 风寒束表证

【症状】多见于冬季，常见于阳

气不足之人，瘙痒可见于周身，以胫前为甚，多由于寒冷诱发或加剧，症见皮肤干燥，上覆少许细薄干燥鳞屑，拂之即落，瘙痒逢暖或汗出时减轻或痊愈，舌淡，苔薄白，脉浮紧或浮缓。

妙方 麻黄桂枝汤

【组成】麻黄1.5克，桂枝1.5克，细辛5克，白芍1.5克，炙甘草3克，生姜3克，大枣4枚。

【用法】先煎麻黄，去上沫，后下诸药同煎，取汁温服，服后盖被取微汗。

【方解】方中麻黄辛温发汗，疏达皮毛；桂枝解肌发表，温经散寒，助麻黄发汗解表之力；细辛解表散寒；白芍益阴和营；炙甘草、生姜、大枣既能缓和麻黄、桂枝峻烈之性，又能调和诸药。

【按语】喘重者，加苏子降气平喘。服药后禁大汗，服药期间忌食生冷、油腻、辛辣及臭恶之物。

7. 湿热下注证

【症状】多见于肛周、女性阴道、男性阴囊等部位，瘙痒为阵发性，夜间尤甚，摩擦、汗出、潮湿等常为其诱因，瘙痒多突然发作，剧烈难耐，因搔抓局部可出现焮肿、水疱、脓疱、丘疹、糜烂、流滋等皮疹，女性常伴有带下色黄、腥臭，舌红，苔黄腻，脉弦滑数。

妙方 龙胆泻肝汤

【组成】龙胆草6克，黄芩9克，栀子9克，泽泻12克，木通6克，车前子9克，当归3克，生地黄9克，柴胡6克，甘草6克。

【功效】清泻肝胆实火，清利肝经湿热。

【用法】水煎服，每日1剂。

【方解】龙胆草清肝胆实火，泻肝胆湿热；黄芩、栀子清热燥湿；车前子、木通、泽泻清热利湿，导湿热下行；生地黄养阴；当归养血活血；柴胡疏畅肝胆；甘草调和诸药。

【按语】湿盛热轻者，去黄芩、生地黄，加滑石、薏苡仁以增利湿之功；阴囊红肿热痛者，去柴胡，加连翘、大黄以泻火解毒。

紫白癜风

【概述】

此病俗称"汗斑"，初起损害为围绕毛孔的圆形点状斑疹，以后逐渐增至甲盖大小，边缘清楚，邻近损害可相互融合成不规则大片形，而周围又有新斑疹出现。表面附有少量极易剥离的糠秕样鳞屑，灰色、褐色至黄棕色不等，有时多种颜色共存，状如花斑，时间较久的呈浅色斑。皮疹无炎性反应，偶有轻度瘙痒感，皮损好发生于胸背部，以青壮年男性多见。

此病致病菌为嗜脂性酵母，称为卵圆形糠秕孢子菌或正圆形糠秕孢子菌。此菌是正常皮肤的腐生菌，仅在某些特殊情况下，如高温、潮湿、局部多脂多汗和卫生条件不佳等才会引发症状，此菌仅侵犯角质层浅层而不引起真皮的炎症反应。

中医认为，风湿侵肤，与气血凝滞是发病的主要因素。紫白癜风乃一体二种，紫因血凝，白因气滞，乃是由体热、风邪和湿气侵入毛孔，与气血凝滞，毛窍闭塞所致，或由他人传染而得。

【治疗】

此病以外治为主，对于顽固患者，可以选用防风通圣散。

妙方 防风通圣散

【组成】防风6克，川芎6克，当归6克，白芍6克，大黄6克，薄荷叶6克，麻黄6克，连翘6克，芒硝6克，石膏12克，黄芩12克，桔梗12克，滑石20克，甘草10克，荆芥3克，白术3克，栀子3克。

【功效】疏风解表，泻热通便。

【用法】上药共为细末，每次6克，加生姜3片，水煎服。

【方解】方中麻黄、防风、荆芥、薄荷叶发汗散邪，疏风解表；黄芩、石膏清泄肺胃；连翘、桔梗清宣上焦，解毒利咽；栀子、滑石清热利湿，引热自小便出；芒硝、大黄泻热通腑；当归、白芍、川芎养血和血，白术、甘草健脾和中，煎加生姜和胃助运。

【按语】表证不解者，去麻黄、防风；内热不甚者，去石膏；无便秘者，去芒硝。外治法可采用密陀僧散外搽患处；或以枯矾、雄黄各等分，研细末，鲜茄子切片，蘸药粉涂搽。

白癣

【概述】

此病多见于儿童，初起时头皮毛发根部出现灰白色屑斑，小者如豆粒，大者若硬币，日久可逐渐蔓延融合而扩大成片，毛发干枯，断折易落，参差不齐。瘙痒或甚明显，久则毛发黄枯脱落，形成秃斑。一般愈后毛发可以再生，亦有永不再生者。病程较长，经年不愈，多在青春期到来后不治自愈。

白癣大多由羊毛状小孢子菌或铁锈色小孢子菌引起的头皮和毛发感染所致，青春期可自愈，这可能与青春期皮脂腺发达，头皮游离脂肪酸对真菌有一定抑制作用有关，愈后不留瘢痕。

中医认为此病多由接触患者的理发用具、帽子、枕头等传染而得；或理发时腠理司开，外邪侵入，结聚不散，以致气血不调，皮肤干枯而成；或由脾胃湿热内蕴，湿甚则瘙痒流汁，热甚则生风生燥，肌肤失养，以致皮生白屑，发焦脱落。

【治疗】

此病以外治为主，对于顽固性患者，可以配合内服法。

妙方白癣汤

【组成】 茵陈 12 克，蒲公英 30 克，金银花 15 克，土茯苓 30 克，苦楝皮 15 克，土荆皮 9 克，蛇床子 9 克，苦参 9 克。

【功效】 清热解毒利湿，祛风杀虫。

【用法】 水煎服，每日 1 剂。

【方解】 茵陈、蒲公英、金银花、苦参、土茯苓共奏清热解毒利湿之功；土荆皮、苦楝皮、蛇床子具有祛风杀虫止痒的功效。

【按语】 口渴心烦加天花粉、栀子；脾虚湿盛加白术、滑石；咽喉肿痛加金银花、山豆根；便秘加麻仁；大便秘结、舌苔黄燥加大黄。

另外，临床还常配合外治法，如外涂一扫光或雄黄膏，或 5% 硫黄配合拔发治疗。或用皂楝散：皂矾 6 克，炒苦楝皮 9 克，炒焦黄豆 15 克，川椒 3 克，共研细末，与适量桐油调和。用药前先剃去头发，再以明矾 4.5 克，川椒 4.5 克，煎水洗净患处，然后擦药，每日 1 次，15 天为 1 疗程。

斑秃

【概述】

斑秃是秃发的一种，俗称"鬼剃头"，是一种头发突然成片脱落、头皮鲜红光亮、无明显自觉症状的慢性皮肤病。可发生于任何年龄，但以青年人患病更为普遍。其特征为头皮突然皮状脱落，脱发处的头皮鲜红光亮、状如涂油，故名"油风"。若头发全部脱落称"全秃"，全身其他处毛发也同时脱光者，则称为"普秃"。

斑秃的发病机制目前尚不完全清楚，但情志抑郁、内分泌障碍等，常易引发此病，常由精神过度紧张和机体劳累引起，也可能因高级神经中枢功能障碍、毛细血管痉挛、毛发营养障碍而导致脱发。如遭受强烈的精神刺激、过度疲劳等，可突然发病或加重病情。对有过敏背景的斑秃，则可能是一种自体免疫性疾病。

中医认为此病常发于因血热内

盛，复由心绪烦躁，七情不遂，郁久化火，火热内蕴，热盛生风之人，所以青少年患此病多为内热所致，其治疗亦应以清热凉血，祛风生发之剂，不可妄服补药。情绪变化是此病的重要原因之一。

【治疗】

1. 血虚风燥证

【症状】 包括血热风燥证、风盛血燥证等，脱发时间较短，进展很快，有时是大把脱落，常伴有不同程度的瘙痒，头发干燥，头晕，目眩，失眠，舌质淡红，苔薄白，脉细数。

妙方 神应养真丹

【组成】 当归、川芎、白芍、熟地黄、天麻、羌活各等分。

【功效】 养血息风。

【用法】 共为细末，加蜜为丸，如鸡子黄大。每次1丸，木瓜、菟丝子浸酒服下。

【方解】 方中当归、川芎、白芍、熟地黄为四物汤，养血活血；菟丝子益精荣发，合四物汤补益肝肾，养血荣发；天麻、羌活祛风散寒；木瓜化湿活络。

【按语】 本方治疗风袭阳络，血虚失荣的油风。精血亏虚，失眠脱发者，加何首乌、黑芝麻养血益精；风湿阻络，日久不愈，加鸡血藤、丹参、红花、桑枝；风热上扰，头痛瘙痒者，加菊花、薄荷、防风、蔓荆子。

2. 气滞血瘀证

【症状】 在头发脱落前，先有头痛、偏头痛或者头皮刺痛等自觉症状，脱发病程较长或突然脱发，或病变处有创伤血肿史，胸胁胀痛，烦热难眠，舌淡黯紫或有瘀斑，脉沉涩。

妙方 逍遥散合通窍活血汤加减

【组成】 炙甘草10.5克，当归18克，茯苓9克，白芍9克，白术9克，柴胡9克，秦艽3克，羌活3克，香附3克，桃仁9克，红花9克，牛膝9克，川芎3克，没药6克，地龙6克。

【功效】 疏肝解郁，养血健脾，活血通窍。

【用法】 水煎服，每日1剂。

【方解】 逍遥散方中柴胡疏肝解郁，且可以作为肝经引经药；白芍养血敛阴，柔肝缓急；当归养血和血；白术、茯苓健脾益气。通窍活血汤方中川芎、桃仁、红花、当归活血祛瘀；秦艽、羌活、地龙通络活络除痹；没药、牛膝加强行瘀止痛之力；香附理气以利瘀血消散；炙甘草调和诸药。

【按语】 产后体弱、肢体周身疼痛者，加生黄芪；关节僵直、骨节畸形者，可选加蜂房、乌梢蛇、全蝎、炒穿山甲（鳖甲替代）；肝郁气滞甚者，加陈皮；血虚甚者，加熟地黄。

3. 气血两虚证

【症状】 包括心脾两虚证，患者多在大病、久病、产后发病，脱发渐进性加重，病程较长，伴有唇白，心悸，气短语微，头晕目眩，面色萎黄，倦怠乏力等全身症状，舌淡，苔薄白，脉虚细或细弱。

妙方八珍汤

【组成】人参10克，白术10克，白茯苓10克，当归10克，川芎10克，白芍10克，熟地黄10克，炙甘草5克。

【功效】益气补血。

【用法】加生姜3片，大枣5枚，水煎服，每日1剂，不拘时温服。

【方解】方中人参与熟地黄为君药，人参甘温，大补五脏元气，补气生血，熟地黄补血滋阴。臣以白术补气健脾，当归补血和血。佐用白茯苓健脾养心；白芍养血敛阴；川芎活血行气，以使补而不滞。炙甘草益气和中，加姜枣，调和脾胃，以助气血生化，共为佐使。诸药相合，共成益气补血之效。

【按语】失眠者，加酸枣仁、五味子养心安神；食少者，加陈皮、砂仁醒脾和胃；气虚甚者，加黄芪以增补气之力。肝阳上亢所致头面眩晕者禁用本方。

4. 肝肾不足证

【症状】脱发经久不愈，甚至全秃或普秃，或边脱边长，所长之发纤细柔软，伴头晕、失眠、耳鸣、目眩，腰腿酸痛或遗精盗汗，苔少，舌质淡，脉细数。

妙方七宝美髯丹

【组成】赤首乌、白首乌各500克（去皮切片，黑大豆拌，九蒸九晒），赤茯苓、白茯苓各500克，牛膝250克（酒浸），当归250克（酒洗），枸杞子250克（酒洗），菟丝子250克（酒浸蒸），补骨脂120克（黑芝麻拌炒）。

【功效】补益肝肾，乌发壮骨。

【用法】上药研为细末，炼蜜和丸，每丸重9克。每次1丸，每日2次，清晨温酒送下，午时姜汤送下，卧时盐汤送下。

【方解】方中赤首乌、白首乌补肝肾，益精血，乌须发，强筋骨，为君药；枸杞子、菟丝子补肾益精，养肝补血，共为臣药；当归补血养肝；牛膝补肝肾，强筋骨；赤茯苓、白茯苓健脾助运，淡渗利浊，以防纯补而碍中焦之运化；补骨脂温补肾阳，助阴药之生化，寓"阳中求阴"之意，为佐药。

【按语】本证辨证要点为须发变白，牙齿松动，腰膝酸软。对于脾胃虚弱而兼有痰饮内停者，不宜使用。临床可配合首乌针剂注射或冲剂口服；黄芪当归针剂注射；乌须生发丸内服；金锁固精丸口服；六味地黄丸、肾气丸、八珍丸或神应养珍丹内服。

足癣

【概述】

足癣是一种极常见的足部浅层真菌感染性皮肤病，因其脚趾间或足底部生小水疱，脱皮糜烂流汁而有特殊气味，故称"脚湿气"。足癣因脚部角质层厚、皮脂缺乏、汗腺丰富、出汗较多、足部潮湿，利于真菌生长繁殖而起，常在夏季加重，也有人终年不愈。其特征是足部出现水疱、脱皮、皲裂、糜烂。此病多系足跖部、趾间感染皮肤癣菌所致。其主要感染的是红色毛癣菌、须癣毛癣菌和絮状表皮癣菌。

中医将此病称为"脚气疮""烂脚丫"。此病发生是由脾胃二经湿热下注而成；或久居湿地，水中工作，水浆浸渍，感染湿毒所致。

【治疗】

此病一般无须内治，但病情较重或病程较长时，可辨证分为二型论治。

1. 偏湿证

【症状】表现为水疱与脱屑，初起水疱成片，干后脱屑，瘙痒无度，夏重冬轻，舌质红，苔薄，脉数或滑数。

妙方三妙散

【组成】槟榔15克，苍术15克，黄柏15克。

【功效】渗湿止痒。

【用法】水煎服，每日1剂。

【方解】槟榔既能利水，又能行气，气行则助水运；苍术辛散苦燥，长于祛湿；黄柏既能清热燥湿，又能泻火解毒。治疗疮疡肿毒，内服外用均可。三者合用，共奏渗湿止痒之效。

【按语】热毒重者，加连翘、野菊花；成脓者，加皂角刺。

2. 偏热证

【症状】趾间湿润，糜烂浸淫，瘙痒臭秽，红烂脱皮，或者染毒成黄水疱，局部焮红肿痛，舌红，苔黄，脉滑数。

妙方萆薢渗湿汤

【组成】萆薢30克，薏苡仁30克，滑石30克，黄柏15克，赤茯苓15克，牡丹皮15克，泽泻15克，通草6克。

【功效】清热利湿，和营消肿。

【用法】水煎服，每日1剂。

【方解】方中萆薢、薏苡仁、滑石健脾利水渗湿；牡丹皮、赤茯苓、泽泻清热凉血；通草清热利湿；黄柏清热燥湿、泻火解毒。

【按语】本方治疗湿热下注型下肢丹毒，脚丫破烂，肛周脓肿，妇女带下、阴痒等。兼久病气虚者，加白术、黄芪；腰酸神疲者，加人参、鹿角胶；糜烂型者，临床可配合半枝莲煎水待温浸泡患足，再外敷荆芥散或脚气粉；水疱型者，可以用复方土槿皮酊外搽；有脓疱者，用青黛膏外搽。

结节性红斑

【概述】

结节性红斑是一种对称发生于小腿伸侧的红色或紫红色炎性结节性皮肤病。其特征为散在皮下结节，鲜红到紫红色，大小不等，按之疼痛。好发于小腿伸侧，皮损常反复出现，使病程迁延数月之久。此病好发于青年女性，男女性别比例约为 1∶6，以春秋季节最为多见，是由细菌（主要是链球菌、结核杆菌）或真菌引起的过敏反应。

此病类似于中医"湿毒流注""瓜藤缠"，外感风邪，内有湿热，蕴蒸肌肤，以致经络阻隔，瘀血凝滞而成此病。

【治疗】

1. 湿热证

【症状】起病较急，皮下结节红肿，压痛明显，伴有头痛，发热，关节疼痛，大便秘结，小便短赤，舌红，苔腻，脉滑数。

妙方三妙丸

【组成】黄柏 120 克，苍术 180 克，牛膝 60 克。

【功效】清热燥湿，强壮筋骨。

【用法】为细末，煮糊为丸，梧桐子大，每服 50~70 丸，空腹姜、盐汤服下。

【方解】黄柏苦以燥湿，且善祛下焦之湿热；苍术燥湿健脾，使湿邪去而不再生；牛膝引热下行。

【按语】用药时，忌鱼腥、荞麦、热面等物。

2. 血瘀证

【症状】结节色紫，触之坚硬，胀痛明显，伴有下肢沉重，苔薄，舌黯红，脉弦涩。

妙方桃红四物汤

【组成】桃仁 9 克，红花 6 克，熟地黄 15 克，当归 9 克，白芍 9 克，川芎 6 克。

【功效】养血活血。

【用法】水煎服，每日 1 剂。

【方解】桃仁、红花活血化瘀，行气止痛；熟地黄滋阴养血；当归补血养肝，和血调经；白芍养血柔肝，川芎行气活血。诸药相合，活血而不伤血，化瘀而不伤正。

【按语】血崩气脱之证不宜用本方。

带状疱疹

【概述】

带状疱疹是由水痘－带状疱疹病毒引起的急性炎症性皮肤病，其主要特点为簇集水泡，沿一侧周围神经作群集带状分布，伴有明显的神经痛。带状疱疹系感染水痘－带状疱疹病毒所致，一般经呼吸道感染后，病毒因其亲神经性，可长期潜伏在脊髓后根神经节，免疫功能减弱，可诱发水痘－带状疱疹病毒再度活动，沿周围神经波及皮肤，发生带状疱疹。带状疱疹患者一般可获得较持久的免疫。

中医将此病称为"缠腰火龙""缠腰火丹"。一般认为此病与肝、肺、脾病变及外感湿热邪毒有关，或因情志内伤，肝经气郁生火以致肝胆火盛；或因脾湿郁久，湿热内蕴，外感毒邪而发病。热毒蕴于血分，则发为红赤斑片；湿热蕴阻肌肤，则起黄白水疱；湿热阻滞经络，不通则痛。年老体弱患者，常因血虚肝旺、湿热毒盛、气滞血凝，而致病后疼痛剧烈，且持续很久才能消退。

【治疗】

1. 毒热证

【症状】皮肤潮红，疱壁紧张，疼痛剧烈，皮损常见于胸胁腰背部，呈单侧性沿神经走向分布，自觉灼热刺痛，常伴有程度不同的全身症状，如口苦咽干，烦躁易怒，小便黄，大便干，舌质红，苔黄，脉弦滑。

妙方 龙胆泻肝汤

【组成】龙胆草6克，黄芩9克，栀子9克，泽泻12克，木通6克，车前子9克，当归3克，生地黄9克，柴胡6克，甘草6克。

【功效】清泻肝胆实热，清利肝经湿热。

【用法】水煎服，每日1剂。

【方解】龙胆草能泻肝胆实火，又能利肝胆湿热，泻火除湿，两擅其功；黄芩、栀子两药苦寒泻火，燥湿清热；湿热壅滞下焦，故用渗湿泄热之车前子、木通、泽泻清热利湿，导湿热下行，从水道而去，使邪有出路，则湿热无留；生地黄养阴；当归养血活血；柴胡疏畅肝胆之气；甘草调和诸药。

【按语】湿盛热轻者，去黄芩、生地黄，加滑石、薏苡仁以增利湿之功；阴囊红肿热痛者，去柴胡，加连翘、大黄以泻火解毒，亦可服用成药龙胆泻肝丸。

2. 湿盛证

【症状】红晕皮损处可见密集成簇的水疱，皮肤淡红，疱壁松弛，疼

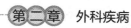

痛较轻，纳差或腹胀，大便溏，舌质淡，苔白厚或白腻，脉沉缓。

妙方 除湿胃苓汤化裁

【组成】炒苍术 3 克，炒厚朴 3 克，陈皮 3 克，猪苓 3 克，泽泻 3 克，赤茯苓 3 克，炒白术 3 克，滑石 3 克，防风 3 克，栀子 3 克，木通 3 克，肉桂 1.5 克，甘草 1.5 克，灯心草 5 克。

【功效】除湿清热。

【用法】水煎，食前服。

【方解】方中炒苍术、炒厚朴、陈皮、炒白术健脾除湿，理气和中；猪苓、泽泻、赤茯苓、滑石、栀子利水渗湿；防风祛风胜湿；肉桂温中健脾；甘草解毒和中；木通清热去火；灯心草利尿通淋。诸药合用，共奏健脾利湿、理气和中之效。

【按语】口苦而黏、苔黄腻者，去肉桂，加黄连、车前子；神疲乏力者，加党参、黄芪。

3. 气滞血瘀证

【症状】证见患处皮损大多消退，结痂脱落，疼痛不止，或隐痛缠绵，咳嗽或动则加重，伴心烦、夜寐不安，舌质紫黯，苔白，脉细涩。

妙方 柴胡疏肝散

【组成】陈皮 6 克，柴胡 6 克，川芎 4.5 克，香附 4.5 克，枳壳 4.5 克，芍药 4.5 克，甘草 2.5 克。

【功效】疏肝行气，活血止痛。

【用法】水煎服，每日 1 剂。

【方解】方中用柴胡疏肝解郁为君药。香附理气疏肝，川芎行气活血而止痛，两药相合，增强行气止痛之功，为臣药。陈皮、枳壳理气行滞；芍药、甘草养血柔肝，缓急止痛，为佐药。甘草兼调诸药，亦为使药之用。诸药相合，共奏疏肝行气、活血止痛之功。

【按语】若痛甚者，酌加当归、郁金、乌药等以增强其行气活血之力。

酒渣鼻

【概述】

酒渣鼻又称"玫瑰痤疮"，是发生于鼻部及其周围皮肤的慢性炎症性皮肤病，以中年多见。

此病的发病原因目前尚未清楚，一般认为在皮脂溢出的基础上，胃肠功能障碍，内分泌功能失调，精神紧张，病灶感染，局部毛囊感染，冷热刺激，过食辛辣，嗜酒等使颜面血管运动神经失调、毛细血管长期扩张而促发。

中医认为，饮酒过度，嗜食辛

辣，肠胃积热，热气上蒸，客于鼻部，复被风寒外郁，血热瘀阻，郁热不散诱发此病；或肺感风热，邪热熏蒸肺窍，上客鼻窍，伏留不散，均可导致瘀热凝于内，鼻赤现于外。

【治疗】

1. 肺胃血热证

【症状】 发病初期，患部潮红，出现暂时性红斑，可消退，反复发作后毛细血管扩张，使红斑持久不退，局部常伴皮脂溢出，灼热不适，进食刺激性食物或精神兴奋后加重，口干苦，心烦，便结，尿赤，舌质红，苔黄，脉数。

妙方 **泻白散**

【组成】 地骨皮 30 克，桑白皮 30 克，炙甘草 3 克。

【功效】 清泻肺热，止咳平喘。

【用法】 为粗末，加粳米 1 撮，水煎服，食前服，每日 1 剂。

【方解】 桑白皮主入肺经，清泻肺热，平喘止咳；地骨皮甘寒入肺，可助泻肺中伏火，且有养阴之功；炙甘草、粳米养胃和中，以扶肺气。诸药合用，共奏清泻肺热、止咳平喘之功。

【按语】 肺经热重，可加黄芩、知母等以增强清泻肺热之效；燥热咳嗽者，可加瓜蒌、川贝母等润肺止咳。

2. 热毒炽盛证

【症状】 发病中期，在红斑基础上出现痤疮、丘疹、脓疱，甚至结节，毛囊口扩大，灼热肿胀明显，口

干苦，大便秘结，小便短赤，舌质红，苔厚干，脉滑数。

妙方 **五味消毒饮**

【组成】 金银花 30 克，野菊花 12 克，蒲公英 12 克，紫花地丁 12 克，紫背天葵子 12 克。

【功效】 清热解毒，消散疔疮。

【用法】 水煎，加酒，1～2 勺和服，每日 1 剂。

【方解】 方中用金银花清热解毒，消散痈疮；野菊花、蒲公英、紫花地丁、紫背天葵子均有清热解毒之功。诸药合用，清热解毒之力尤强。

【按语】 本方以局部红肿热痛，或疮形如粟，坚硬根深，舌红脉数等阳证为辨证要点。

3. 瘀热聚结证

【症状】 发病后期鼻尖、鼻翼肥大，呈结节状隆起，表面高低不平，毛囊口及毛细血管扩张更加明显，可有灼热胀痛感，舌质黯红或有瘀点，苔微黄，脉弦或弦涩。

妙方 **凉血四物汤**

【组成】 当归 3 克，生地黄 3 克，川芎 3 克，赤芍 3 克，黄芩 3 克（酒炒），赤茯苓 3 克，陈皮 3 克，红花 3 克，生甘草 3 克。

【功效】 活血凉血，化瘀散结。

【用法】 加生姜 3 片，水煎，加酒 1 杯，调五灵脂末 6 克，热服，每日 1 剂。

【方解】 方中当归、生地黄、川芎、赤芍、五灵脂养血活血，散瘀导

滞；赤茯苓、陈皮、生姜健脾利湿化痰；酒炒黄芩清热解毒；红花活血化瘀，消肿止痛；生甘草调和诸药。

【按语】酒渣鼻属胃火熏肺，瘀热交结者，本方以外鼻黯红增大，凹凸不平，稍硬，红丝缠绕，生发痤疮，舌黯或生瘀点为辨证要点。热毒甚者，加金银花、连翘、栀子；痰湿甚者，加泽泻、半夏。

阳痿

【概述】

阳痿是指男性生殖器痿弱不用，不能勃起，或勃起不坚，不能完成正常性交的一种病症。

阳痿分为功能性阳痿和器质性阳痿，根据曾经是否有过性交能力分为原发性阳痿和继发性阳痿。原发性阳痿是指凡成年男子在性生活中一次也未能将阴茎纳入阴道；继发性阳痿是指有过成功性交，而后来发生的阳痿。

中医认为，肾是人的先天之本，是人体生长发育的原始动力，是生殖繁衍的物质基础，也是性功能正常活动的原动力。阳痿又有虚实之分，虚有阴虚、阳虚、心脾两虚、心肾不足之别；实有肝郁、湿热、血瘀之异。

【治疗】

1. 阴虚火旺证

【症状】多见于青壮年。阴茎能勃起，但临势即软，心悸出汗，精神紧张，口渴喜饮，腰膝酸软，足跟疼痛，尿黄便干，舌红苔少，脉细数。

妙方 知柏地黄丸

【组成】熟地黄240克，山茱萸120克，山药120克，泽泻90克，茯苓90克，牡丹皮90克，知母90克，黄柏90克。

【功效】滋阴降火。

【用法】上为末，炼蜜为丸，如梧桐子大。每服百丸，空腹温水送下。

【方解】方中重用熟地黄滋阴补肾，填精益髓；山茱萸补肝肾，山药益脾阴，两者皆能固精；泽泻利湿泄浊；牡丹皮清泄相火；茯苓淡渗脾湿；知母、黄柏清热泻火，滋阴润燥。

【按语】脾虚泄泻者慎用本方。

2. 命门火衰证

【症状】多见于老年人，或房劳过度，或少年精气虚损。阴茎不能勃起，精液清冷，头晕耳鸣，面色㿠白，畏寒喜热，精神萎靡，腰膝酸软，舌苔薄白，脉沉细无力。

妙方 还少丹

【组成】炮山药、酒牛膝、茯苓、山茱萸、炒茴香各45克；续断、酒苁丝子、杜仲（姜汁炙）、巴戟天、酒肉苁蓉、五味子、楮实、远志（姜汁制）、熟地黄各30克。

【功效】填精补血，益阴壮阳。

【用法】为末，炼蜜为丸，梧桐子大。每服30丸，盐汤送下。

【方解】炮山药补肾气，滋肾阴，并兼收涩之性；酒牛膝、续断、杜仲、巴戟天补肝肾，强筋骨；茯苓安神益智；山茱萸补肾固精；炒茴香、酒肉苁蓉温补肾阳，益精血；酒菟丝子补益肝肾，固精缩尿；五味子收敛固涩，补肾宁心；楮实补肾清肝；远志交通心肾；熟地黄益精填髓。

【按语】本证型以腰膝酸软，精神不振，心神不安，阳痿遗精，失眠多梦为诊断要点。

3. 心脾两虚证

【症状】阴茎勃起困难，面色萎黄，不思饮食，精力疲乏，心悸少寐，大便溏薄，舌淡，苔薄，脉弱。

妙方 归脾汤

【组成】白术18克，茯神18克，黄芪18克，龙眼肉18克，酸枣仁18克，人参9克，木香9克，炙甘草6克，当归3克，远志3克。

【功效】益气补血，健脾养心。

【用法】加生姜6克，大枣1枚水煎服，每日1剂。

【方解】方中黄芪补脾益气，龙眼肉补脾气，养心血，共为君药。人参、白术助君药补气，当归助君药养血，均为臣药。茯神、酸枣仁、远志宁心安神；木香理气醒脾，皆为佐药。姜枣合用，补脾和胃；炙甘草益气补中，并调和诸药而为使药。

【按语】本方以心悸失眠，体倦食少，失血，面色萎黄，色淡，苔白，脉细弱为辨证要点。便血者，加阿胶、地榆等养血止血。

4. 恐惧伤肾证

【症状】多有性交受惊吓史，每临性生活时阴茎即痿，胆怯多虑，心悸易惕，夜寐不安，遗精早泄，舌淡苔白，脉弦。

妙方 桂枝加龙骨牡蛎汤

【组成】桂枝9克，芍药9克，生姜9克，甘草6克，大枣12枚，龙骨9克，牡蛎9克。

【功效】固涩精液，壅理阴阳。

【用法】水煎服，日一剂。

【方解】桂枝、芍药通阳固阴，调和营卫；生姜、大枣、甘草补中益气；龙骨、牡蛎重镇安神，收敛固涩，并能敛汗。

【按语】心气虚衰而见心悸不宁，气短自汗，舌淡脉沉弱者，加黄芪、党参、柏子仁、五味子等以补气安神。

5. 肝郁不舒证

【症状】多见于情怀不悦者，症见阴茎不举，或举而不坚，精神抑郁，伴性欲减退，胸闷不舒，腹胀胁痛，舌质黯红，脉弦细。

妙方 柴胡疏肝散

【组成】陈皮6克，柴胡6克，川芎4.5克，香附4.5克，枳壳4.5克，芍药 4.5 克，炙甘草 1.5 克。

【功效】疏肝解郁，行气止痛。

【用法】用水煎服，每日 1 剂，每日 3 次，每次 40 毫升。

【方解】方中用柴胡疏肝解郁，为君药。香附理气疏肝，助柴胡以解肝郁，川芎行气活血而止痛，助柴胡以解开郁止痛，二药相合，增柴胡行气止痛之功，为臣药。枳壳行气止痛以疏理肝脾；芍药养血柔肝，缓急止痛，为佐药。炙甘草兼调诸药，亦为使药之用。诸药相合，共奏疏肝理气、活血止痛之功。

【按语】本方以胁肋疼痛，脉弦为辨证要点。痛甚者，加当归、郁金、乌药；肝郁化火者，加栀子、川楝子。

6. 湿热下注证

【症状】阴茎痿软不举，阴囊潮湿，尿后余沥，或有臊气，体困倦怠，口干或苦，小便黄赤，舌苔黄腻，脉象濡数。

妙方 程氏萆薢分清饮

【组成】萆薢 12 克，丹参 9 克，车前子 9 克，茯苓 12 克，白术 9 克，莲子心 6 克，石菖蒲 5 克，炒黄柏 9 克。

【功效】清热利湿，去浊分清。

【用法】水煎服，每日 1 剂。

【方解】萆薢、车前子利水渗湿；茯苓、白术健脾利湿；莲子心清热固涩；丹参、石菖蒲、炒黄柏清热燥湿，泻火解毒。

【按语】兼虚寒腹痛者，加肉桂、盐茴；久病气虚者，加黄芪。

7. 血脉瘀滞证

【症状】阳事不举或勃起不坚，性欲尚可，睾丸偶有刺痛或坠胀，急躁易怒，少腹胀痛，舌质紫黯或有瘀点，脉涩不利。

妙方 活血散瘀汤

【组成】当归尾 6 克，赤芍 6 克，桃仁 6 克，川芎 4.5 克，苏木 4.5 克，枳壳 3 克，牡丹皮 3 克，瓜蒌仁 3 克，槟榔 2 克，大黄 6 克。

【功效】活血化瘀，和营通滞。

【用法】水煎服，每日 1 剂。

【方解】方中川芎、当归尾、苏木、桃仁活血散瘀，消肿止痛；赤芍、牡丹皮凉血散瘀；枳壳、槟榔助大黄行气导滞，气行则血亦行；瓜蒌仁润肠通腑。

【按语】劳伤筋脉，发于下肢者，加黄柏、萆薢等。

不射精

【概述】

不射精指男性阴茎勃起坚硬，能进行性生活，但无情欲高潮，不能在阴道内射精，有的有遗精，有的有射精感而无精液射出，属男子性事疾病，亦是不育的原因之一。

此病是由大脑皮质对射精的抑制加强，或脊髓性兴奋中枢功能减弱所致。

中医认为此病多由肾气虚弱、肝气郁结、气滞血瘀、阴虚火旺等原因引起。

【治疗】

1. 相火偏亢证

【症状】性欲偏亢，阳强易举，同房而不射精，阴茎胀痛，心烦，失眠，腰酸膝软，不性交时往往梦遗失精，舌红少津，脉细数。

妙方 知柏地黄丸

【组成】熟地黄 240 克，山茱萸 120 克，山药 120 克，泽泻 40 克，茯苓 90 克，牡丹皮 90 克，知母 90 克，黄柏 90 克。

【功效】滋阴降火。

【用法】上为末，炼蜜为丸，如梧桐子大。每服百丸，空腹温水送下。

【方解】方中重用熟地黄滋阴补肾，填精益髓；山茱萸补肝肾，山药益脾阴，两者皆能固精；泽泻利湿泄浊；牡丹皮清泄相火；茯苓淡渗脾湿；知母、黄柏清热泻火，滋阴润燥。

【按语】脾虚泄泻者慎用本方。

2. 湿热下注证

【症状】性欲亢进，梦遗频繁，少腹急满，口苦，烦躁，失眠多梦，小便赤或黄，舌苔黄腻，脉弦数。

妙方 龙胆泻肝汤

【组成】龙胆草 6 克，黄芩 9 克，栀子 9 克，泽泻 12 克，木通 6 克，车前子 9 克，当归 3 克，生地黄 9 克，柴胡 6 克，甘草 6 克。

【功效】清泻肝胆实热，清利肝经湿热。

【用法】水煎服，每日 1 剂。

【方解】龙胆草能泻肝胆实火，又能利肝胆湿热，泻火除湿，两擅其功；黄芩、栀子两药苦寒泻火，燥湿清热；湿热壅滞下焦，故用渗湿泄热之车前子、木通、泽泻清热利湿，导湿热下行，从水道而去，使邪有出路，则湿热无留；生地黄养阴；当归养血活血；柴胡疏畅肝胆之气；甘草调和诸药。

【按语】湿盛热轻者，去黄芩、生地黄，加滑石、薏苡仁以增利湿之功；阴囊红肿热痛者，去柴胡，加连翘、大黄以泻火解毒，亦可服用成药龙胆泻肝丸。

3. 肾阳虚衰证

【症状】性欲淡漠，虽阴茎能勃起，但交合片刻即软，且不射精，腰酸肢冷，神疲乏力，小便清长或夜尿多，舌淡，脉弱。

妙方右归丸

【组成】熟地黄 24 克，山药 12克，菟丝子 12 克，鹿角胶 12 克，杜仲 12 克，山茱萸 9 克，枸杞子 12 克，当归 9 克，制附子 6 克，肉桂 6 克。

【功效】温补肾阳，填精益髓。

【用法】将熟地黄蒸烂杵膏，余为细末，加炼蜜为丸，每次嚼服 9 克。

【方解】方中制附子、肉桂温壮元阳，鹿角胶温肾阳、益精血，共为君药。熟地黄、山茱萸、枸杞子、山药滋阴益肾，填精补髓，并养肝补脾，亦取"阴中求阳"之义，共为臣药。佐以菟丝子、杜仲补肝肾，强腰膝；当归养血补肝，与补肾之品相合，共补精血。诸药合用，温壮肾阳，滋补精血。

【按语】本方以神疲乏力，畏寒肢冷，腰膝酸软，脉沉而迟为辨证要点。阳气衰弱，加人参益之；阳虚遗精甚者，加补骨脂补肾固精；肾虚泄泻不止者，加五味子、肉豆蔻涩肠止泻。

4. 气滞血瘀证

【症状】同房时不射精，阴部疼痛，小腹胀闷，舌质紫或有瘀斑、瘀点，脉沉涩。

妙方少腹逐瘀汤

【组成】小茴香 1.5 克，炙干姜 3克，延胡索 3 克，川芎 6 克，肉桂 3克，没药 6 克，当归 9 克，蒲黄 9 克（包煎），炒五灵脂 6 克（包煎），赤芍 6 克。

【功效】活血祛瘀，行气通络。

【用法】水煎服，每日 1 剂。

【方解】方中用当归、赤芍、川芎活血、祛瘀、止痛；小茴香、炙干姜、肉桂温理、祛寒、止痛；蒲黄、炒五灵脂、没药活血、散瘀、止痛；延胡索行气活血。

【按语】兼气虚者，加白术、党参、黄芪；血热者，加牡丹皮、侧柏叶、生地黄；肾虚者，加熟地黄、续断、菟丝子；气滞血瘀甚者，加三棱、莪术。

5. 心肾不交证

【症状】心悸失眠，多梦遗精，腰酸，纳少，舌淡苔薄白，脉细弱。

妙方归脾汤

【组成】白术 30 克，茯神 30克，黄芪 30 克，龙眼肉 30 克，酸枣仁 30克，人参 15 克，木香 15 克，炙甘草 8克，当归 3 克，远志 3 克。

【功效】益气补血，健脾养心。

【用法】加生姜 6 克，大枣 1 枚，水煎服，每日 1 剂。

【方解】方中黄芪味甘、性微温，补脾益气；龙眼肉甘平，既能补脾气，又能养心血，二者共为君药。人参、白术甘温补气，与黄芪相配，加

89

强补脾益气之功；当归补血养心，酸枣仁宁心安神，二药与龙眼肉相伍，增加补心养血之效，均为臣药。茯神、远志宁心安神；木香理气醒脾，与补气养血药配伍，可使其补而不滞，俱为佐药。炙甘草补益心脾之气，调和诸药，为佐使。

【按语】本方以心悸失眠，体倦食少，失血，面色萎黄，色淡，苔白，脉细弱为辨证要点。便血者，加阿胶、地榆养血止血。

早泄

【概述】

早泄是性交时间极短（一般少于3分钟），甚至性交时阴茎未插入阴道即射精，以致不能完成正常性生活的一种性功能障碍。

早泄主要与触觉神经过于敏感、大脑中枢亢奋、功能紊乱，以及个人身体健康因素和精神、环境因素影响等相关，而早泄的器质性原因较为少见。

中医认为，早泄多由情志内伤、湿热侵袭，纵欲过度，久病体虚所致。病机为肾失封藏，精关不固，病位在肾，并与心脾相关。

【治疗】

1. 肝经湿热证

【症状】泄精过早，阴茎易举，阴囊潮湿，瘙痒坠胀，口苦咽干，胸胁胀痛，小便赤涩，舌红，苔黄腻，脉弦滑。

妙方龙胆泻肝汤

【组成】龙胆草6克，黄芩9克，栀子9克，泽泻12克，木通6克，车前子9克，当归3克，生地黄9克，柴胡6克，甘草6克。

【功效】清泻肝胆实热，清利肝经湿热。

【用法】水煎服，每日1剂。

【方解】龙胆草能泻肝胆实火，又能利肝胆湿热，泻火除湿，两擅其功；黄芩、栀子两药苦寒泻火，燥湿清热；湿热壅滞下焦，故用渗湿泄热之车前子、木通、泽泻清热利湿，导湿热下行，从水道而去，使邪有出路，则湿热无留；生地黄养阴；当归养血活血；柴胡疏畅肝胆之气；甘草调和诸药。

【按语】湿盛热轻者，去黄芩、生地黄，加滑石、薏苡仁以增利湿之功；阴囊红肿热痛者，去柴胡，加连翘、大黄以泻火解毒，亦可服用成药龙胆泻肝丸。

2. 阴虚火旺证

【症状】过早泄精，性欲亢进，头晕目眩，五心烦热，腰膝酸软，时有遗精，舌红，少苔，脉细数。

妙方 知柏地黄丸加味

【组成】熟地黄 24 克，山茱萸 12 克，山药 12 克，泽泻 9 克，茯苓 9 克，牡丹皮 9 克，知母 9 克，黄柏 9 克。

【功效】养阴清热，补益肝肾。

【用法】上为细末，炼蜜为丸，如梧桐子大。每服 6 克，温开水送下。

【方解】方中熟地黄滋阴补肾，填精益髓；山茱萸补养肝肾，山药双补脾肾，两者皆能固精；泽泻利湿泄浊；牡丹皮清泄相火；茯苓健脾渗湿；知母、黄柏清热泻火，滋阴润燥。

【按语】脾虚泄泻者慎用本方。

3. 心脾亏损证

【症状】早泄，神疲乏力，形体消瘦，面色少华，心悸，食少便溏，舌淡，脉细。

妙方 归脾汤

【组成】白术 30 克，茯神 30 克，黄芪 30 克，龙眼肉 30 克，酸枣仁 30 克，人参 15 克，木香 15 克，炙甘草 8 克，当归 3 克，远志 3 克。

【功效】益气补血，健脾养心。

【用法】加生姜 6 克，大枣 1 枚，水煎服，每日 1 剂。

【方解】方中黄芪味甘、性微温，补脾益气；龙眼肉甘平，既能补脾气，又能养心血；二者共为君药。人参、白术甘温补气，与黄芪相配，加强补脾益气之功；当归补血养心，酸枣仁宁心安神，二药与龙眼肉相伍，增加补心养血之效，均为臣药。茯

神、远志宁心安神；木香理气醒脾，与补气养血药配伍，可使其补而不滞，俱为佐药。炙甘草补益心脾之气，调和诸药，为佐使。

【按语】本方以心悸失眠，体倦食少，或失血，面色萎黄，色淡，苔白，脉细弱为辨证要点。便血者，加阿胶、地榆养血止血；脾虚湿盛，腹泻或便溏，腹胀纳呆，舌淡舌胖、边有齿痕，可酌加薏苡仁、炒白扁豆、泽泻等，原方中当归宜炒用。

4. 肾气不固证

【症状】早泄遗精，性欲减退，面色苍白，腰膝酸软，夜尿清长，舌淡苔薄，脉沉弱。

妙方 金匮肾气丸

【组成】附子 6 克，桂枝 5 克，熟地黄 40 克，山茱萸 20 克，山药 20 克，牡丹皮 15 克，泽泻 15 克，茯苓 15 克。

【功效】温补肾阳，化气行水。

【用法】水煎服，每日 1 剂。

【方解】方用桂枝、附子温肾助阳，熟地黄、山茱萸、山药滋补肝、脾、肾三脏之阴，阴阳相生，刚柔相济，使肾之元气生化无穷，再以泽泻、茯苓利水渗湿；牡丹皮擅入血分。诸药合用，助阳之弱以化水，滋阴之虚以生气，使肾阳振奋，气化复常。

【按语】本方以腰痛腿软，小便不利或反多，舌淡而胖，脉虚弱而尺部沉细为辨证要点。阳痿者可适当加淫羊藿、巴戟天等助壮阳起痿。

不育症

【概述】

不育症是指育龄男子婚后女方健康，有正常性生活，至少一年不能生育为主要表现的男科疾病。在古代文献中，称之为"无子""绝育""男子艰嗣"等。

不育症的病因复杂，各种疾病作用于精子发生、输送、精子和卵子结合等各个环节，均可引起不育。依病因学分析，影响男性不育的因素有生殖器官的解剖异常，生殖生态紊乱，外源性、机械性损伤和医源性损伤，以及微生物学的因素。

中医认为，肾藏精，主发育和生殖。肾气充盛促使"天癸"成熟，在男子则表现为"精气溢泻"，能和阴阳而有子。另外，生殖之精虽由肾中精气所化，但与五脏之精气密切相关，所以五脏协调、精气充盛、藏泄适宜、气化有度，是维持性功能和生殖功能的重要因素，而五脏失调、精气衰少、藏泄失宜、气化障碍均可导致男性不育。

【治疗】

1. 肾虚精亏证

【症状】不育，精液异常，或少精，或无精，或精子活率、活力低下，或精不液化，或阳痿早泄，伴腰膝酸软，头晕耳鸣，记忆力减退，齿摇发脱，舌淡，苔白，脉沉迟。

妙方右归丸

【组成】熟地黄24克，山药12克，菟丝子12克，鹿角胶12克，杜仲12克，山茱萸9克，枸杞子9克，当归9克，制附子6克，肉桂6克。

【功效】温补肾阳，填精益髓。

【用法】将熟地黄蒸烂杵膏，余为细末，加炼蜜为丸，每次嚼服9克。

【方解】方中制附子、肉桂温壮元阳，鹿角胶温肾阳、益精血，共为君药。熟地黄、山茱萸、枸杞子、山药滋阴益肾，填精补髓，并养肝补脾，亦取"阴中求阳"之义，共为臣药。佐以菟丝子、杜仲补肝肾，强腰膝；当归养血补肝，与补肾之品相合，共补精血。诸药合用，温壮肾阳，滋补精血。

【按语】本方以神疲乏力，畏寒肢冷，腰膝酸软为辨证要点。阳气衰弱，加人参益之；阳虚遗精甚者，加补骨脂补肾固精；肾虚滑精者，加五味子、肉豆蔻涩精止遗。

2. 阴虚火旺证

【症状】不育，精液异常，精液不液化，精子数少，死精，五心烦热，盗汗，口燥咽干，头晕耳鸣，心烦不寐，舌红，苔少，脉细数。

妙方 知柏地黄丸

【组成】熟地黄 240 克，山茱萸 120 克，山药 120 克，泽泻 40 克，茯苓 90 克，牡丹皮 90 克，知母 90 克，黄柏 90 克。

【功效】滋阴降火。

【用法】上为末，炼蜜为丸，如梧桐子大。每服百丸，空腹温水送下。

【方解】方中重用熟地黄滋阴补肾，填精益髓；山茱萸补肝肾，山药益脾阴，两者皆能固精；泽泻利湿泄浊；牡丹皮清泄相火；茯苓淡渗脾湿；知母、黄柏清热泻火，滋阴润燥。

【按语】脾虚泄泻者慎用本方。

3. 肝郁肾虚证

【症状】不育，或见精液异常，或遗精，或阳痿早泄，伴情志抑郁，胸闷烦躁，头晕失眠，腰酸腿软，舌红，苔白。

妙方 疏肝益肾汤

【组成】柴胡 12 克，熟地黄 12 克，山药 12 克，山茱萸 12 克，白芍 9 克，牡丹皮 9 克，茯苓 9 克，泽泻 9 克。

【功效】疏肝滋肾。

【用法】水煎服，每日 1 剂。

【方解】方中柴胡疏肝解郁；白芍、熟地黄、山药、山茱萸补肝肾，益脾涩精；泽泻泄肾精之虚火；牡丹皮清热凉血；茯苓利水渗湿。

【按语】兼盗汗明显者，加龙骨、牡蛎涩精敛汗；兼脾虚气滞腹满者，

加焦白术、砂仁、陈皮以行气、除胀、燥湿之功。

4. 脾肾两虚证

【症状】不育，或见精液异常，症见精神倦怠，食少便溏，腰酸乏力，头晕耳鸣，遗精阳痿，舌淡，苔白，脉细。

妙方 脾肾双补丸

【组成】人参 50 克，莲子肉 50 克（去心，炒黄），菟丝子 75 克，五味子 75 克（蜜蒸，烘干），山茱萸 50 克，山药 50 克（炒黄），车前子 36 克（炒），肉豆蔻 30 克，陈皮 18 克，砂仁 18 克（炒，最后入），巴戟天 36 克，补骨脂 50 克。

【功效】滋阴健脾，补肾助阳。

【用法】上药为细末，炼蜜和丸，如绿豆大。每次 15 克，空腹时服之。

【方解】方中人参、莲子肉、山药、车前子益气，健脾渗湿；菟丝子、山茱萸、肉豆蔻、五味子、巴戟天、补骨脂滋补肾之阴阳；陈皮、砂仁理气运脾，化湿开胃。

【按语】如虚而有火，或火盛肺热者，去人参、肉豆蔻、巴戟天、补骨脂。

5. 瘀血阻络证

【症状】不育，精液异常，或见无精子，或伴精索静脉曲张，少腹拘急，睾丸刺痛，烦躁，舌紫黯，苔白，脉沉涩。

妙方 桃红四物汤

【组成】桃仁 9 克，红花 6 克，熟

地黄 15 克，当归 9 克，白芍 9 克，川芎 6 克。

【功效】养血活血。

【用法】水煎服，每日 1 剂。

【方解】桃仁、红花活血祛瘀，行气止痛；熟地黄滋补营血；当归主入血分，力能补血，又补中有行；白芍养血柔肝；川芎行气活血。诸药相合，活血而不伤血，化瘀而不伤正。

【按语】血崩气脱之证不宜用本方。

前列腺炎

【概述】

前列腺炎是指在病原体和（或）某些非感染因素作用下引起的前列腺炎症性疾病。急性炎症可出现高热、会阴部坠胀、疼痛、尿频、尿急、尿痛，甚至形成脓肿、破溃而出；慢性炎症可出现会阴部不适或疼痛、尿频有灼热感、小便挟精、遗精等症状。直肠指检，可扪及前列腺大小正常或稍大而硬，表面不规则，可有轻度结节、压痛。

Ⅰ型及Ⅱ型前列腺炎主要致病因素为病原体感染，致病菌以大肠埃希菌、克雷伯氏菌、变形杆菌及铜绿假单胞菌为主，病原体随尿液侵入前列腺，导致感染。

中医认为，此病主要是因思欲不遂或房事过度，相火妄动，湿热下注，其与心、脾、肾等脏腑密切相关。

【治疗】

1. 湿热下注证

【症状】小便短赤、淋沥、涩痛，少腹拘急，会阴部胀痛，尿道口滴白浊，舌苔黄腻，脉滑数。

妙方 八正散

【组成】车前子 9 克，瞿麦 9 克，萹蓄 9 克，滑石 9 克，栀子仁 9 克，木通 9 克，大黄 9 克，炙甘草 9 克。

【功效】清热泻火，利水通淋。

【用法】诸药研为散，每次 6~10 克，加入少量灯心草汁（水煎去渣），温服。

【方解】方中滑石清热利湿，利水通淋；木通上清心火，下利湿热，使湿热之邪从小便而去，共为君药。萹蓄、瞿麦、车前子均为清热、利水、通淋要药，合滑石、木通则利尿通淋之效尤彰，同为臣药。栀子仁清热泻火，清利三焦湿热；大黄荡涤邪热，通利肠腑，亦治"小便淋沥"，合诸药可令湿热由二便分消，俱为佐药。炙甘草调和诸药，兼以清热缓急，故有佐使之功。煎加灯心草则更增利水通淋之力。

【按语】淋证日久，肾虚气弱者，不宜使用。

2. 脾虚湿盛

【症状】小便流浊，面色不华，肢体困倦，不思饮食，舌淡，苔白，脉虚。

妙方参苓白术散

【组成】莲子肉9克，薏苡仁9克，缩砂仁6克，炒桔梗6克，白扁豆12克，茯苓15克，人参15克，炙甘草10克，白术15克，山药15克。

【功效】益气健脾，渗湿止泻。

【用法】上为细末，每次6克，枣汤送服。

【方解】方中以人参补益脾胃之气，白术、茯苓健脾渗湿，共为君药。山药补脾益肺，莲子肉健脾涩肠，白扁豆健脾化湿，薏苡仁健脾渗湿，均可助健脾止泻之力，共为臣药。佐以缩砂仁芳香醒脾，行气和胃，化湿止泻。炒桔梗宣利肺气，一者配砂仁调畅气机，治胸脘痞闷；二者开提肺气，以通调水道；三者以其为舟楫之药，载药上行，使全方兼有脾肺双补之功，亦为佐药。炙甘草、大枣补脾和中，调和诸药，而为佐使。诸药相合，益气健脾，渗湿止泻。后世亦有称本方为脾肺双补之剂，用于肺脾气虚之久咳证。

【按语】兼里寒而腹痛者，加干姜、肉桂以温中祛寒、止痛。

3. 气滞血瘀证

【症状】小便短涩，会阴及小腹下坠胀痛，前列腺肿大坚硬，舌紫黯，脉弦涩。

妙方少腹逐瘀汤

【组成】小茴香1.5克，炙干姜3克，延胡索3克，川芎6克，肉桂3克，没药6克，当归9克，蒲黄9克（包煎），炒五灵脂6克（包煎），赤芍6克。

【功效】活血祛瘀，行气通络。

【用法】水煎服，每日1剂。

【方解】方中用当归、赤芍、川芎活血、祛瘀、止痛；小茴香、炙干姜、肉桂温理、祛寒、止痛；蒲黄、炒五灵脂、没药活血、散瘀、止痛；延胡索行气活血。

【按语】兼气虚者，加白术、党参、黄芪；血热者，加牡丹皮、侧柏叶、生地黄；肾虚者，加熟地黄、续断、菟丝子；气滞血瘀甚者，加三棱、莪术。

4. 肝肾阴虚证

【症状】尿道口常有白浊，会阴坠胀，腰膝酸软，潮热盗汗，舌红，少苔，脉细数。

妙方知柏地黄丸

【组成】熟地黄240克，山茱萸120克，山药120克，泽泻90克，茯苓90克，牡丹皮90克，知母90克，黄柏90克。

【功效】滋阴降火。

【用法】上为末，炼蜜为丸，如梧桐子大。每服百丸，空腹温水送下。

【方解】方中重用熟地黄滋阴补

肾，填精益髓；山茱萸补肝肾，山药益脾阴，两者皆能固精；泽泻利湿泄浊；牡丹皮清泄相火；茯苓淡渗脾湿；知母、黄柏清热泻火，滋阴润燥。

【按语】脾虚泄泻者慎用本方。

5. 肾阳不足证

【症状】小便淋涩挟精，畏寒，腰膝酸冷，阳痿，早泄，舌质淡胖，脉沉弱。

妙方 金匮肾气丸

【组成】熟地黄24克，山药12克，山茱萸12克，泽泻9克，茯苓9克，牡丹皮9克，桂枝3克，附子3克。

【功效】补肾助阳。

【用法】上为细末，炼蜜为丸。每次6克，每日2次，酒送下。

【方解】方用桂枝、附子温肾助阳，熟地黄、山茱萸、山药滋补肝、脾、肾三脏之阴，阴阳相生，刚柔相济，使肾之元气生化无穷，再以泽泻、茯苓利水渗湿；牡丹皮擅入血分。诸药合用，助阳之弱以化水，滋阴之虚以生气，使肾阳振奋，气化复常。

【按语】本方以腰痛腿软，小便不利或反多，舌淡而胖，脉虚弱而尺部沉细为辨证要点。阳痿者可适当加淫羊藿、巴戟天等以助壮阳起痿之力。

前列腺增生

【概述】

前列腺增生又称前列腺肥大，是前列腺组织退行性良性增生，以排尿困难为主要表现，特点是排尿不畅，点滴而短少，少腹、会阴部胀或刺痛，严重者出现尿潴留或肾积水、尿毒症、高血压。此病的发生可能与性激素代谢平衡失调有关，其发病率随着年龄增长而增高。

中医认为，前列腺增生病位在膀胱与肾，该病多因肺失肃降，不能通调水道，下输膀胱，或脾失转输，不能升清降浊，或肾的气化失常，开阖不利，以及肝郁气滞，血瘀阻塞，影响三焦的气化所致。

【治疗】

1. 膀胱湿热证

【症状】小便点滴不通，或量极少而短赤灼热，小腹胀满，口苦、口黏，或口渴不欲饮，或大便不畅，舌质红，苔黄腻，脉数。

妙方 八正散

【组成】车前子9克，瞿麦9克，萹蓄9克，滑石9克，栀子仁9克，木通9克，大黄9克，炙甘草9克。

【功效】清热泻火，利水通淋。

【用法】诸药研为散，每次 6～9 克，加入少量灯心草水煎去渣后温服。

【方解】方中滑石清热利湿，利水通淋；木通上清心火，下利湿热，使湿热之邪从小便而去，共为君药。萹蓄、瞿麦、车前子均为清热利水通淋要药，合滑石、木通则利尿通淋之效尤彰，同为臣药。栀子仁清热泻火，清利三焦湿热；大黄荡涤邪热，通利肠腑，亦治"小便淋沥"，合诸药可令湿热由二便分消，俱为佐药。炙甘草调和诸药，兼以清热缓急，故有佐使之功。煎加灯心草则更增利水通淋之力。

【按语】淋证日久、肾虚气弱者不宜使用。

2. 脾气不升证

【症状】小腹坠胀，时欲小便而不得出，或量少而不畅，神疲乏力，食欲不振，气短而语声低微，舌淡，苔薄脉细。

妙方补中益气汤

【组成】黄芪 15 克，炙甘草 15 克，人参 15 克，陈皮 6 克，升麻 6 克，柴胡 12 克，白术 10 克，当归 10 克。

【功效】补中益气，健脾固精。

【用法】加生姜 9 片，大枣 6 枚，水煎服，每日 1 剂。

【方解】方中重用黄芪补中益气，升阳固表；人参、炙甘草、白术补气健脾；当归养血和营；陈皮理气和胃，使药补而不滞；升麻、柴胡共引清气上行。

【按语】本方以体倦乏力，少气懒言，面色苍白，舌淡，脉虚软或虚大无力为辨证要点。兼腹痛者，加白芍柔肝止痛；头痛者，加蔓荆子、川芎疏风止痛；气滞者，加木香、枳壳行气化滞。

3. 肾阳衰惫证

【症状】小便不通或点滴不爽，排出无力，面色苍白，神气怯弱，畏寒肢冷，腰膝冷而酸软无力，舌淡胖，苔薄白，脉沉细或弱。

妙方金匮肾气丸

【组成】熟地黄 24 克，山药 12 克，山茱萸 12 克，泽泻 9 克，茯苓 9 克，牡丹皮 9 克，桂枝 3 克，炮附子 3 克。

【功效】补肾助阳。

【用法】上为细末，炼蜜为丸。每次 6 克，日 2 次，酒送下。

【方解】方用桂枝、炮附子温肾助阳，熟地黄、山茱萸、山药滋补肝、脾、肾三脏之阴，阴阳相生，刚柔相济，使肾之元气生化无穷，再以泽泻、茯苓利水渗湿；牡丹皮擅入血分。诸药合用，助阳之弱以化水，滋阴之虚以生气，使肾阳振奋，气化复常。

【按语】本方以腰痛腿软，小便不利或反多，舌淡而胖，脉虚弱而尺部沉细为辨证要点。阳痿者可适当加淫羊藿、巴戟天等以助壮阳起痿之力。

97

4. 肝郁气滞证

【症状】小便不通或通而不爽，情志抑郁，或多烦善怒，胁腹胀痛，舌红，苔薄黄，脉弦。

妙方 沉香散

【组成】沉香12克，石韦12克，滑石12克，当归12克，王不留行12克，白芍15克，冬葵子15克，陈皮6克，甘草6克。

【功效】疏利气机，通利小便。

【用法】为末，每次6克，大麦汤调下。

【方解】方中陈皮、沉香疏达气机；白芍、甘草化阴柔肝；石韦、滑石、冬葵子通利水道；当归、王不留行行气活血。

【按语】本方主治气淋或癃闭属肝郁气滞者。肝郁气甚者，加青皮、乌药疏肝理气；尿血者，加白茅根、小蓟止血。

5. 浊瘀阻塞证

【症状】小便点滴而下，或尿如细线，甚则阻塞不通，小腹胀满疼痛，舌紫黯，或有瘀点，脉涩。

妙方 少腹逐瘀汤

【组成】小茴香1.5克，炙干姜3克，延胡索3克，川芎6克，肉桂3克，没药6克，当归9克，蒲黄9克（包煎），炒五灵脂6克（包煎），赤芍6克。

【功效】活血祛瘀，行气通络。

【用法】水煎服，每日1剂。

【方解】方中用当归、赤芍、川芎活血、祛瘀、止痛；小茴香、炙干姜、肉桂温理、祛寒、止痛；蒲黄、炒五灵脂、没药活血、散瘀、止痛；延胡索行气活血。

【按语】兼气虚者，加白术、党参、黄芪；血热者，加牡丹皮、侧柏叶、生地黄；肾虚者，加熟地黄、续断、菟丝子；气滞血瘀甚者，加三棱、莪术。

6. 肺热壅盛证

【症状】小便不畅或点滴不通，咽干，烦渴欲饮，呼吸急促，或有咳嗽，舌红，苔薄黄，脉数。

妙方 清肺饮化裁

【组成】黄芩9克，栀子9克，泽泻9克，桑白皮12克，茯苓12克，麦冬12克，车前子10克，木通6克。

【功效】清肺热，利水道。

【用法】水煎服，每日1剂。

【方解】方中黄芩、桑白皮清泄肺热；麦冬养肺阴；车前子、木通、泽泻、茯苓、栀子清热利水。诸药合用，共奏清肺热、利小便之功。

【按语】兼心烦、口舌生疮者，加黄连、灯心草以清心火；大便不通者，加杏仁、大黄宣肺通降。

遗精

【概述】

遗精是指不因性交而精液自行泄出的病症。遗精为每周发生两次以上，甚或一日数次，在睡梦中发生遗泄，或在清醒时精自滑出，常伴有头昏、眼花、耳鸣、失眠、精神萎靡、腰酸腿软等症状。此病类似于西医学中的神经衰弱、前列腺炎、精囊炎等疾患造成的，以遗精为主要症状的疾病。

凡成年未婚男子，或婚后久远房事，偶有遗精，或每周遗精一次，并无不适之感者，皆属生理性遗精。因性交时间过短，或有性行为，未曾交合而精液过早排出，随之阴茎痿软，不能进行正常性交者，属早泄。

中医认为，遗精之证，有虚实之分。实证常因肝火亢盛，湿热下注，扰动精室所致。虚证常因肾虚精关不固，阴虚火旺，内扰精室。

【治疗】

1. 肝火亢盛证

【症状】 多为梦遗，阳器易举，烦躁易怒，胸胁不舒，面红目赤，口苦咽干，小便短赤，舌质红，苔黄，脉弦数。

妙方龙胆泻肝汤

【组成】 龙胆草 6 克，黄芩 9 克，栀子 9 克，泽泻 12 克，木通 6 克，车前子 9 克，当归 3 克，生地黄 9 克，柴胡 6 克，甘草 6 克。

【功效】 清泻肝胆实热，清利肝经湿热。

【用法】 水煎服，每日 1 剂。

【方解】 龙胆草能泻肝胆实火，又能利肝胆湿热，泻火除湿，两擅其功；黄芩、栀子两药苦寒泻火，燥湿清热；湿热壅滞下焦，故用渗湿泄热之车前子、木通、泽泻清热利湿，导湿热下行，从水道而去，使邪有出路，则湿热无留；生地黄养阴；当归养血活血；柴胡疏畅肝胆之气；甘草调和诸药。

【按语】 湿盛热轻者，去黄芩、生地黄，加滑石、薏苡仁以增利湿之功；阴囊红肿热痛者，去柴胡，加连翘、大黄以泻火解毒，亦可服用成药龙胆泻肝丸。

2. 湿热下注证

【症状】 遗精频作，或尿时有精液外流，心烦少寐，口苦或渴，或胸脘闷胀，小便热赤不爽，或见小腹及阴部作胀，舌质红，苔黄腻，脉滑数。

妙方程氏萆薢分清饮

【组成】 萆薢 9 克，丹参 9 克，车前子 9 克，茯苓 6 克，白术 6 克，莲子心 4 克, 石菖蒲 9 克, 炒黄柏 9 克。

【功效】 清热利湿, 分清化浊。

【用法】 水煎服, 每日 1 剂。

【方解】 萆薢、车前子利水渗湿; 茯苓、白术健脾利湿; 莲子心清热固涩; 丹参、石菖蒲、炒黄柏清热燥湿、泻火解毒。

【按语】 兼虚寒腹痛者, 加肉桂、盐茴; 久病气虚者, 加黄芪、白术。

3. 阴虚火旺证

【症状】 多为梦遗, 夜寐不安, 头目昏花, 耳鸣, 心悸, 神疲乏力, 腰腿酸软, 五心烦热, 盗汗, 小便短黄而热感, 舌质红, 苔少, 脉细数。

妙方 知柏地黄丸

【组成】 熟地黄 240 克, 山茱萸 120 克, 山药 120 克, 泽泻 40 克, 茯苓 90 克, 牡丹皮 90 克, 知母 90 克, 黄柏 90 克。

【功效】 滋阴降火。

【用法】 上为末, 炼蜜为丸, 如梧桐子大。每服百丸, 空腹温水送下。

【方解】 方中重用熟地黄滋阴补肾, 填精益髓; 山茱萸补肝肾, 山药益脾阴, 两者皆能固精; 泽泻利湿泄浊; 牡丹皮清泄相火; 茯苓淡渗脾湿; 知母、黄柏清热泻火, 滋阴润燥。

【按语】 脾虚泄泻者慎用本方。

4. 肾虚不藏证

【症状】 滑精, 初则梦遗频作, 继则滑精屡发。头昏目眩, 耳鸣腰酸, 面白少华, 或面色黧黑, 精神萎靡, 畏寒肢冷, 舌质淡红, 苔白, 脉沉细而弱。

妙方 右归丸

【组成】 熟地黄 24 克, 山药 12 克, 菟丝子 12 克, 鹿角胶 12 克, 杜仲 12 克, 山茱萸 9 克, 枸杞子 9 克, 当归 9 克, 制附子 6 克, 肉桂 6 克。

【功效】 温补肾阳, 填精益髓。

【用法】 将熟地黄蒸烂杵膏, 余为细末, 加炼蜜为丸, 每次嚼服 9 克。

【方解】 方中制附子、肉桂温壮元阳, 鹿角胶温肾阳、益精血, 共为君药。熟地黄、山茱萸、枸杞子、山药滋阴益肾, 填精补髓, 并养肝补脾, 亦取"阴中求阳"之义, 共为臣药。佐以菟丝子、杜仲补肝肾, 强腰膝; 当归养血补肝, 与补肾之品相合, 共补精血。诸药合用, 温壮肾阳, 滋补精血。

【按语】 本方以神疲乏力, 畏寒肢冷, 腰膝酸软, 脉沉而迟为辨证要点。阳衰气弱, 加人参益之; 阳虚遗精甚者, 加补骨脂补肾固精; 肾虚泄泻不止者, 加五味子、肉豆蔻涩肠止泻。

5. 脾虚下陷证

【症状】 滑精, 气短懒言, 肢倦无力, 面色萎黄, 纳呆口淡, 腹泻便溏, 食后脘腹坠胀, 四肢不温, 舌质淡红, 苔白, 脉沉细。

妙方 补中益气汤加味

【组成】 生黄芪 15 克, 炙甘草 15 克, 人参 15 克, 陈皮 6 克, 升麻 6 克, 柴胡 12 克, 白术 10 克, 当归 5 克, 龙骨 30 克 (先煎), 牡蛎 30 克 (先煎)。

【功效】补中益气，健脾固精。

【用法】水煎服，每日1剂。

【方解】方中生黄芪补中益气，升清阳，益肺气，实皮毛；人参、白术、炙甘草三药益气健脾，助黄芪共建补中益气之功；以当归养血调营以和之；清浊相干，气乱于胸中，故用陈皮理气醒脾，中焦气机畅通，既能助清阳之气上升，又使诸药补而不滞；清气在下，必加升麻、柴胡引导升提，扭转中气下陷之势，升麻引阳明清气上腾，柴胡引少阳清气上行，俾下陷之清阳上升而复其本位，又引黄芪、人参、炙甘草甘温之气味上升，益气升阳，补卫气而固表，使卫外固摄，则恶寒、自汗可除。

【按语】表虚自汗，加炙黄芪、浮小麦、大枣；畏风，怕冷，易于感冒，加桂枝、白芍、附子；痰多，加前胡、杏仁。

第三章　妇科疾病

月经先期

【概述】

月经周期每月提前 7 天以上，甚至半月一行，连续两个周期以上者为"月经先期"。月经先期，现代医学称之为"月经频发"，多指月经周期短于 21 天。月经频发与卵泡期过短、卵泡发育迅速而致排卵提前有关，还与黄体功能不全及黄体过早萎缩有关，此病多见于生育期的妇女。

中医认为，此病主要由于平素嗜食辛辣油腻食物或郁怒伤肝，引动肝火，以致血分蕴热。因为"冲为血海，任主胞胎"，冲任两脉与月经密切相关。气虚则统摄无权，冲任失固；血热则流行散溢，以致血海不宁，均可使月经提前而至。月经先期量多者，为水火俱旺；先期量少者，为火旺而阴水枯竭。其后期量少者，固属血寒不足，后期量多者，则属血寒有余。

月经先期的治疗重在调整周期，使之恢复常度。按其证候属性或补或泻，或养或清。若虚中有实或实中有虚者，当注意养营安血，勿犯虚虚实实之戒。

【治疗】

1. 气虚证

（1）脾气虚弱证

【症状】月经提前，可伴量多或量少，色淡或红而不鲜，质清稀，兼见纳少便溏，脘闷腹胀，气短懒言，或神疲乏力，舌质淡，苔薄白，脉虚缓无力。

妙方补中益气汤

【组成】人参 15 克，生黄芪 30 克，炒白术 15 克，当归炭 9 克，陈皮 4.5 克，升麻 9 克，柴胡 4.5 克，炙甘草 9 克。

【功效】补脾益气，固冲摄血。

【用法】水煎服，每日 1 剂。

【方解】本方以人参、生黄芪益气为君；炒白术、炙甘草健脾补中为臣；当归炭补血，陈皮理气为佐；升麻、柴胡升阳为使。

【按语】全方共奏补中益气、升阳

举陷、摄血归经之效，使月经自调。若经量过多，可酌加炒地榆、龙骨、牡蛎固涩止血；若气虚日久，导致阳虚，而见经色淡白、质清稀，小腹冷痛，脉沉迟，可酌加盐炒小茴香、桂枝、淫羊藿、巴戟肉等温宫散寒、固冲止血之品；若气虚挟瘀，可在益气化瘀的前提下，酌加益母草、茜草、三七等。

（2）肾气虚证

【症状】月经提前，经量或多或少，经色黯淡而质薄，可伴有腰脊酸痛，或夜尿频多，舌质淡嫩，苔白润，脉细弱。

妙方 固阴煎

【组成】菟丝子 12 克，熟地黄 12 克，山茱萸 15 克，人参 9 克，山药 30 克，炙甘草 6 克，五味子 12 克，远志 9 克。

【功效】补益肾气，固冲调经。

【用法】水煎服，每日 1 剂。

【方解】方中菟丝子补肾益精气；熟地黄、山茱萸滋肾益精；人参、山药、炙甘草健脾益气，补后天养先天以固命门；五味子、远志交通心肾，使心气下通，以加强肾气固摄之力。

【按语】全方共奏补肾益气、固冲调经之效。腰脊酸痛或强痛者，酌加羌活、鹿角霜、狗脊通达督脉；精血亏虚者，酌加枸杞子，重熟地黄、山茱萸。

2. 血热证

（1）阳盛血热证

【症状】经来先期，量多，色深红或紫，质稠黏，或伴心胸烦躁，面红口干，小便短黄，大便燥结，舌质红，苔

黄，脉数。

妙方 清经散

【组成】熟地黄 9 克，地骨皮 15 克，牡丹皮 9 克，白芍 9 克，黄柏 1.5 克，茯苓 3 克，青蒿 6 克。

【功效】清热、凉血、调经。

【用法】水煎服，每日 1 剂。

【方解】方中牡丹皮、黄柏清热泻火凉血；地骨皮、熟地黄清虚热而滋肾水；白芍养血敛阴；茯苓行水泄热；青蒿清虚热。全方清热泻火，凉血敛阴，使热去则阴不伤，血安而经自调。

【按语】若大便燥结，心胸烦躁，面赤舌红，可去黄柏，酌加炒大黄，以清解阳明燥实；若血色紫红而稠黏，可酌加益母草、法半夏，化瘀祛湿；若经量过多，可去茯苓，以免伤阴，酌加炒地榆、茜草，凉血止血。

（2）肝郁血热证

【症状】月经提前，量或多或少，色紫红有块，或少腹胀痛，或胸闷胁胀，乳房胀痛，或心烦易怒，或口苦咽干，舌红，苔薄黄，脉弦数。

妙方 丹栀逍遥散

【组成】牡丹皮 12 克，栀子 9 克，柴胡 9 克，当归 9 克，白芍 12 克，茯苓 12 克，白术 12 克，薄荷 3 克，炙甘草 4.5 克。

【功效】疏肝清热，养血调经。

【用法】水煎服，每日 1 剂。

【方解】方中牡丹皮、栀子、柴胡疏肝解郁，清热凉血；当归、白芍养血柔肝；白术、茯苓、炙甘草健脾补中；

薄荷助柴胡舒达肝气。诸药合用，使肝气畅达，肝热得清，热清血宁，则经水如期。

【按语】经行不畅血块多者，加泽兰、丹参、益母草活血行滞；如少腹痛甚，可加炒川楝子、酒延胡索，疏郁理气止痛；经量多者去当归，因其香窜活血，性温，走而不守，故血热经多者用之不妥。

（3）阴虚血热证

【症状】经来先期，量少或量多，色红质稠，或伴两颧潮红，手足心热，舌红，苔少或无苔，脉细数。

妙方 两地汤

【组成】生地黄30克，地骨皮9克，元参30克，麦冬15克，阿胶9克，白芍15克。

【功效】养阴、清热、调经。

【用法】水煎服，药煎好后，阿胶入药烊化，每日1剂。

【方解】方中生地黄、元参、麦冬养阴滋液，壮水以制火；地骨皮清虚热，泄肾火；阿胶滋阴补血；白芍养血敛阴。全方重在滋阴壮水，水足则火自平，阴复则阳自秘，则经行如期。

【按语】虚阳上亢，出现头晕、耳鸣、冲热等症状，可在两地汤中加蒺藜、钩藤、夏枯草、龙骨、牡蛎，以平肝潜阳；若阴虚内热，热迫血行，以致经量过多者，则可在两地汤基础上加炒地榆、茜草凉血止血。

月经后期

【概述】

月经周期延迟7天以上，甚至每隔四五十天一行，连续两个周期以上者，且经期和经量在正常范围，称"月经后期"，又称"经期延后""经迟"。如仅延期三五天，且无其他不适者，不作月经后期论。若偶见一次，下次月经来潮仍然如期者，或青春期月经初潮后一年内，或围绝经期绝经前，周期时有延后，无其他证候者，亦不作病论。

月经后期现代医学称之为月经稀发。月经稀发是指月经周期超过40天的

不规则子宫出血。月经稀发既可发生在有排卵性月经周期中，也可发生在无排卵性月经周期中。发生于前者，多因为卵泡发育成熟时间延长，这与甲状腺功能不足，新陈代谢过低，使得卵巢不能按时排卵有关；发生于后者，则是由于下丘脑-垂体-卵巢轴的功能失调，排卵功能受到抑制，卵泡发育不良而致月经周期延长。

【治疗】

1. 肾虚证

【症状】月经延后，量少，色黯淡，

质清稀，或带下清稀；腰膝酸软，头晕耳鸣，面色晦黯，或面部黯斑，舌淡，苔薄白，脉沉细。

妙方 当归地黄饮

【组成】当归9克，熟地黄15克，山茱萸3克，山药6克，杜仲6克，牛膝4.5克，甘草2.4克。

【功效】补肾、壮腰、调经。

【用法】水煎服，每日1剂。

【方解】方中以当归、熟地黄、山茱萸养血益精；山药、杜仲补肾气以固命门；牛膝强腰膝，通经血，使补中有行；甘草调和诸药。全方重在补益肾气，益精养血。

【按语】若肾气不足，日久伤阳，症见腰膝酸冷者，可酌加菟丝子、巴戟天、淫羊藿、杜仲等以温肾阳，强腰膝；带下量多者，酌加鹿角霜、金樱子温肾固涩止带。

2. 血虚证

【症状】月经周期延后，量少，色淡红，质清稀，或小腹绵绵作痛，面色苍白或萎黄，头晕眼花，心悸失眠，或手足发麻，唇舌淡白，脉细弱。

妙方 小营煎

【组成】当归15克，熟地黄30克，白芍15克，山药15克，枸杞子12克，炙甘草6克。

【功效】养血益阴。

【用法】水煎服，每日1剂。

【方解】方中当归补肝血；白芍和营养肝，敛阴益血；熟地黄、枸杞子滋阴养血填精；山药健脾滋肾；炙甘草益

气健脾。全方滋肝肾，益精血，滋血之源，故主治血少阴虚之证。血虚月经延后，乃营血亏少，冲任不足，肾为生精化血之所，肝为血之库府，脾为生化之源，故调之重在滋水，重在补脾，本方填精滋血，益气健脾，故亦宜之。

【按语】如因脾虚运化无力，兼见脘闷食少，便溏者，去当归之润肠，加党参、白术、砂仁益气健脾止泻；心悸不眠者加五味子、酸枣仁以宁心安神；如兼潮热、盗汗、心烦者，为血虚阴亏，虚热内生，酌加女贞子、墨旱莲、地骨皮以滋肝肾，清虚热；如兼见四肢清冷，小腹冷，腰膝筋骨疼痛者为血虚兼寒，原方去白芍，加杜仲、牛膝、肉桂以强筋骨，温中补阳，散寒止痛。

3. 血寒证

(1) 虚寒证

【症状】月经延后，量少，色淡红，质清稀，小腹隐痛，喜暖喜按，腰酸无力，小便清长，大便稀溏，舌淡，苔白，脉沉迟或细弱。

妙方 温经汤

【组成】当归6克，吴茱萸9克，桂枝6克，芍药6克，川芎6克，生姜6克，牡丹皮6克，半夏6克，麦冬9克，人参6克，阿胶6克，甘草6克。

【功效】温经散寒，养血祛瘀。

【用法】水煎服，每日1剂。

【方解】方中吴茱萸、桂枝温经散寒暖宫，通利血脉；当归、川芎、芍药、阿胶养血活血调经；牡丹皮祛瘀；麦冬、半夏、生姜润燥降逆和胃；人参、甘草

105

益气健脾，补气和中。

【按语】全方寒热虚实并用，而以温经散寒、养血祛瘀调经为主。古人誉本方为调经之祖方；若阳虚甚，症见形寒肢冷，腰膝冷痛者，酌加补骨脂、巴戟天、淫羊藿等以温肾助阳。

（2）实寒证

【症状】经期延后，量少或正常，经色黯红，质正常，有血块，小腹冷痛拒按，得热则减，面色青白，或肢冷畏寒，唇色黯红，舌紫而黯，或有瘀点，脉沉紧或沉涩。

妙方姜黄散

【组成】姜黄9克，白芍12克，延胡索12克，牡丹皮9克，当归20克，莪术9克，红花15克，桂心6克，川芎15克。

【功效】温经散寒，活血行滞。

【用法】水煎服，每日1剂。

【方解】方中桂心辛甘大热，温通血脉，散寒止痛；当归、川芎养血活血调经；姜黄、莪术破血祛瘀，行气止痛；延胡索活血行气止痛；牡丹皮、红花活血祛瘀；白芍养血柔肝止痛。

【按语】全方除牡丹皮、白芍外，均为辛温之品，合用能温经散寒，破血祛瘀，行气止痛，故治血脏久冷，月经不调，脐腹刺痛等寒凝血瘀之证。月经后期，经色黯红，量少有块，小腹冷痛

拒按，亦属寒凝血瘀，采用本方施治，颇为相宜。

3. 气滞证

【症状】月经周期延后，量少或正常。色质正常或色红质稠，行而不畅，或有小血块。小腹胀痛，按之不减。精神郁闷，胸胁胀满不舒，时欲叹息，或胸闷胁胀，或乳房胀痛，舌质正常或偏红，苔正常或薄黄，脉弦或弦数。

妙方乌沉汤加味

【组成】乌药6克，砂仁6克，木香6克，延胡索15克，香附12克（炒，去毛），甘草6克。

【功效】理气行滞，活血调经。

【用法】水煎服，每日1剂。

【方解】方中乌药、香附理气行滞；延胡索、木香行气止痛；砂仁和中行气，养胃醒脾；甘草和中，兼能调和诸药。

【按语】全方重在理气行滞以调经止痛。妇女经前脐腹疼痛，痛在经前为实，痛而拘急为气滞，治宜理气行滞止痛，故用本方主之。此处以治气滞所致的月经后期，亦取其理气行滞之功，用时加当归、川芎增强活血调经之力，使气血流畅，则病自愈。如兼见经量过多，经色深红，舌质红、苔黄、脉弦数者为气邪化热，上方加牡丹皮、栀子清泻郁热；两胁痛者加青皮、白芍理气柔肝止痛。

月经先后无定期

【概述】

月经先后无定期即月经不按周期来潮，提前或错后超过7天，连续3个周期以上也称"经行先后无定期"。此病以月经周期紊乱为临床特征，可连续两三个周期提前又出现一次后退，亦可能两三个周期推后又见一次提前，没有一定规律，故又称为"经乱"。

月经先后不定期与下丘脑-垂体-卵巢轴功能失调有直接关系。当体内促卵泡生成素与促黄体生成素的比例失调，或下丘脑分泌的黄体生成素释放激素受到抑制，月经中期的黄体生成素高峰消失，则表现为月经后期。若卵泡发育不良，雌激素分泌不足，则表现为月经提前。

中医认为，气血失调，冲任功能紊乱，血海蓄溢失常是造成此病的主要病机，其病因多由肝气郁滞或肾气虚衰所致，而以肝郁为主。肝为肾之子，肝气郁滞，疏泄失调，子病及母，使肾气的闭藏失司，故常发展为肝肾同病。

此病治法贵在调理气血、冲任，从而达到调整月经周期。治疗应按病性的虚实寒热或补、或疏、或温、或清。肾气亏虚者补之固之，肝郁气滞者疏之调之，脾气虚弱者益之健之。气血和，冲任调，则经自如期。

【治疗】

1. 肾气亏虚证

【症状】月经周期时先时后，量少，色淡，质清，带下清稀量多，精神不振，头晕耳鸣，腰酸软，小便频数清长，或尿后余沥不尽，或夜尿频多，舌淡苔白，脉细弱。

妙方 归肾丸

【组成】熟地黄9克，山茱萸9克，山药9克，茯苓6克，当归6克，枸杞子9克，杜仲9克，菟丝子9克。

【功效】补益肾气，调固冲任。

【用法】水煎服，每日1剂。

【方解】方中重用熟地黄，以滋肾阴，益精髓；山药、枸杞子、山茱萸滋肾益肝，助熟地黄滋肾补肝填精之力；当归补血养肝；菟丝子、杜仲补肝肾，强筋骨；茯苓健脾渗湿。诸药合用共奏滋补肝肾、益精养血之功效。

【按语】肾气虚小便频数清长者，去茯苓，加益智仁补肾气，缩小便。

2. 肝气失调证

【症状】月经周期先后无定，经量或多或少，色正常或紫红，经行不畅，或有血块。经前乳房或小腹胀痛，经来痛减，精神郁闷，或心烦易怒，或胸闷不舒，时欲太息，两胁胀痛，舌质正常或红，苔薄白或薄黄，脉弦或弦数。

妙方逍遥散加味

【组成】柴胡9克，当归9克，白芍9克，白术9克，茯苓9克，甘草4.5克，煨姜3片，薄荷3克。

【功效】疏肝解郁，养血健脾。

【用法】水煎服，每日1剂。

【方解】方中当归、白芍养血柔肝；茯苓、白术、甘草培补脾土，加薄荷少许以强疏散条达之功；煨姜配当归、白芍以调气血。诸药合用，共奏疏肝解郁、健脾养血之功，故主肝郁血虚，脾土不和之证。用以治肝气失调之月经先后无定期，亦取其疏肝解郁养血之意。

【按语】如兼见脘闷纳呆者，加厚朴、陈皮理气和胃；气滞血滞，经来有块，小腹胀痛，加延胡索、丹参、炒蒲黄、五灵脂，行滞活血止痛；肝郁化热，经量增多、色红、质稠者去当归、煨姜之辛温行血，加牡丹皮、栀子、茜草炭、贯众炭清热止血；肝阳偏亢，并见头目眩晕、舌红口干者，原方去煨姜、薄荷等辛散之品，酌加钩藤、菊花、石决明等平肝潜阳。

经期延长

【概述】

月经周期正常，经期超过7天，甚或2周方净者，称为"经期延长"，又称"经事延长"。此病相当于西医学排卵型功能失调性子宫出血病的黄体萎缩不全、盆腔炎症、子宫内膜炎等引起的经期延长。宫内节育器和输卵管结扎后引起的经期延长也按此病治疗。

中医认为，此病发病机制主要是冲任不固，经血失于制约而致。常见的分型有气虚、虚热和血瘀。

此病以经期延长而月经周期正常为辨证要点。治疗以固冲调经为大法，气虚者重在补气升提，阴虚血热者重在养阴清热，瘀血阻滞者以通为止，不可概投固涩之剂。

【治疗】

1. 气虚证

【症状】经行时间延长，量多，经色淡红，质稀，肢倦神疲，气短懒言，面色㿠白，舌淡，苔薄，脉缓弱。

妙方举元煎加味

【组成】人参9克，黄芪15克，白术6克，炙甘草6克，升麻2克，阿胶11克，艾叶12克，乌贼骨12克。

【功效】益气升阳，固冲调经。

【用法】水煎服，每日1剂。

【方解】方中人参、白术、黄芪、炙甘草补气健脾摄血；升麻升举中气；阿胶养血止血；艾叶暖宫止血；

乌贼骨固冲止血。全方共奏补气升提、固冲止血之效。

【按语】经量多者，酌加生牡蛎、五味子、棕榈炭；伴有经行腹痛、经血有块者，酌加三七、茜草根、血余炭；兼血虚者，症见头晕心悸，失眠多梦，酌加制何首乌、龙眼肉、熟地黄。

2. 虚热证

【症状】经行时间延长，量少，经色鲜红，质稠，咽干口燥，潮热颧红，手足心热，大便燥结，舌红，苔少，脉细数。

🔥 **妙方** 清血养阴汤

【组成】生地黄15克，牡丹皮12克，白芍12克，玄参12克，黄柏12克，女贞子15克，墨旱莲12克。

【功效】滋阴清热，凉血调经。

【用法】水煎服，每日1剂。

【方解】方中黄柏、牡丹皮清热凉血；生地黄、玄参、墨旱莲滋阴凉血止血；女贞子滋肾阴；白芍敛肝阴。全方共奏滋阴清热、凉血调经之效。

【按语】月经量少者，酌加丹参；潮热不退者，酌加白薇、地骨皮。

3. 血瘀证

【症状】经行时间延长，量或多或少，经色紫黯有块，经行小腹疼痛拒按，舌紫黯或有小瘀点，脉涩有力。

🔥 **妙方** 棕蒲散

【组成】棕榈炭12克，蒲黄炭9克，当归身9克，炒白芍12克，川芎9克，生地黄12克，牡丹皮12克，秦艽9克，泽兰12克，杜仲12克。

【功效】活血祛瘀，凉血止血。

【用法】水煎服，每日1剂。

【方解】方中当归身、川芎、泽兰活血祛瘀；牡丹皮、生地黄、炒白芍凉血和阴，清泄血分之热；秦艽、杜仲壮腰补肾，固摄冲任；蒲黄炭、棕榈炭活血止血。

【按语】全方活血祛瘀，凉血止血，故月经可调。

痛经

【概述】

妇女在月经期或行经前后小腹剧烈疼痛，或伴腰骶部疼痛及其他症状，严重者可出现呕吐、面色苍白、手足厥冷等症状，并随月经周期发作，影响日常工作和生活者，称为"痛经"或"经行腹痛"。

痛经分为原发性、继发性两类，原发性痛经多是功能性原因，继发性痛经多系器质性病变所为。原发性痛经的病因有内分泌因素，有子宫因素，也有精神因素。

关于痛经的病因病机，中医认为，痛经有情志所伤，起居不慎或六淫为害等不同病因，并与素体及经期、经期前后特殊的生理环境有关。在上述致病因素的影响下，气血运行不畅，冲任胞脉受阻，月经排出困难，不通则痛。其病位在冲任、胞宫，变化在气血。其随月经周期发作，与经期冲任气血变化有关。

痛经的治疗，当以调理冲任气血为主，又须根据不同证型，或行气，或活血，或散寒，或清热，或补虚，或泻实。经期调血止痛治标，平时辨证求因治本，并结合素体情况，或调肝，或益肾，或扶脾，使气血流通，经血畅行。

【治疗】

1. 气滞血瘀证

【症状】每于经前一二日或经期中小腹胀痛，拒按，经量少或行经不畅，经色紫黯有块，血块排出疼痛可减，经净后疼痛自消，常伴见胸胁、乳房作胀，舌质黯或见瘀点，脉弦或弦滑。

妙方膈下逐瘀汤

【组成】当归9克，川芎6克，赤芍6克，桃仁9克，红花9克，枳壳4.5克，延胡索3克，五灵脂6克，牡丹皮6克，乌药6克，香附4.5克，甘草9克。

【功效】活血化瘀，行气止痛。

【用法】水煎服，每日1剂。

【方解】方中以枳壳、乌药、香附理气调肝止痛；当归、川芎养血柔肝，调血止痛；赤芍、桃仁、牡丹皮活血祛瘀；延胡索、五灵脂止痛化瘀；红花活血化瘀；甘草调和诸药，缓急止痛。本方共奏理气化瘀止痛之效。

【按语】肝气犯胃，痛而恶心、呕吐者，加吴茱萸、法半夏、陈皮和胃降逆；小腹胀坠或二阴胀坠不适，加柴胡、升麻行气升阳；郁而化热、心烦口苦、舌红苔黄、脉数者，加栀子、黄柏、夏枯草。

2. 寒凝血瘀证

（1）阳虚内寒型

【症状】经期或经后小腹冷痛喜按，得热痛减，经量少，经色黯淡，腰腿酸软，小便清长，脉沉，苔白润。

妙方温经汤

【组成】吴茱萸20克，当归12克，芍药12克，川芎9克，人参9克，生姜3片，麦冬12克，半夏9克，牡丹皮12克，阿胶11克，桂枝6克，甘草6克。

【功效】温经暖宫，调血止痛。

【用法】水煎服，每日1剂。

【方解】本方用吴茱萸、桂枝温经散寒兼通血脉以止痛；当归、川芎养血调血止痛；阿胶、麦冬养血益阴；牡丹皮化瘀行血；芍药、甘草缓急止痛；人参益气，元气不虚者可去之；生姜、半夏温中和胃安冲气，疼痛而见恶心呕吐者宜用。

【按语】 临证可加附子、艾叶、小茴香以增强温肾暖宫、散寒止痛之效。

（2）寒湿凝滞证

【症状】 经前数日或经期小腹冷痛，得热痛减，按之痛甚，经量少，经色黯黑有块，或畏冷身痛，苔白腻，脉沉紧。

 妙方少腹逐瘀汤

【组成】 小茴香1.5克，炙干姜3克，延胡索3克，川芎6克，肉桂3克，没药6克，当归9克，蒲黄9克（包煎），炒五灵脂6克（包煎），赤芍6克。

【功效】 活血祛瘀，行气通络。

【用法】 水煎服，每日1剂。

【方解】 方中用当归、赤芍、川芎活血，祛瘀，止痛；小茴香、炙干姜、肉桂温理，祛寒，止痛；蒲黄、炒五灵脂、没药活血，散瘀，止痛；延胡索行气活血。

【按语】 兼气虚者，加白术、党参、黄芪；血热者，加牡丹皮、侧柏叶、生地黄；肾虚者，加熟地黄、续断、菟丝子；气滞血瘀甚者，加三棱、莪术。

3. 湿热瘀阻证

【症状】 经前、经期小腹胀痛，拒按，有灼热感，或伴有腰骶部胀痛；或平时小腹部时痛，经期疼痛加剧，经色深红，质稠或有块；素常带下量多，色黄、质稠、有臭味；或伴有低热起伏，小便黄赤；舌质红，苔

黄腻，脉滑数或弦数。

 妙方清热调血汤加味

【组成】 牡丹皮12克，黄连15克，生地黄15克，当归9克，白芍12克，川芎9克，红花9克，桃仁9克，莪术9克，香附12克，延胡索12克，大血藤9克，败酱草12克，薏苡仁9克。

【功效】 养血清热，活血止痛。

【用法】 水煎服，每日1剂。

【方解】 本方以当归、川芎、白芍、红花、桃仁养血活血；牡丹皮凉血化瘀；生地黄清热凉血；黄连清热，解毒，燥湿；香附、延胡索、莪术调气止痛，加大血藤、败酱草、薏苡仁有增强清热除湿，消瘀止痛之功。

【按语】 若痛连腰骶，加续断、狗脊、秦艽祛湿止痛；伴见月经量多或经期长，酌加地榆、槐花、马齿苋、黄芩凉血，止血；带下异常者，加黄柏、土茯苓除湿止带。

4. 气血虚弱证

【症状】 经净后，或经前，或经期小腹隐隐作痛，喜揉按，月经量少，色淡、质薄，神疲乏力，面色萎黄，或食欲不振，舌质淡，苔薄白，脉细弱。

 妙方圣愈汤化裁

【组成】 人参1.5克，黄芪2.5克，熟地黄1.5克，当归1.5克，川芎1.5克，生地黄1.5克。

【功效】 补血养气。

【用法】 为粗末，水煎服，每日

1 剂。

【方解】本方加减后用于本证痛经，以人参、黄芪补气，当归、川芎、生地黄、熟地黄养血调血。气血充盈，血脉流畅，则痛自除。

【按语】可酌加鸡血藤、桂枝、艾叶、炙甘草养血缓痛。伴腰酸不适者，加菟丝子、杜仲补肾壮腰。

5. 肝肾亏虚证

【症状】经期或经后一二日内小腹绵绵作痛，经色黯淡，经量少而质薄，或耳鸣、头晕、眼花，或腰酸，小腹空坠不温，或潮热，脉细弱或沉细，苔薄白或薄黄。

妙方调肝汤

【组成】当归 9 克，白芍 9 克，山茱萸 6 克，巴戟天 6 克，阿胶 12 克，山药 12 克，甘草 6 克。

【功效】调补肝肾。

【用法】水煎服，每日 1 剂。

【方解】方中当归、白芍养血柔肝；山茱萸益精气、养肝肾；巴戟天温肾益任；阿胶滋阴益血；山药健脾补中；甘草调和诸药。全方补肾益精、养血健脾，以达调补肝肾之功。

【按语】腰骶酸痛，加菟丝子、桑寄生；经血量少、色黯，加鹿角胶、淫羊藿；头晕耳鸣、健忘失眠酌加枸杞子、制首乌、酸枣仁、柏子仁；夜尿清长者，加益智仁、桑螵蛸、补骨脂。

闭经

【概述】

女子年逾 16 周岁月经尚未初潮，或已行经而又中断达 3 个月以上者，称为"闭经"。有的少女初潮后一段时间内有停经现象、围绝经期的停经及绝经、妊娠期或哺乳期暂时性的停经现象等，属生理现象，不作闭经论。由于生活环境的突然改变，偶见一两次月经不来潮，又无其他不适者，亦不作病论。

闭经分为原发性和继发性两类，其病变可发生在下生殖道、子宫、卵巢、垂体、下丘脑及中枢神经等部位，也有因肾上腺病变而引起的。多数先天性异常所致的闭经被列入原发性闭经，继发性闭经则由获得性疾病引起。

凡引起脏腑功能失常，气血失调，以致肾、天癸、冲任、胞宫等任何一个环节发生功能失调或器质性病损都可导致闭经。先天肾气未充，天癸未至或迟至，乃至冲脉不盛，任脉未通，故月经不潮；后天肾气受损，气血虚弱，冲任虚损以致影响月经来潮；或因情志伤肝，气滞血瘀，冲任阻隔则经水不至；或因痰湿，脂膜壅阻冲任，经隧受阻。闭经的发病机制可分为虚实两类，虚者血海空虚，无血可下；实者经水不行。

【治疗】

1. 肾阴不足证

【症状】年逾16周岁尚未行经，或由月经后期量少逐渐发展至闭经，体质虚弱，腰酸腿软，头晕耳鸣，舌淡红，苔少，脉沉弱或细涩。

妙方归肾丸加味

【组成】熟地黄15克，山药15克，山茱萸12克，茯苓12克，当归12克，枸杞子12克，杜仲12克，菟丝子9克，鸡血藤12克，何首乌9克。

【功效】补肾、养肝、调经。

【用法】水煎服，每日1剂。

【方解】本方山茱萸、熟地黄、枸杞子补肾养肝；菟丝子、杜仲补益肾气；山药、茯苓健脾调中；当归滋血调经；鸡血藤、何首乌增强补血之效。

【按语】若见畏寒肢冷，腰痛如折，面色晦黯，大便溏薄，宜加巴戟天、仙茅、补骨脂以温肾壮阳；夜寐多梦，加夜交藤、五味子。

2. 气血虚弱证

【症状】月经逐渐后延，量少，经色淡而质薄，继而停闭不行，或头昏眼花，或心悸气短、神疲肢软，或食欲不振，毛发不泽易脱落，羸瘦萎黄，脉沉缓或虚数，舌淡，苔少或白薄。

妙方人参养荣汤

【组成】人参30克，黄芪30克，煨白术30克，茯苓20克，远志15克，陈皮30克，五味子20克，当归30克，白芍90克，熟地黄20克，桂心30克，炙甘草30克。

【功效】益气补血，养心安神。

【用法】水煎服，每日1剂。

【方解】方中人参大补元气，配以黄芪、煨白术、茯苓、陈皮、炙甘草补益中气；当归、白芍、熟地黄养血调经；五味子、远志宁心安神；桂心温阳和营。

【按语】全方补气、生血、养营，以益生发之气，阳生阴长，精充血旺，则经行如常。

3. 阴虚血燥证

【症状】月经周期延后、经量少、色红质稠，渐至月经停闭不行，五心烦热，两颧潮红，盗汗，或骨蒸劳热，或咳嗽唾血，舌红，苔少，脉细数。

妙方一阴煎加减

【组成】生地黄15克，白芍12克，麦冬18克，熟地黄12克，炙甘草9克，知母12克，地骨皮9克，丹参9克，枳壳9克。

【功效】养阴清热调经。

【用法】水煎服，每日1剂。

【方解】本方以生地黄、麦冬、知母滋阴清热；熟地黄、白芍养血益精；地骨皮凉血退蒸，除虚热；丹参活血凉血，除烦安神；枳壳调气宽中；炙甘草调和诸药。

【按语】因实火灼阴而致血燥闭经者，宜在此方中加玄参、黄柏；汗多者加沙参、浮小麦、煅龙骨、牡蛎；心烦心悸者加柏子仁、珍珠母；失眠者加五味子、夜交藤。

4. 气滞血瘀证

【症状】月经停闭不行，精神抑郁，烦躁易怒，胸胁胀满，少腹胀痛或拒按，舌边紫黯，或有瘀点，脉沉弦或沉涩。

妙方 血府逐瘀汤

【组成】桃仁 12 克，红花 12 克，当归 6 克，生地黄 15 克，川芎 9 克，赤芍 12 克，牛膝 6 克，桔梗 12 克，柴胡 12 克，枳壳 6 克，甘草 6 克。

【功效】理气活血，祛瘀通经。

【用法】水煎服，每日 1 剂。

【方解】因瘀血停滞于胸，使气机受阻、气滞血瘀、肝失柔和，若瘀血化热，则会瘀热上冲、胃气上逆。方中当归、赤芍、川芎、桃仁、红花活血化瘀；柴胡疏肝解郁；枳壳、桔梗开胸行气；牛膝引热下行；生地黄清热养阴；甘草调和诸药。诸药合用既有活血化瘀、养血之功，又有理气

解郁之效。

【按语】气血流畅，冲任瘀血消散，经闭得通，则诸症可除。

5. 痰湿阻滞证

【症状】月经延后，经量少，色淡、质黏腻，渐至月经停闭，形体肥胖，胸胁满闷，呕恶多痰，神疲倦怠，或面浮足肿，或带下量多，苔腻，脉滑。

妙方 苍附导痰丸合佛手散加减

【组成】茯苓 12 克，半夏 9 克，陈皮 12 克，甘草 6 克，苍术 12 克，香附 12 克，南星 6 克，枳壳 9 克，生姜 3 片，神曲 12 克，当归 9 克，川芎 9 克。

【功效】豁痰除湿，调气、活血、通经。

【用法】水煎服，每日 1 剂。

【方解】方中陈皮、半夏化痰燥湿，和胃健脾；茯苓、苍术燥湿健脾；南星燥湿化痰；香附、枳壳理气行滞；生姜、神曲温中和胃消滞；当归、川芎活血通经；甘草调和诸药。

【按语】全方有燥湿、健脾、化痰、活血通经之功。

崩漏

【概述】

崩漏是指妇女在非行经期间阴道大量出血或淋漓不断，相当于西医的"功能失调性子宫出血"，简称"功

血"，是最常见的妇科疾病之一。此病系由内分泌失调引起的子宫异常出血，由于诊查无器质性病变，认为是功能性失调而得名。

崩与漏在症状及程度上有所不同。崩出血量多，来势急，病情较重；漏则出血量少，淋漓不断，来势较缓，病情较轻，此二者在发病过程中可相互转化。因此，崩与漏是一种疾病的两种不同表现，"崩为漏之甚，漏为崩之渐"，故统称为"崩漏"。

关于此病病机，《黄帝内经·素问·阴阳别论》谓："阴虚阳搏谓之崩"；《诸病源候论》概括其病机为损伤冲任；《血证论》则云："崩漏者，非经期而下血之谓也。少者名曰漏下，多则名曰血崩，……古为崩中，谓血乃中州脾土所统摄，脾不统血，是以崩溃，故曰崩中。示人治崩必治中州也。"提出崩漏论治当需重脾的见解；《丹溪心法附馀》将治法归纳总结为塞流、澄源、复旧的治崩方法。

【治疗】

1. 血热证

（1）虚热证

【症状】经血非时而下，量少淋漓，或量急，血色鲜红而质稠，心烦潮热，小便黄少，或大便结燥，苔薄黄，脉细数。

妙方 保阴煎

【组成】生地黄 15 克，熟地黄 12 克，白芍 12 克，山药 12 克，续断 12 克，黄芩 15 克，黄柏 12 克，甘草 3 克。

【功效】滋阴清热，固冲止血。

【用法】水煎服，每日 1 剂。

【方解】生地黄养阴凉血止血，熟地黄滋肾水、益真阴，白芍配生地黄、熟地黄养血敛阴；山药益肾固精；续断补肝肾，固冲止血；黄柏制相火，退虚热；黄芩清热、泻火、止血；甘草调和诸药。

【按语】本方可加生脉散益气、滋阴、敛血，阿胶养血止血。若血久不止，气血亏损，证见面色苍白、气短倦卧、心悸头昏、血色淡而质清者，为气血俱虚之象，加黄芪、枸杞子、何首乌。

（2）实热证

【症状】经血非时忽然大下，或淋漓忽又增多，血色深红或鲜红，质或稠或有血块，口渴烦热，或有小腹疼痛，小便黄或大便干结，苔黄或黄腻，脉洪数。

妙方 清热固经汤

【组成】黄芩 10 克，焦栀子 10 克，生地黄 15 克，地骨皮 10 克，地榆 10 克，阿胶 15 克（烊化），生藕节 15 克，棕榈炭 12 克，炙龟板 15 克，牡蛎 15 克，生甘草 6 克。

【功效】清热凉血，止血调经。

【用法】水煎服，每日 1 剂。

【方解】本方以黄芩、焦栀子泻火清热止血；地榆、生藕节清热止血；生地黄、地骨皮滋阴清热；阿胶养血止血；炙龟板、牡蛎育阴敛血；棕榈炭收涩止血；生甘草清热解毒、调和诸药。

【按语】全方诸药各司其职，集清热、泻火、育阴，多种止血法于一方之中，能收清热止血之功。

2. 肾虚证

（1）肾阳虚证

【症状】经来无期，出血量多或淋漓不尽，色淡质清，畏寒肢冷，面色晦黯，腰腿酸软，小便清长，舌质淡，苔薄白，脉沉细。

妙方 右归丸

【组成】制附子6克，肉桂3克，熟地黄12克，山药12克，山茱萸12克，枸杞子12克，菟丝子15克，鹿角胶12克，当归6克，杜仲12克。

【功效】温肾固冲，止血调经。

【用法】水煎服，每日1剂。

【方解】方中制附子、肉桂温壮元阳；鹿角胶温肾阳、益精血，共为君药。熟地黄、山茱萸、枸杞子、山药滋阴益肾，填精补髓，并养肝补脾，亦取"阴中求阳"之义，共为臣药。佐以菟丝子、杜仲补肝肾，强腰膝；当归养血、补肝，与补肾之品相合，共补精血。诸药合用，温壮肾阳，滋补精血。

【按语】临床可加黄芪补气摄血，覆盆子、赤石脂固肾涩血。肉桂宣通血脉，当归辛温行血，出血期宜去之。

（2）肾阴虚证

【症状】经乱无期，出血淋漓不净或量多，色鲜红，质稍稠，头晕耳鸣，腰膝酸软，或心烦，舌质偏红，苔少，脉细数。

妙方 左归丸合二至丸

【组成】熟地黄24克，山药12克，枸杞子12克，山茱萸12克，川牛膝9克，菟丝子12克，鹿角胶12克，龟板胶6克，女贞子6克，墨旱莲6克。

【功效】滋水益阴，止血调经。

【用法】水煎服，每日1剂。

【方解】方中熟地黄滋阴益精髓；龟板胶滋阴补髓；枸杞子、山茱萸、菟丝子、山药补肝肾，益冲任；鹿角胶补益精血；川牛膝益肝肾；合女贞子、墨旱莲滋养肝肾。全方有滋水益阴、止血调经之功。

【按语】若肾阴虚不能上济心火，或阴虚火旺、烦躁失眠、心悸，可加生脉散，加强益气养阴、宁心止血之功。

3. 脾虚证

【症状】经血非时而至，崩中继而淋漓，血色淡而质薄，气短神疲，面色㿠白，或面浮肢肿、手足不温，或饮食不佳，舌质淡，苔薄白，脉弱或沉弱。

妙方 固本止崩汤

【组成】人参9克，黄芪9克，白术30克，熟地黄30克，黑姜6克。

【功效】补气摄血，养血调经。

【用法】水煎服，每日1剂。

【方解】方中人参、白术、黄芪补气培元，固冲摄血；熟地黄滋阴养血；黑姜温中止血。原方中当归药性温行，故暂不用。

【按语】全方气血两补，使气壮固本以摄血，血生配气以涵阳。气充而血沛，阳生而阴长，冲脉得固，血崩自止。气虚运血无力易于停留成瘀，常加三七、益母草或失笑散化瘀止血。

4. 血瘀证

【症状】经血非时而下，时下时止，或淋漓不尽，或停闭日久又突然崩中下血，继而淋漓不断，色紫黑有块。

妙方 四物汤合失笑散加味

【组成】熟地黄 12 克，当归 12 克，川芎 12 克，白芍 9 克，蒲黄 9 克（冲服），五灵脂 9 克（冲），三七粉 5 克，茜草炭 12 克，乌贼骨 20 克。

【功效】补血和血，止血调经。

【用法】水煎服，每日 1 剂。

【方解】方中当归、川芎、白芍、熟地黄养血和血调经；五灵脂、蒲黄活血化瘀止血；三七粉、茜草炭化瘀止血；乌贼骨涩血而不滞瘀。全方共奏活血化瘀、止血调经之效。

【按语】若兼气滞者，症见胁腹胀甚，上方加炒川楝子、香附；久漏不净加桃仁、红花、益母草；崩下不止，去当归、川芎，加党参、仙鹤草、益母草；瘀而化热，症见口干苦、血色红而量多、苔薄者，加仙鹤草、地榆、茜草、夏枯草。

围绝经期综合征

【概述】

围绝经期综合征，是妇女在绝经前后，出现性激素波动引起的头晕耳鸣，心悸失眠，烦躁易怒，烘热汗出，五心烦热，或水肿便溏，腰背酸楚，倦怠乏力，甚或情志异常等内分泌失调性现象，相当于中医"绝经前后诸证"的范畴。

围绝经期综合征是妇女卵巢功能减退至完全消失过程的表现。此外，社会因素、文化因素及精神因素等也与之有关。此病病因、病机涉及多个脏腑，尤以肾最为重要。若肾阴不足，不能上济心火，则心火偏亢；乙癸同源，肾阴不足，精亏不能化血，导致肝肾阴虚，肝失柔养，肝阳上亢；肾与脾先后天互相充养，脾阳赖肾阳以温煦，肾虚阳衰，火不暖土，导致脾肾阳虚，而易出现水湿、痰浊、瘀血、气郁等证。

此病以肾虚为主，辨证要点以肾阴虚、肾阳虚为纲，临床以肾阳虚最为多见。治疗重点在调补肾阴肾阳。此病用药宜于调补，阴虚不可过于滋腻，以防阻遏阳气；阳虚者不可过用辛燥，过则耗损阴液。

【治疗】

1. 肾阴虚证

【症状】绝经前后，月经紊乱，月经提前，量少或量多，或崩或漏，经色鲜红，头晕目眩，耳鸣，头部面颊阵发性烘热，汗出，五心烦热，腰膝酸疼，足跟疼痛，或皮肤干燥、瘙痒，口干便结，尿少色黄，舌红，苔少，脉细数。

妙方左归丸

【组成】熟地黄 12 克，山药 12 克，枸杞子 12 克，山茱萸 12 克，川牛膝 6 克，菟丝子 12 克，鹿角胶 6 克，龟板胶 6 克。

【功效】滋养肾阴，佐以潜阳。

【用法】水煎服，每日 1 剂。

【方解】方中重用熟地黄滋肾阴，益精髓，以补真阴之不足，为君药。用山茱萸补养肝肾，固精气；山药补脾益阴，滋肾固精；龟板胶滋阴补髓；鹿角胶补益精血，温壮肾阳，配入补阴方中，而有"阳中求阴"之义，皆为臣药。枸杞子补肝肾，益精血；菟丝子补肝肾，助精髓；川牛膝益肝肾，强筋骨，俱为佐药。

【按语】若出现双目干涩等肝肾阴虚证时，宜滋肾养肝，平肝潜阳，以杞菊地黄丸加减；若头痛、眩晕较甚者，加天麻、钩藤、珍珠母以增平肝息风镇潜之效；若心肾不交，并见心烦不宁，失眠多梦，甚至情志异常，舌红，少苔或薄苔，脉细数，治宜滋肾、宁心、安神，方用百合地黄汤合甘麦大枣汤合黄连阿胶汤加减；若头晕目眩、耳鸣严重，加何首乌、黄精、肉苁蓉，以滋肾、填精、益髓。

2. 肾阳虚证

【症状】经断前后，经行量多，经色黯淡，或崩中漏下，精神萎靡，面色晦黯，腰背冷痛，小便清长，夜尿频数，或面浮肢肿，舌淡、或胖嫩边有齿印，苔薄白，脉沉细弱。

妙方右归丸

【组成】制附子 6 克，肉桂 3 克，熟地黄 12 克，山药 12 克，山茱萸 12 克，枸杞子 12 克，菟丝子 15 克，鹿角胶 12 克，当归 6 克，杜仲 12 克。

【功效】温肾扶阳。

【用法】水煎服，每日 1 剂。

【方解】制附子温补命门之火以强壮肾气，杜仲、菟丝子温补肾阳；鹿角胶温肾气、养精血、固冲任；熟地黄、山茱萸、枸杞子补养精血；山药补脾固气；肉桂宣通血脉；当归辛温行血，出血期宜去之。

【按语】若月经量多或崩中漏下者，加赤石脂、补骨脂，以增温肾、固冲、止崩之功效；若腰背冷痛明显者，加川椒、鹿角片，以增补肾扶阳、温补督脉之效。

3. 肾阴阳俱虚证

【症状】经断前后，月经紊乱，量少或多，午寒午热，烘热汗出，头晕耳鸣，健忘，腰背冷痛，舌淡，苔薄，脉沉弱。

妙方 **二仙汤合二至丸**

【组成】仙茅 9 克，淫羊藿 15 克，巴戟天 12 克，当归 6 克，盐知母 15 克，盐黄柏 15 克。

【功效】温肾阳，补肾精。

【用法】水煎服，每日 1 剂。

【方解】方中仙茅、淫羊藿、巴戟天温补肾阳；盐知母、盐黄柏滋肾坚阴；当归养血和血。

【按语】便溏者，去润肠之当归，加茯苓、炒白术以健脾止泻。

带下病

【概述】

　　带下病是指带下量明显增多或减少，色、质、气味发生异常，或伴有全身或局部症状者。带下明显增多者称为"带下过多"，带下明显减少者称为"带下过少"。在某些生理性情况下也可出现带下量增多或减少，如妇女在月经期前后、排卵期、妊娠期带下量增多而无其他不适者，为生理性带下；绝经前后白带减少而无明显不适者均不作病论。

　　带下有狭义和广义之分，狭义带下又有生理与病理之分。本章所讨论的是狭义的病理性带下。带下病以带下的量增多或色、质、气味的异常为其主证。病因不同，表现的量、色、质、气味亦有所异。临床常见带下色白或白如米泔，或白如痰浊；色黄或黄绿如脓；色赤白相兼，或杂色混浊。带质或清稀，或稠黏，或无臭，或腥臭，或秽臭，或腐败恶臭，常伴全身或局部症状，如小腹痛、腰骶痛、发热、局部发痒、坠痛、肿胀等。

【治疗】

1. **脾虚证**

【症状】带下量多，色白，质稠黏，无臭气，面色㿠白或萎黄，四肢欠温，颜面及足跗水肿，精神倦怠，纳少或便溏，舌质淡，苔白或腻，脉濡弱。

妙方 **完带汤**

【组成】白术 30 克，山药 30 克，人参 6 克，白芍 15 克，车前子 9 克，苍术 9 克，甘草 3 克，陈皮 2 克，黑芥穗 2 克，柴胡 2 克。

【功效】补脾疏肝，化湿止带。

【用法】水煎服，每日 1 剂。

【方解】本证选用此方，常以南沙参代替人参，补气而不碍湿；白术、山药健脾益气；苍术、陈皮运脾燥湿；车前子利湿泄浊；柴胡、黑芥穗既有升阳之效，又与白芍为伍，调肝柔肝防其侮脾；甘草调和诸药。

【按语】全方选药精当，有治有防，为治脾虚带下首选方之一。原方云：此方脾、肾、肝三经同治之法，寓补于散之中，寄消于升之内，开提肝木之气，则肝血不燥，何至下克脾土；补益脾土之元，则脾气不湿，何难分消水气。主于补脾而兼以补胃者，由里以及表也。脾非胃气之强，则脾之弱不能旺，是补胃正所以补脾。

2. 肾虚证

（1）肾阳虚证

【症状】带下量多，色白如鸡蛋清，或清冷如水，绵绵而下无休止，甚则滑脱不禁，腰脊酸楚，形寒畏冷，小腹冷坠，或脑转耳鸣，小便清长，夜尿增多，大便溏薄，舌质淡嫩，苔白，脉沉弱。

妙方 鹿角菟丝子丸

【组成】鹿角霜60克，菟丝子15克，杜仲15克，白术15克，莲须9克，芡实9克，白果15克，牡蛎15克。

【功效】补肾温阳，固精止带。

【用法】水煎服，每日1剂。

【方解】本方以鹿角霜温养肾气；菟丝子温阳益肾；杜仲补肾强腰固带脉；白术补中固气；莲须、芡实健脾止带；白果、牡蛎收涩止带。此为治肾虚带下证的经验方。

【按语】若便溏，加补骨脂、肉豆蔻；小便清长或夜尿频多者，加益智仁、覆盆子；若带下如崩，加莲子、白芷、金樱子加强补肾固涩止带之功。

（2）肾阴虚证

【症状】一般带下量虽不多，但色呈淡红或赤白相兼，质或黏稠，或感阴道干涩灼热，心烦少寐，手足心潮热，咽干口燥，腰酸耳鸣，或头昏眼花，舌质红，少苔，脉细数。

妙方 知柏地黄丸

【组成】熟地黄240克，山茱萸120克，山药120克，泽泻40克，茯苓90克，牡丹皮90克，知母90克，黄柏90克。

【功效】滋阴降火。

【用法】上为末，炼蜜为丸，如梧桐子大。每服百丸，空腹温水送下。

【方解】方中重用熟地黄滋阴补肾，填精益髓；山茱萸补肝肾，山药益脾阴，两者皆能固精；泽泻利湿泄浊；牡丹皮清泄相火；茯苓淡渗脾湿；知母、黄柏清热泻火，滋阴润燥。

【按语】失眠多梦者加柏子仁、酸枣仁；咽干口燥甚者加沙参、麦冬；五心烦热甚者，加地骨皮、银柴胡；头晕目眩者加女贞子、墨旱莲、白菊花、钩藤；舌苔厚腻者，加薏苡仁、白扁豆、车前草。

3. 湿热证

【症状】带下量多，色黄或赤，或赤白相兼，质稠，有臭味，或少腹疼痛拒按，或阴中灼痛，或有月经量增多或经期延长，小便黄热或淋涩，大便或溏，或有低热，舌红，苔黄腻，脉弦数或滑数。

妙方 止带方

【组成】茵陈15克，栀子6克，黄柏6克，牡丹皮9克，赤芍9克，牛膝9克，猪苓9克，泽泻12克，车前子 15 克，茯苓 15 克。

【功效】清热利湿。

【用法】水煎服，每日 1 剂。

【方解】方中茵陈、栀子、黄柏清热除湿；牡丹皮、赤芍清热凉血；牛膝活血，引诸药下行；猪苓、泽泻、车前子利湿；茯苓健脾渗湿。全方具有清热利湿作用，常为临床所用。

【按语】腹痛加川楝子、延胡索；若带下有臭味者加土茯苓、苦参。

4. 湿毒证

【症状】带下量多，色黄、质稠，或黄绿如脓，或浑浊如米泔，或似豆渣，或挟血色、臭秽，阴部灼痛、瘙痒，或并见月经过多，经期延长，阴疮等病，或见发热，小腹疼痛，拒按，烦渴不欲饮，小便短黄，大便燥结，舌质红，苔黄腻，脉数或滑数。如病变仅局限于局部，也可无发热。

妙方银甲丸

【组成】金银花 15 克，连翘 15 克，大血藤 24 克，蒲公英 24 克，茵陈 12 克，升麻 15 克，紫花地丁 30 克，大青叶 12 克，椿根皮 12 克，桔梗 12 克，生蒲黄 12 克，琥珀 12 克，生鳖甲 24 克。

【功效】清热解毒，除湿。

【用法】原方为丸剂，也可改成煎剂。

【方解】本方以金银花、连翘、蒲公英、大血藤、大青叶、紫花地丁多味清热解毒药为主药；佐以茵陈、椿根皮清热除湿；生蒲黄活血止血；琥珀化腐生肌通淋，生鳖甲软坚散结，生鳖甲、琥珀同用可滋阴活血；升麻、桔梗升提排秽。

【按语】本方对湿热、湿毒盘踞任带所致的带证，而有少腹结块者甚宜。

子宫脱垂

【概述】

子宫脱垂是指子宫从正常位置沿阴道下移，宫颈外口达坐骨棘水平以下，甚至全部脱出阴道口外的疾病。常伴有不同程度的阴道前壁和后壁膨出，而以阴道前壁膨出多见。

中医认为，子宫脱垂与分娩损伤有关，患者素体虚弱，中气不足，冲任不固，带脉失约，或经行产后负重操劳，耗气伤中；或久居湿秽之地，寒湿袭于胞络，损伤冲任带脉而下脱；或先天不足，或房劳多产，伤精损肾；或年老体弱，肾气亏虚，冲任不固，带脉弛纵，无力系胞，而致子宫脱出。亦见于长期慢性咳嗽、便秘、年老衰弱之体，冲任不固，带脉提摄无力而子宫脱出。

【治疗】

1. 气虚证

【症状】阴户中有物突出，坠胀后重，平卧则回纳还纳，过劳则突然加重，带下量多，质稀色白，小腹下坠，四肢乏力，少气懒言，面色少华，小便频数，舌淡，苔薄，脉虚细。

妙方 补中益气汤加味

【组成】黄芪18克，人参9克，炙甘草9克，升麻6克，柴胡6克，白术9克，当归3克，续断12克，金樱子12克。

【功效】补中益气，升阳举陷。

【用法】水煎服，每日1剂。

【方解】方中黄芪、人参、炙甘草益气升提；升麻、柴胡升提阳气，以助益气之力；白术健脾；当归补血；续断补肾；金樱子收敛固脱。

【按语】子宫脱垂较重者，补中益气汤中须重用黄芪、人参，尤其是黄芪可用30~90克，以增强益气举陷之力，另外，加入炙乌梅等收敛之品，也有单以枳壳来治疗者，药理研究，枳壳具有增强子宫平滑肌收缩之作用，但只有枳壳剂量大于30克，才能达到升提的作用。

2. 肾虚证

【症状】阴中有物脱出阴道口外，久脱不复，腰膝酸软，小便频数，夜间尤甚，小腹下坠，头晕耳鸣，舌淡红，脉沉弱。

妙方 大补元煎

【组成】人参10克，山药15克，熟地黄15克，杜仲15克，当归15克，山茱萸15克，枸杞子15克，升麻10克，鹿角胶10克。

【功效】补气益精，升清举陷。

【用法】用水400毫升，煎至280毫升，空腹时温服。

【方解】方中人参补元气，当归滋阴补血，二者与熟地黄相配，可补益精气；枸杞子、山茱萸可以补肝；杜仲温肾阳；山药补脾、肺、肾之气；升麻可补气升阳；鹿角胶益精养血。

【按语】如命门火衰，元气不足者，可酌加补骨脂、肉桂。

阴道炎

【概述】

阴道炎是病菌入侵阴道并繁殖引起的炎症。病原体可为细菌、真菌、原虫等，也可由正常菌群失调或过敏引起。

一、滴虫性阴道炎

【概述】

滴虫性阴道炎由阴道毛滴虫感染引起。滴虫属厌氧的寄生原虫，对不同环境的适应力很强，不仅易寄生于阴道内，而且还可以侵入尿道及尿道旁腺，甚至上至膀胱、输尿管及肾盂。滴虫性阴道炎属性传播疾病之一，其传播途径除由性交直接传播外，也可通过诸如被污染的浴池、浴巾、游泳池、衣被、器械、坐式马桶边等间接传播。

中医将滴虫性阴道炎归属于"阴痒""带下病"及"淋证"等范畴。多由脾虚湿盛，湿热下注，或感染病虫所致。临床常见湿热下注证、肝经湿热证、湿毒证等。

【治疗】

1. 湿热下注证

【症状】带下量多、泡沫状、色黄、质稀、气腥臭，镜检可见滴虫，阴部灼热瘙痒，尿黄，大便溏而不爽，口腻而臭，舌质偏红，苔黄腻，脉滑数。

妙方四妙散加味

【组成】苍术 15 克，黄柏 15 克，薏苡仁 30 克，牛膝 9 克，白鲜皮 9 克，百部 9 克，苦参 9 克。

【功效】清热、利湿、杀虫。

【用法】水煎服，每日 1 剂。

【方解】苍术、薏苡仁健脾化湿；黄柏清下焦湿热；白鲜皮、百部杀虫止痒；牛膝补肝肾；苦参杀虫利尿。

【按语】若脘闷身重，神疲乏力，纳少便溏，苔白黄腻者，加茯苓、白术、陈皮，以健脾燥湿。

2. 肝经湿热证

【症状】带下量多如泡沫状，有滴虫，色黄或黄绿，质稀，气味腥臭，阴部瘙痒灼痛，头晕目胀，心烦口苦，胸胁、少腹胀痛，尿黄便结，苔黄，脉弦数。

妙方龙胆泻肝汤加减

【组成】龙胆草 6 克，生地黄 9 克，当归 3 克，柴胡 6 克，生甘草 6 克，泽泻 12 克，车前子 9 克（包煎），木通 6 克，黄芩 9 克，炒栀子 9 克，苦参 9 克，薏苡仁 30 克。

【功效】泻肝清热，除湿杀虫。

【用法】水煎服，每日 1 剂。

【方解】本方为含龙胆草、黄芩、炒栀子、泽泻、木通、当归、生地黄、柴胡、生甘草、车前子的龙胆泻肝汤，加苦参、薏苡仁组成，具有清肝利湿为主兼以解郁的功效，具有较强的除湿杀虫作用，标本兼治，临床疗效显著。

【按语】如湿蕴甚者，需加入瞿麦、萹蓄等清利之品。

3. 湿毒证

【症状】带下量多，有滴虫，色黄如脓，混杂血丝，或浑浊如泔，杂下脓血，臭秽，阴痒，阴中灼热，阴道潮红有草莓状突起，尿频涩痛，舌红，苔黄腻，脉滑数。

妙方 萆薢渗湿汤加减

【组成】萆薢15克，生薏苡仁30克，黄柏15克，赤茯苓9克，牡丹皮12克，泽泻9克，通草45克，滑石30克（包），百部15克，贯众10克，野菊花10克。

【功效】清热解毒，除湿祛邪。

【用法】水煎服，每日1剂。

【方解】百部、萆薢、贯众利湿杀虫；黄柏、牡丹皮、野菊花清热解毒；生薏苡仁健脾利湿；滑石、泽泻、通草清热利湿；赤茯苓分利湿热。全方各药相合，共奏清热渗湿、杀虫止痒之功。

【按语】现代亦用萆薢渗湿汤治疗湿热下注、气血阻滞所引起的阴疮、慢性前列腺炎等疾病。

二、霉菌性阴道炎

【概述】

霉菌性阴道炎多由白色念珠菌引起，少数病人可分离出其他念珠菌及球拟酵母属菌。此病多见于孕妇、糖尿病及接受雌激素或长期应用广谱抗生素及肾上腺皮质激素者，其他如严重的传染性疾病、消耗性疾病等，均为念珠菌生长的有利环境。

中医将此病归属于"阴痒""阴痛""带下病"等范畴。一般认为，此病病因为素体阴虚或久病伤阴，阴窍失养；或脾虚肝郁，湿浊下注；或感染邪毒致虫蚀阴中，湿热蕴结而致。临证常见湿热蕴结证、阴虚夹湿证等。

【治疗】

1. 湿热蕴结证

【症状】阴痒，坐卧不安，带下量多或少，豆渣样，色白或淡黄，脘腹胀满，纳呆，便溏，苔腻，脉滑。

妙方 清热化湿分清饮

【组成】川萆薢24克，石菖蒲9克，黄柏15克，茯苓15克，炒白术9克，车前子15克（包），鹤虱9克，白鲜皮9克，苦参15克，白通草12克。

【功效】清热除湿，化浊止痒。

【用法】水煎服，每日1剂。

【方解】方中川萆薢、石菖蒲、黄柏清热利湿；茯苓、炒白术健脾利湿；白通草、车前子利尿通淋；鹤虱、白鲜皮、苦参杀虫止痒。

【按语】若神疲乏力，舌淡胖，去黄柏，加党参、薏苡仁、白果、芡实，以健脾化湿；若阴道红肿，尿频急涩痛，便结，烦渴，加紫花地丁、大青叶、椿根皮、生大黄，以清热解毒。

2. 阴虚夹湿证

【症状】阴痒灼痛，反复发作，带下量可多可少，豆渣样或水样，或带有血丝，五心烦热，夜寐不安，口干不欲饮，尿频涩，舌红，少苔或中根部有黄腻苔，舌上少津，脉细数。

妙方 生地黄骨皮饮

【组成】生地黄15克，栀子9克，木通3克，甘草5克，鹤虱9克，白鲜皮9克，地骨皮15克，赤芍9克，白茅根 15 克, 女贞子 9 克, 墨旱莲 9 克, 炒荆芥穗 9 克, 黄柏 15 克。

【功效】滋阴清热, 佐以化湿。

【用法】水煎服, 每日 1 剂。

【方解】生地黄养阴清热; 栀子、黄柏清泻三焦火热; 木通利水通淋; 鹤虱、白鲜皮杀虫止痒; 地骨皮清虚热; 白茅根利湿; 女贞子、墨旱莲滋阴清热; 赤芍清热凉血; 炒荆芥穗抗菌、消炎、止血; 甘草调和诸药。

【按语】若带下色赤, 可加牡丹皮, 以凉血止血。

三、老年性阴道炎

【概述】

老年性阴道炎是妇女绝经后, 由于卵巢功能衰退, 雌激素缺乏, 阴道内 pH 值上升, 局部免疫力减弱, 易受细菌感染而引起的炎症。常见于老年妇女, 类似改变发生于卵巢功能衰退、卵巢切除或盆腔放射治疗后的中青年妇女。故有人认为该病应称之为"萎缩性阴道炎"。

中医常将此病归属于"带下病""阴痒"等范围, 认为是由阴血不足, 阴窍失养, 或脾虚湿阻, 湿热下注, 任脉不固, 带脉失约所致, 多属虚证或本虚标实证。临床常见肝肾阴虚证、湿热下注证等。

【治疗】

1. 肝肾阴虚证

【症状】外阴干涩、灼热、疼痛、瘙痒, 白带清稀, 色黄或赤, 量常不多, 头晕耳鸣, 心烦易怒, 腰膝酸软, 咽干口燥, 舌红, 少苔, 脉细数。

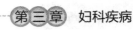 妙方 地黄饮子化裁

【组成】熟地黄 15 克, 山药 15 克, 山茱萸 10 克, 茯苓 15 克, 泽泻 10 克, 牡丹皮 10 克, 黄柏 15 克, 知母 9 克, 淫羊藿 15 克, 巴戟天 15 克, 菟丝子 30 克, 炒荆芥穗 9 克。

【功效】滋补肝肾, 清热止带。

【用法】水煎服, 每日 1 剂。

【方解】熟地黄、山药、山茱萸滋补肝肾之阴; 茯苓、泽泻健脾利湿; 牡丹皮、黄柏、知母清泻火热之邪; 淫羊藿、巴戟天、菟丝子滋补肾阳, 以阳中求阴; 炒荆芥穗抗菌、消炎。

【按语】若烘热汗出, 形寒, 加仙茅、五味子, 以温补肾阳, 阴阳并治; 若带下量多, 加煅牡蛎 (先煎)、芡实、莲须, 以固涩止带。

2. 湿热下注证

【症状】带下量多, 色黄或黄稠如脓, 秽臭, 阴痒灼痛, 阴部糜烂, 口干口苦, 小便短赤涩痛, 苔黄腻, 脉滑数。

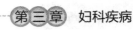 妙方 止带地黄汤

【组成】茵陈 12 克, 生地黄 15 克, 土茯苓 15 克, 山药 15 克, 山茱萸 9 克, 泽泻 9 克, 牡丹皮 12 克, 黄柏 15 克, 苍术 15 克, 薏苡仁 30 克。

【功效】清热、利湿、止带。

【用法】水煎服, 每日 1 剂。

【方解】茵陈化湿; 生地黄、山药滋肾阴, 清热; 土茯苓利湿杀虫; 山茱萸、泽泻、牡丹皮滋肾阴; 黄柏、

苍术清热除湿；薏苡仁利水除湿。

【按语】因患者多年老肾虚，故湿热解后，改用知柏地黄丸之类以善后。若湿毒壅盛，阴道或宫腔积脓，或身热者，宜加野菊花、蒲公英、紫花地丁、败酱草各15～30克，以加强清热解毒之功。

四、非特异性阴道炎

【概述】

与其他类型阴道炎不同，非特异性阴道炎不是由特异性病原体，如滴虫、真菌、淋球菌等导致的，而是由一般病原菌，如葡萄球菌、链球菌、大肠杆菌、变形杆菌等引起的阴道炎，统称为非特异性阴道炎或细菌性阴道炎。常见于身体衰弱及个人卫生条件差的妇女。多种因素导致阴道正常防御功能遭到破坏，为病原菌的生长繁殖创造了条件而发病。

中医将此病归于"阴痛""带下病""淋证"等范畴。其主要病机是肝脾肾功能失调，邪气内侵，经络阻滞，带脉失约，任脉不固。临床常见肝肾阴虚证、肝郁脾虚证、湿热下注证等。

【治疗】

1. 肝肾阴虚证

【症状】带下量多、色黄或赤白相间，阴道灼痛或涩痛，心烦少寐，腰酸耳鸣，手足心热，舌红，少苔，脉细数。

妙方二地汤加味

【组成】盐知母15克，盐黄柏15克，熟地黄15克，炒山药10克，山茱萸15克，茯苓10克，牡丹皮5克，泽泻5克，苍术15克，生地黄15克。

【功效】滋阴清热。

【用法】水煎服，每日1剂。

【方解】盐知母、盐黄柏清热化湿；熟地黄、炒山药、山茱萸滋肾阴；茯苓、牡丹皮、泽泻健脾利湿；苍术清热化湿；生地黄滋阴清热。

【按语】若阴痛明显，加白芍、生甘草以养血柔筋，缓急止痛；心烦耳鸣明显者，加鳖甲（先煎）、龟板胶（先煎），以滋阴潜阳。

2. 肝郁脾虚证

【症状】阴部坠胀、灼热，甚至痛连少腹、乳房、带下量多、色黄、质稠，甚或有臭气，烦躁易怒，胸脘痞闷，纳差便溏，苔薄腻，脉弦细。

妙方丹栀逍遥散加味

【组成】牡丹皮15克，栀子9克，当归9克，白芍15克，柴胡15克，白术10克，茯苓10克，茵陈15克，车前子10克（包），生甘草5克，黄柏15克，醋香附9克，乌药9克。

【功效】疏肝清热，健脾和营。

【用法】水煎服，每日1剂。

【方解】牡丹皮清热凉血；栀子清利三焦湿热；当归、白芍、柴胡、白术疏肝健脾，除湿；茯苓、茵陈、车前子健脾利湿；黄柏清泄下焦湿热；醋香附、乌药行气止痛；生甘草调和诸药。

【按语】痛甚者倍加白芍、生甘

草，再加五灵脂、生蒲黄以和营止痛；神疲气短纳差者，去牡丹皮、栀子，加党参、山药、砂仁健脾。

3. 湿热下注证

【症状】带下量多、色黄、质黏稠、有臭味，阴痛肿胀，或潮红有溃疡，小便短赤涩痛，舌红，苔黄腻，脉滑数。

 妙方 龙胆泻肝汤加减

【组成】龙胆草 24 克，栀子 12 克，黄芩 12 克，车前子 12 克，木通 12 克，泽泻 15 克，生地黄 12 克，金银花 15 克，连翘 18 克。

【功效】清热利湿。

【用法】水煎服，每日 1 剂。

【方解】龙胆草清理肝胆湿热；栀子、黄芩清泻三焦火热；车前子、木通、泽泻利湿；生地黄滋阴清热；金银花、连翘清热解毒。

【按语】若小便涩痛，可加滑石，清热利湿通淋；阴户肿痛溃疡者，加牡丹皮、赤芍、三七粉（冲服）以活血止痛生肌。

盆腔炎

【概述】

盆腔炎是指女性内生殖器官及其周围结缔组织、盆腔腹膜发生的炎症。盆腔炎分为急性盆腔炎和慢性盆腔炎。急性盆腔炎继续发展可引起弥漫性腹膜炎、败血症、感染性休克，严重者可危及生命。若急性期未能得到彻底治愈，则可转为慢性盆腔炎。

一、急性盆腔炎

女性盆腔生殖器官及其周围结缔组织和腹膜的急性炎症称为急性盆腔炎。根据其病变部位的不同，分别称作急性子宫内膜炎、急性输卵管炎、输卵管积脓、输卵管卵巢脓肿、急性盆腔结缔组织炎、急性盆腔腹膜炎等。急性盆腔炎发病急、病势进展迅速，延迟治疗可发展为脓毒血症、败血症、感染性休克。

中医认为，急性盆腔炎多在产后、流产后、宫腔内手术处置后，或经期卫生保健不当之际。邪毒乘虚侵袭，稽留于冲任及胞宫脉络，与气血相搏结，邪正交争，而发热疼痛，邪毒炽盛则腐肉酿脓而发病。

【治疗】

1. 热毒炽盛证

【症状】高热腹痛，恶寒或寒战，下腹部疼痛拒按，咽干口苦，大便秘结，小便短赤，带下量多、色黄，或赤白兼杂，质黏稠如脓血，味臭秽，月经量多或淋漓不净，舌红，苔黄厚，脉细数。

妙方 五味消毒饮加味

【组成】金银花24克，野菊花24克，蒲公英12克，紫花地丁12克，紫背天葵子12克，大黄6克，桃仁12克，牡丹皮12克，冬瓜仁12克。

【功效】清热解毒，利湿排脓。

【用法】水煎服，每日1剂。

【方解】本方以大黄合五味消毒饮（金银花、野菊花、蒲公英、紫花地丁、紫背天葵子），重在清热解毒；桃仁、牡丹皮凉血祛瘀；冬瓜仁排脓祛湿。全方有清热解毒、利湿排脓、缓急止痛之功。

【按语】若带下臭秽加椿根皮、黄柏、茵陈；腹胀满加厚朴、枳实；里急后重加槟榔、枳壳；月经量多不止加地榆、马齿苋；盆腔形成脓肿者加大血藤、皂角刺、白芷；腹痛加延胡索、川楝子；身热不退加柴胡、生甘草。

2. 湿热瘀结证

【症状】下腹部疼痛拒按，或胀满，热势起伏，寒热往来，带下量多、色黄、质稠、味臭秽，经量增多，经期延长，淋漓不止，大便溏或燥结，小便短赤，舌红，苔黄厚，脉弦滑。

妙方 仙方活命饮

【组成】金银花24克，甘草9克，当归尾12克，赤芍12克，穿山甲12克（鳖甲替代），皂角刺12克，天花粉12克，川贝母12克，防风15克，白芷12克，陈皮12克，乳香12克，

没药12克。

【功效】清热解毒，消肿溃坚，活血止痛。

【用法】水煎服，每日1剂。

【方解】方中金银花善清热解毒疗疮，乃"疮疡圣药"，故重用为君。然唯清热解毒，则气滞血瘀难消，肿结不散，又以当归尾、赤芍、乳香、没药、陈皮行气活血通络，消肿止痛，共为臣药。疮疡初起，其邪多羁留于肌肤腠理之间，更用辛散之白芷、防风相配，通滞而散其结，使热毒从外透解；气机阻滞每致液聚成痰，故配用川贝母、天花粉清热化痰散结，可使脓未成即消；穿山甲（鳖甲替代）、皂角刺通行经络，透脓溃坚，可使脓成即溃，均为佐药。甘草清热解毒，并调和诸药。诸药合用，共奏清热解毒、消肿溃坚、活血止痛之功。

【按语】全方清热利湿，化瘀，消肿，止痛。湿热去，瘀血行，则热退痛缓，疾病可愈。

二、慢性盆腔炎

女性盆腔生殖器官及其周围结缔组织、盆腔腹膜发生慢性炎症性病变，称为慢性盆腔炎，常为急性盆腔炎未能彻底治疗，或患者体质虚弱，病程迁延所致，亦可无急性发病史，起病缓慢，病情顽固，反复不愈。

此病多为邪热余毒残留，与冲任之气血相搏结，凝聚不去，日久难愈，耗伤气血，虚实错杂。临床以湿

热瘀结、气滞血瘀、寒湿凝滞、气虚血瘀证多见，除辨证内服有关方药外，还常常以中药保留灌肠、理疗、热敷、离子透入等方法综合治疗，以提高疗效。

【治疗】

1. 湿热瘀结证

【症状】少腹部隐痛，或疼痛拒按，痛连腰骶，低热起伏，经行或劳累时加重，带下量多，色黄，质黏稠，胸闷纳呆，口干不欲饮，大便溏或秘结，小便黄赤，舌体胖大，色红，苔黄腻，脉弦数或滑数。

妙方 银甲丸

【组成】金银花24克，连翘12克，升麻9克，大血藤12克，蒲公英12克，生鳖甲18克，紫花地丁12克，生蒲黄6克，椿根皮12克，大青叶9克，茵陈12克，琥珀9克，桔梗12克。

【功效】清热除湿，化瘀止痛。

【用法】水煎服，每日1剂。

【方解】本方以金银花、连翘、蒲公英、紫花地丁、大血藤、大青叶、升麻等药清热解毒；以茵陈、椿根皮等清热除湿；生鳖甲、生蒲黄、琥珀活血化瘀，软坚散结；桔梗辛散排脓。全方合用，共奏清热除湿、化瘀行滞之效。

【按语】湿邪甚加茯苓、厚朴、大腹皮；便溏加白术、藿香。

2. 气滞血瘀证

【症状】小腹部胀痛或刺痛，经行腰腹疼痛加重，经血量多有块，瘀块排出则痛减，带下量多，婚久不孕，经前情志抑郁，乳房胀痛，舌体紫黯、有瘀斑、瘀点，苔薄，脉弦涩。

妙方 膈下逐瘀汤

【组成】当归12克，川芎12克，赤芍12克，桃仁12克，枳壳12克，延胡索12克，五灵脂9克，牡丹皮12克，乌药12克，香附12克，甘草9克。

【功效】活血化瘀，理气止痛。

【用法】水煎服，每日1剂。

【方解】当归、川芎行气活血；赤芍养血活血；桃仁活血化瘀；枳壳、延胡索疏肝理气，化瘀止痛；牡丹皮凉血活血；五灵脂、乌药、香附理气止痛；甘草调和诸药。

【按语】若因外感湿热滞留，冲任胞宫气机失畅而起，症见低热起伏，加败酱草、蒲公英、黄柏、土茯苓、柴胡；疲乏无力食少，加人参、白术、焦山楂、鸡内金；有炎症结块者，加皂角刺、三棱、莪术；胸胁乳房胀痛加郁金、川楝子；带下量多加薏苡仁、白芷。

3. 寒湿凝滞证

【症状】小腹冷痛，或坠胀疼痛，经行腹痛加重，喜热恶寒，得热痛缓，经行错后，经血量少，色黯，带下淋漓，神疲乏力，腰骶冷痛，小便频数，婚久不孕；舌黯红，苔白腻，脉沉迟。

妙方 少腹逐瘀汤

【组成】小茴香1.5克，炙干姜3

129

克，延胡索 3 克，川芎 6 克，肉桂 3 克，没药 6 克，当归 9 克，蒲黄 9 克（包煎），炒五灵脂 6 克（包煎），赤芍 6 克。

【功效】 活血祛瘀，行气通络。

【用法】 水煎服，每日 1 剂。

【方解】 方中用当归、赤芍、川芎活血，祛瘀，止痛；小茴香、炙干姜、肉桂温理，祛寒，止痛；蒲黄、炒五灵脂、没药活血，散瘀，止痛；延胡索行气活血。

【按语】 兼气虚者，加白术、党参、黄芪；血热者，加牡丹皮、侧柏叶、生地黄；肾虚者，加熟地黄、续断、菟丝子；气滞血瘀甚者，加三棱、莪术。

4. 气虚血瘀证

【症状】 下腹部疼痛结块，缠绵日久，痛连腰骶，经行加重，经血量多有块，带下量多，精神不振，疲乏无力，食少纳呆，舌体黯红、有瘀点瘀斑，苔白，脉弦涩无力。

妙方理冲汤

【组成】 生黄芪 15 克，党参 12 克，白术 12 克，山药 15 克，天花粉 12 克，知母 12 克，三棱 9 克，莪术 9 克，生鸡内金 9 克。

【功效】 益气健脾祛瘀，调经散结。

【用法】 水煎服，每日 1 剂。

【方解】 本方以生黄芪、党参、白术、山药健脾益气，扶正培元；三棱、莪术破瘀散结；天花粉、知母清热生津，解毒排脓；生鸡内金健胃消瘀结。全方有补气健脾、活血化瘀、消癥散结、行气止痛之功效。

【按语】 若腹痛不减加白芍、延胡索、蜈蚣；腹泻去知母，重用白术；虚热未清加生地黄、天冬；无腹部结块者少用三棱、莪术；若久病及肾则肾气虚血瘀，症见少腹疼痛，绵绵不休，腰脊酸痛，膝软乏力，白带量多、质稀，神疲，头晕目眩，性淡漠，舌黯，苔白，脉细弱，治宜补肾活血，壮腰宽带，方选宽带汤。

第四章 儿科疾病

咳嗽

【概述】

咳嗽是一种呼吸道常见症状，由气管、支气管黏膜或胸膜受炎症、异物、物理或化学性刺激引起。气管、支气管炎症多由病毒、肺炎支原体或细菌导致。常见的病毒有流感病毒、腺病毒及呼吸道合胞病毒；常见的细菌有肺炎链球菌、β溶血性链球菌、葡萄球菌及流感杆菌等。

中医认为，肌肤娇嫩，寒热不知自调，不论邪气从口鼻或从皮毛而入，肺必首当其冲，致使宣降失职，而发为咳嗽。小儿脾胃薄弱，易为乳食、生冷所伤，运化失调，酿为痰浊，上贮于肺，或外邪引发，壅塞气道而发咳嗽。素体虚弱，或外感咳嗽日久不愈，更易复感外邪，使咳嗽屡作。

【治疗】

1. 风寒咳嗽证

【症状】咳嗽咽痒，痰少而稀白，喷嚏，鼻塞，流涕，头痛身楚，恶寒无汗，发热轻，苔薄白，脉浮紧，指纹浮红。

妙方 杏苏散加减

【组成】杏仁9克，苏叶9克，半夏9克，茯苓9克，前胡9克，枳壳6克，甘草3克，桔梗6克，生姜3片，大枣3枚。

【功效】轻宣凉燥，理肺化痰。

【用法】水煎服，每日1剂。

【方解】方中苏叶辛温不燥，发汗解表，宣畅肺气，使凉燥之邪从表而解；杏仁苦温而润，肃降肺气，润燥止咳，二药配伍，苦辛温润，共为君药。前胡既助苏叶疏风解表，又助杏仁降气化痰；桔梗、枳壳宣降肺气，既疏理胸膈气机，又化痰止咳祛邪，三药合用，有宣有降，使气顺津布，痰消咳止，共用为臣。半夏行气燥湿化痰；茯苓渗湿健脾以杜生痰之源；生姜、大枣调和营卫，滋脾行津以助润燥，共为佐药。甘草调和药性，且合桔梗宣肺利咽，为佐使之用。诸药配伍，苦温甘辛，外可轻宣凉燥，内可理肺化痰，使表解痰消，肺气和降，诸症可除。

【按语】恶寒无汗者，加麻黄；苔腻者，加陈皮；腹胀便秘者，加瓜蒌；痰多者，加莱菔子；有化热之势者，加黄芩。

2. 风热咳嗽证

【症状】咳嗽不爽，痰黄、黏稠不易咳出，鼻流浊涕，口渴咽痛，伴发热头痛，汗出恶风，舌红，苔薄黄，脉浮数，指纹浮紫。

妙方 桑菊饮加减

【组成】桑叶 8.5 克，菊花 3 克，杏仁 6 克，桔梗 6 克，芦根 6 克，连翘 5 克，生甘草 2.5 克，薄荷 2.5 克。

【功效】疏风清热，宣肺止咳。

【用法】水煎服，每日 1 剂。

【方解】方中桑叶清宣肺热而止咳嗽；菊花疏散风热，清利头目；杏仁、桔梗宣利肺气而止咳；连翘透邪解毒；薄荷疏散风热；芦根清热生津止渴；生甘草调和诸药。

【按语】咽部红肿者，加牛蒡子、射干；气粗口渴者，加石膏、天花粉；痰多者，加瓜蒌、葶苈子；咳甚作呕者，加枇杷叶、竹茹。

3. 风燥咳嗽证

【症状】干咳或痰少黏着，难以咳出，或痰中带血，鼻咽干燥，或恶风发热，咽喉疼痛，舌干少津，舌红苔薄，脉浮数，指纹浮紫。

妙方 桑杏汤加减

【组成】桑叶 3 克，川贝母 3 克，淡豆豉 3 克，栀子 3 克，梨皮 3 克，杏仁 4.5 克，沙参 6 克。

【功效】清宣温燥，润肺止咳。

【用法】水煎服，每日 1 剂。

【方解】方中桑叶宣肺清热；杏仁肃降肺气而止咳；淡豆豉助桑叶轻宣发表；沙参、梨皮润肺止咳；栀子清泄上焦肺热；川贝母清热化痰止咳。诸药合用共奏轻宣温燥之功。

【按语】久咳不止者，加百部、款冬花；便秘者，加玄参；衄血、咯血者，加白茅根、茜草；声音嘶哑者，加桔梗、青果。

4. 肺热咳嗽证

【症状】咳嗽，痰黄稠难咳，发热，面赤唇红，气粗口臭，口渴喜饮，烦躁不安，甚则鼻衄，便干溲赤，舌红，苔黄，脉滑数。

妙方 麻黄杏仁甘草石膏汤

【组成】炙麻黄 9 克，杏仁 9 克，生石膏 18 克，炙甘草 6 克。

【功效】辛凉疏表、清肺平喘。

【用法】水煎服，每日 1 剂。

【方解】方中炙麻黄辛温解表，宣肺平喘；生石膏清泄肺热以生津；杏仁苦降肺气而平喘咳；炙甘草益气和中并能调和诸药。

【按语】痰多心烦者，加天竺黄；衄血者，加白茅根；便秘者，加生大黄；小便少者，加车前子；食积内停者，加莱菔子、神曲。

5. 痰湿咳嗽证

【症状】咳嗽痰多，色白清稀，痰随嗽出，胸闷纳呆，苔白厚或腻，脉濡或滑。

妙方 二陈汤加减

【组成】橘红15克，半夏15克，茯苓9克，炙甘草4.5克，乌梅1个，生姜7片（后二药煎加）。

【功效】燥湿化痰，理气和中。

【用法】水煎服，每日1剂。

【方解】方中半夏燥湿化痰，降逆和胃止呕；橘红、茯苓理气燥湿祛痰；生姜降逆化痰，降低半夏毒性；乌梅收敛肺气；炙甘草可调和诸药兼润肺之用。

【按语】胸腔痞闷者，加厚朴、枳壳；腹胀便溏者，加苍术、白术、薏苡仁；食滞纳呆者，加莱菔子、神曲。

6. 脾肺气虚证

【症状】咳嗽无力，痰白清稀，喉中痰声辘辘，面黄唇淡，胸闷纳呆，少气懒言，病程迁延不愈，或反复遇寒则发，自汗，舌淡，苔薄白，脉沉弱。

妙方 六君子汤

【组成】人参9克，白术9克，茯苓9克，半夏6克，陈皮6克，甘草6克。

【功效】益气健脾，燥湿化痰。

【用法】加大枣2枚，生姜3片，水煎服，每日1剂。

【方解】方中人参益气健脾；白术健脾燥湿；茯苓健脾渗湿；半夏、陈皮燥湿化痰；甘草益气并调和诸药。

【按语】久咳不愈者，加银杏、五味子；痰多者，加莱菔子；阳虚者，加干姜、附子；气阴两虚者，用生脉饮加黄精、玉竹、茯苓。

哮喘

【概述】

此病包括支气管哮喘、哮喘性支气管炎和急性毛细支气管炎，以哮鸣、咳嗽、气喘为主要症候的疾病。哮喘为过敏性疾病，其病因为吸入异常物质，或感染邪毒，以及气候、运动、精神、饮食和药物等多种因素引起的变态反应，导致支气管痉挛而致哮喘发作。

中医认为，小儿哮喘的病因比较复杂，但不离先天、后天两方面的因素。先天因素多与此病家族遗传相关，由于胎禀不足，以及后天失养，反复外感等影响，导致肺、脾、肾三脏不足，以致生痰，使小儿形成痰邪内伏的特殊体质状态。这种体质状态与哮喘的发生有密切的关系。后天因素中最多的致病因素是六淫之邪，其次是饮食、劳倦等。此病的病位在肺、脾、肾三脏；病理是痰阻气逆和痰伤气虚；发病机制为外邪袭表和内伤之邪犯肺，累及脾、肾，进而触动伏邪。

【治疗】

1. 发作期

发病急，持续时间因人、因病而异。发作期若哮喘严重，或持续不缓解时，应该注意邪盛伤肺而引起肺气壅盛、肺气衰竭和肺心两衰等病变。哮喘发作期的辨证可以分为寒性哮喘、热性哮喘、实性哮喘、虚性哮喘四种。

（1）寒性哮喘证

【症状】初起多有咳嗽，鼻流清涕，咽痒不适，继之急性发作，喉间哮鸣，气急喘促，痰少色白多沫，形寒无汗，口不渴，饮食乏味，睡眠欠安，大便尚调，有时溏薄，小便清短，神情紧张，面色㿠白，或面色晦滞而青，口唇黯滞，舌淡，苔薄白或厚白，脉浮紧有力。

妙方射干汤麻黄汤

【组成】射干9克，麻黄9克，细辛3克，紫菀6克，款冬花6克，大枣3枚，半夏9克，五味子3克，生姜9克。

【功效】宣肺祛痰，下气止咳。

【用法】水煎服，每日1剂。

【方解】本方适用于寒饮袭肺、肺失宣降，肺气上逆之喘咳。方中射干开痰结；麻黄宣肺散寒；紫菀、款冬花、半夏以助射干降气化痰；生姜、细辛助麻黄以散寒化饮，防耗散太过，有伤正气，故以五味子收敛肺气；大枣安中，调和诸药，使散中有收，邪去而不伤正，为寒饮咳喘常用有效之方剂。

【按语】哮吼重而持续者，加地龙、白前；气喘甚者，加紫苏子、马兜铃；咳嗽重而持续者，加杏仁、百部。

（2）热性哮喘证

【症状】起病之初，频咳，鼻流浊涕，咽红微肿，哮喘发作比较急，喉鸣不已，声高息涌，呼气延长，气喘胸闷，痰黏色黄，身热不宁，口渴汗出，乳食减少，睡眠不实，大便干，小便黄，神烦面赤，口唇干红，舌红，苔薄黄或厚黄，脉数有力。

妙方定喘汤

【组成】白果9克，麻黄9克，半夏9克，款冬花9克，杏仁4.5克，桑白皮9克，紫苏子6克，黄芩6克，甘草3克。

【功效】宣降肺气，清热化痰。

【用法】水煎服，每日1剂。

【方解】方中以麻黄疏散风寒，宣肺平喘；白果敛肺定喘；紫苏子、杏仁、半夏、款冬花降气平喘，化痰止咳；桑白皮、黄芩泻肺平喘，清热化痰；甘草调和诸药。

【按语】症见高热者，加柴胡；低热者，加青蒿、地骨皮；咽红肿甚者，加瓜蒌；夜卧不安者，加僵蚕、蝉蜕；大便干结者，加枳实、番泻叶。

（3）实性哮喘证

【症状】起病急骤，哮鸣气喘频作，或持续不解，呼出为快，胸满喘憋，气怯而慌，咳嗽多重，常有阵发，痰少难咳，身不热，不恶寒，食纳不甘，夜多烦躁，大小便调，神情不安，面色青晦，口唇淡紫，舌黯红，苔厚白或黏腻，脉沉数有力。

 妙方 小青龙汤加减

【组成】麻黄12克，桂枝10克，细辛6克，干姜9克，甘草9克，龙胆草9克，黄芩12克，五味子9克，桃仁12克，杏仁9克，前胡12克，半夏15克，紫菀15克，枳壳15克。

【功效】降逆平喘，温肺化饮。

【用法】水煎服，每日1剂。

【方解】麻黄、桂枝发汗解表，宣肺平喘；干姜、细辛温化水饮，辛散风寒；半夏燥湿化痰；五味子敛肺止咳；龙胆草、黄芩清热除湿；桃仁、杏仁止咳平喘；前胡降气祛痰，宣散风热；紫菀止咳化痰；枳壳行气除痰；甘草调和药性。

【按语】若病由食气触发，哮喘伴食滞者，加大前胡汤合保和丸；因运动过度、情绪失调等引起哮喘的，加服定喘汤；每因哮吼重或持续不解而并发他证，如肺气壅塞，胸满胁胀，气急短促者，选加全蝎、地龙、沉香、枳实、代赭石、降香；若哮喘重笃，肺气大伤而致肺气虚衰，症见

气促而弱、神萎、嗜睡、面色灰晦者，佐用救肺固脱汤，加服参附汤或生脉散，以及选用麝香、红花、益母草加味；肺气衰而不解，进而累及心脏，致使肺心两衰，症见哮吼不安、气短、心悸而弱、脉微者，选加枳实、葶苈子、万年青、五加皮、防己。

（4）虚性哮喘证

【症状】起病较缓，哮作有时，气喘无力，早晚咳嗽，痰壅喉间，动则汗出，乳食不振，夜卧不宁，大便稀溏或秘结，小便清长，神乏形虚，面色㿠白，口唇干淡，舌淡，苔少，脉沉无力。

妙方 苏子降气汤合补肺汤

【组成】紫苏子9克，半夏9克，当归6克，炙甘草6克，前胡6克，厚朴6克，肉桂3克，苏叶2克，人参9克，黄芪9克，五味子9克，紫菀9克，熟地黄15克，桑白皮12克。

【功效】降气平喘，祛痰止咳。

【用法】加生姜2片，大枣1枚，水煎服，每日1剂。

【方解】方中紫苏子降气平喘，祛痰止咳；半夏、厚朴、前胡降气平喘，宽胸祛痰；肉桂温补肾阳；当归养血润燥；生姜、苏叶宣肺散寒；大枣、炙甘草调和药性；人参、黄芪补益肺气；五味子收敛肺气；熟地黄滋肾；紫菀、桑白皮止咳平喘。

【按语】哮鸣者，加地龙、艾叶、白果、侧柏叶；咳嗽甚者，加川贝母、百部；痰多者，加白芥子、莱菔子；汗出多者，加太子参；乳食减少者，

加佛手、石斛；夜卧不宁者，加白芍、远志；大便秘结者，加枳实、莱菔子；大便稀薄者，加白术、苍术。

2. 缓解期

此期哮喘发作休止，呈缓解状态，但其余症多有肺虚而咳、脾虚痰壅或肾虚气短等正虚余邪并存之候。

(1) 脾虚咳嗽证

【症状】 哮喘缓解，咳嗽以夜间较甚，有的早期咳嗽也重，自汗，形体虚弱，神情疲乏，面色㿠白，舌淡，苔薄，脉沉缓无力。

妙方 六君子汤

【组成】 人参9克，白术9克，茯苓9克，半夏6克，陈皮6克，甘草6克。

【功效】 补益脾肺，温化痰湿。

【用法】 水煎服，每日1剂。

【方解】 方中人参益气健脾；白术健脾燥湿；茯苓健脾渗湿；半夏、陈皮燥湿化痰；甘草益气并调和诸药。

【按语】 久咳不愈者，加银杏、五味子；痰多者，加莱菔子；阳虚者，加干姜、附子；气阴两虚者，用生脉饮加黄精、玉竹、茯苓。

(2) 脾虚痰滞证

【症状】 哮证遗留有痰滞，日久不尽，动则痰鸣辘辘，乳食减少，大便稀溏，形瘦体惫，面色㿠白，活动乏力，口唇干淡，舌淡嫩，苔少，脉沉滑无力。

妙方 理中化痰丸

【组成】 人参9克，白术9克，干姜9克，炙甘草9克，茯苓12克，半夏12克。

【功效】 温中祛寒，补气健脾。

【用法】 水煎服，每日1剂。

【方解】 方中干姜温中祛寒；人参补脾益气；白术燥湿健脾；茯苓渗湿健脾；半夏燥湿化痰；炙甘草补脾益气。

【按语】 积痰难除者，加胆南星、海浮石；食少乏力者，加石斛、石菖蒲、佛手；大便稀溏者，加诃子、山药。

(3) 肾虚气短证

【症状】 哮喘痰咳之候均缓，以气短为主。常见年长儿，尤其过度活动之后，如运动、登高、负重、大喊等，气短更明显。日久不愈则形体渐渐虚弱，懒动少言，四肢乏力，腰膝酸软，面色㿠白，舌淡，苔白薄，脉虚无力。

妙方 生脉地黄汤合金水六君煎加减

【组成】 熟地黄15克，山茱萸12克，山药12克，人参9克，麦冬9克，当归9克，茯苓9克，陈皮9克，牡丹皮9克，泽泻9克，五味子6克，炙甘草6克。

【功效】 固肾益气，祛痰滋阴。

【用法】 水煎服，每日1剂。

【方解】 方中人参补气生津；麦冬养阴清热生津；五味子敛肺止汗生津；熟地黄、山茱萸、山药、当归补脾益肾，滋阴补血；泽泻利湿邪浊；

牡丹皮清泄相火；茯苓淡渗脾湿；陈皮止咳化痰；炙甘草调和诸药。

【按语】此证病程较长，每遇诱因而引哮喘再次发作，所以在固肾益气法中应结合诱发之因素选加药物。因寒诱发者，加椒目；因热者，加地骨皮、知母；因咸者，加木香、吴茱萸；因甘者，加瓜蒌、紫苏叶；因酸者，加白芍；因食者，加麦芽、莱菔子；因情志者，加乌药、沉香；因劳倦者，加木蝴蝶、核桃仁。

3. 稳定期

哮喘经过发作和缓解期治疗，一般症状消失，病情稳定。此期应继续治疗，进一步扶正、补肾，揭其伏痰，提高患儿对哮喘的抵抗能力。

肺痈

【概述】

肺脓肿是由各种病原菌所引起的肺部化脓性病变。大多数继发于金黄色葡萄球菌肺炎、各种败血症病程中，导致肺实质炎性病变，最后破溃到支气管，咳出大量脓痰。此病以发热，咳嗽，咳吐脓腥臭痰，患侧胸痛为主证，如合并脓气胸则使病情加重。

肺脓肿属中医学"肺痈"范畴，病位在肺，由于邪热蕴肺，炼液成痰，邪阻肺络，血滞成瘀，痰热与瘀血郁结不散，血败化脓，肺络受损。

肺痈的病机演变，分以下几个阶段：风热邪毒，内侵袭肺，郁结不散，敷肺成痈，相当于初期到成脓期；邪毒蓄结，热积血瘀，血败肉腐，化为脓血，相当于溃脓期；脓疡溃破后，邪毒渐泄，病情也日趋好转，但肺脏受损，气阴耗伤，故见正虚之象，相当于恢复期；若病情迁延不愈，可发展成慢性。

【治疗】

清肺解毒法多用于初期，化瘀解毒法多用于溃脓期，扶正解毒法多用于后期，解毒法应用于疾病全程。

1. 风热袭肺证（初期）

【症状】恶寒发热，咳嗽痰少，患侧胸痛，呼吸受限，苔薄黄，脉浮数。

妙方银翘散

【组成】金银花 30 克，连翘 30 克，桔梗 18 克，薄荷 18 克，牛蒡子 6 克，竹叶 4 克，荆芥穗 4 克，淡豆豉 15 克，生甘草 15 克。

【功效】疏风解表，清肺化痰。

【用法】水煎服，每日 1 剂。

【方解】方中金银花、连翘辛凉透表，清热解毒；薄荷、牛蒡子散风清热利咽；荆芥穗、淡豆豉发散表邪；竹叶清热生津；桔梗宣肺、止咳、化痰；生甘草助桔梗清利咽喉并能调和诸药。

【按语】在早期重用解毒药。初期恶寒发热者，加白芷；咳嗽胸痛者，加瓜蒌、枳壳；痰稠口干者，加浙贝母、玄参。

2. 肺热壅盛证（成脓期）

【症状】壮热振寒，咳嗽，痰多、色黄、黏稠、有腥味，咳声低沉，咳时胸痛，转侧不利，呼吸浅促，小便黄少，大便干结，舌红，苔黄，脉数有力。

妙方 **千金苇茎汤**

【组成】苇茎30克，薏苡仁15克，冬瓜子24克，桃仁9克。

【功效】清肺化痰，逐瘀排脓。

【用法】水煎服，每日1剂。

【方解】方中苇茎清肺泄热；薏苡仁、冬瓜子清热化痰，利湿排脓；桃仁活血化瘀，以泻热结。

【按语】壮热不已者，加生石膏、知母；胸痛明显者，加瓜蒌、薤白；食欲不振者，加山楂、莱菔子。

3. 痛成脓溃证（溃脓期）

【症状】壮热多汗，咳吐脓血，量多腥臭，婴幼儿因咽痰而呕恶，胸痛烦满，转侧不利，气短喘促，渴喜凉饮，舌红，苔黄腻，脉洪滑数。

妙方 **仙方活命饮**

【组成】金银花9克，当归尾6克，赤芍6克，乳香6克，没药6克，白芷6克，防风6克，炙穿山甲6克

（鳖甲替代），炒皂角刺6克，天花粉6克，川贝母6克，甘草节6克，陈皮9克。

【功效】解毒散结，活血化瘀，托里排脓。

【用法】水煎服，每日1剂。

【方解】方中金银花清热解毒；当归尾、赤芍、乳香、没药、陈皮活血散瘀，理气化滞，消肿止痛；白芷、防风疏散风热；天花粉、川贝母清热散结；炙穿山甲（鳖甲替代）、炒皂角刺通行经络，透脓溃坚；甘草节清热解毒，调和诸药。

【按语】壮热不已者，加白虎汤；痰热黄稠者，加大血藤、败酱草；咯血多者，加三七粉；便秘者，加大黄。

4. 正虚邪盛证

【症状】发热减退，咳嗽渐减，脓血减少，食欲日渐好转，胸痛轻微，气短乏力，自汗，盗汗，面色潮红，心烦口渴，面色不华，形体消瘦，舌红，苔薄，脉细数无力。

妙方 **养阴清肺汤**

【组成】生地黄12克，麦冬9克，玄参9克，川贝母5克，牡丹皮5克，炒白芍5克，生甘草3克，薄荷3克。

【功效】养阴清肺，解毒利咽。

【用法】水煎服，每日1剂。

【方解】方中重用生地黄甘寒入肾，养阴清热；玄参清热解毒散结；麦冬养阴润肺；牡丹皮清热凉血消肿；炒白芍敛阴和营泄热；川贝母润肺化痰，清热散结；薄荷宣散利咽；

生甘草清热解毒，调和诸药。

【按语】舌红、少苔者，加玉竹；阴虚潮热者，加青蒿、白薇、地骨皮；脾虚便溏者，加白术、山药；肺络损伤，咯血不止者，加阿胶、炒藕节、三七粉。

呕吐

【概述】

呕吐是指入食由胃中上逆，经口吐出的一种症候。古人谓"有声有物谓之呕，有物无声谓之吐"。呕与吐常同时发生，故合称"呕吐"。又有小儿在哺乳后乳汁自口角唇边流出，称为"溢乳"，多因哺乳过多、过急所致，一般不视为病象。

小儿呕吐以婴幼儿较为常见。胃为"水谷之海"，主受纳水谷，腐熟水谷，以降为顺。凡乳食内伤，外感六淫，胃中蕴热或脾胃虚寒，胃阴不足，肝气犯胃，或蛔虫内扰，以及其他脏腑疾病等影响胃的正常功能，导致胃失和降，而引起呕吐。

【治疗】

虽然呕吐的病因各不相同，但病机总体是胃失和降，胃气上逆所致。治则为祛除病邪，和胃降逆。

1. **伤食证**

【症状】呕吐酸腐，不思饮食，脘腹胀满，吐后觉舒，大便结或泻下，苔厚腻，脉滑数有力。伤乳食者，用消乳丸；伤食者，用保和丸。

妙方消乳丸

【组成】香附30克，神曲30克，麦芽30克，砂仁30克，陈皮15克，炙甘草15克。

【功效】消乳导滞，和胃降逆。

【用法】上药共研细末，水泛为丸。1~3月小儿，每次0.2~0.5克；4~12月小儿，每次0.5~0.8克；1~7岁小儿，每次0.8~1克。每日2~3次，食后用姜汤调服。

【方解】方中神曲、麦芽消乳化滞，健胃和中；陈皮芳香化浊，理气健脾；香附疏肝理气，以助运化；砂仁化湿行气，开胃理脾；炙甘草补中健脾，调和诸药。

【按语】本方主治小儿乳食停滞之证，以呕吐酸臭乳块或不消化食物，不思乳食，腹部作胀，舌苔厚腻为辨证要点。呕吐较甚者，加半夏、竹茹；食积化热者，加连翘、栀子；腹泻者，加炒黄连、鸡内金；腹痛者，加木香。脾虚而致积者，不宜使用本方。

2. **外感证**

【症状】猝然呕吐，伴流涕、喷嚏，恶寒发热，头身不适，苔白，脉浮。

妙方 藿香正气散

【组成】藿香 90 克，白芷 30 克，紫苏 30 克，大腹皮 30 克，茯苓 30 克，陈皮 60 克，厚朴 30 克，半夏 30 克，白术 30 克，桔梗 60 克，炙甘草 75 克。

【功效】解表化湿，理气和中。

【用法】研末为散，每次 6~9 克，用生姜 3 片，大枣 3 枚水煎送服。若作汤剂水煎服，用量按原方比例酌减。

【方解】方中重用藿香，芳香化湿，解表和中，辟秽止呕，善治吐泻；半夏、厚朴燥湿降逆，行气消胀；紫苏、白芷解表散寒；陈皮、大腹皮理气化湿；白术、茯苓健脾运湿，和中止泻；桔梗宣肺利膈；炙甘草、生姜、大枣调和脾胃，调和诸药。

【按语】表邪偏重，寒热无汗者，加香薷；兼食滞、胸闷、腹胀，去炙甘草、大枣，加神曲、莱菔子、鸡内金；腹泻甚者，加白扁豆、薏苡仁；小便短少者，加泽泻、车前子。

3. 胃热证

【症状】呕吐频繁，食入即吐，吐物酸臭，口渴多饮，面红目赤，烦躁少寐，舌红，苔黄，脉滑数。

妙方 藿连汤

【组成】藿香叶 3 克，黄连 3 克，厚朴 3 克，生姜 3 片，大枣 3 枚。

【功效】清热和胃，降逆止呕。

【用法】水煎服，每日 1 剂。

【方解】方中用藿香叶芳香化湿，解表和中，辟秽止呕，善治吐泻；厚朴行气除满，内化湿滞；黄连清热和胃；生姜、大枣和胃止呕。

【按语】大便秘结，伴身热，口渴，苔黄，脉数者，用大黄甘草汤；虚热扰胃，气逆不降而呕吐者，用竹叶石膏汤或济生橘皮竹茹汤。

4. 胃寒证

【症状】食久方吐，或朝食暮吐，吐出物多为清稀痰水，或不消化乳食残渣，伴面色苍白，精神疲倦，四肢欠温，食少不化，腹痛便溏，唇舌淡白，脉细少力。

妙方 丁蔻理中汤

【组成】人参 9 克，白术 9 克，干姜 9 克，炙甘草 9 克，丁香 12 克，白豆蔻 12 克。

【功效】温中散寒，和胃降逆。

【用法】水煎服，每日 1 剂。

【方解】丁香、白豆蔻和胃止呕；干姜温中散寒，扶阳抑阴；人参补脾益气；白术燥湿健脾；炙甘草补气健脾。

【按语】虚寒偏盛，腹痛便溏，四肢欠温者，加附子、肉桂；脾虚夹食呕吐而乳食不化者，用香砂六君子汤。

5. 胃阴不足证

【症状】呕吐反复发作，常干呕，饥而不欲进食，口燥，咽干，唇红，大便干结，舌红少津，脉细数。

妙方 麦冬汤

【组成】麦冬 42 克，半夏 6 克，人参 9 克，粳米 6 克，甘草 6 克，大枣 4 枚。

【功效】滋养肺胃，降逆下气。

【用法】水煎服，每日 1 剂。

【方解】方中重用麦冬养阴生津，滋液润燥，以清虚热；人参、粳米、大枣益胃气，养胃阴；半夏下气降逆，开通胃气，化其痰涎，且与麦冬相制为用，使全方滋而不腻；甘草调和诸药。

【按语】阴伤较甚者，加生地黄、沙参、石斛；大便干结者，加郁李仁、火麻仁。

6. 肝气犯胃证

【症状】呕吐酸苦，或嗳气频频，胸胁胀痛，精神郁闷，易怒易哭，舌边红，苔薄腻，脉弦。

妙方 解肝煎

【组成】白芍 12 克，苏叶 6 克，半夏 6 克，茯苓 6 克，陈皮 6 克，厚朴 6 克，砂仁 3 克，甘草 3 克。

【功效】疏肝理气，化湿畅中。

【用法】水煎服，每日 1 剂。

【方解】方中白芍益阴养肝；苏叶芳香疏郁，兼和脾胃；半夏、茯苓、陈皮、砂仁、厚朴化湿行滞，调理脾胃；甘草调和诸药。

【按语】腹胀者，加山楂、麦芽；大便滞涩者，加槟榔、木香；夹虫积者，加使君子；烦渴寝汗者，去厚朴、砂仁，加乌梅、银柴胡。

7. 惊恐呕吐证

【症状】跌仆惊恐后，呕吐清涎，面色忽青忽白，心神烦乱，睡卧不安或惊惕哭闹。

妙方 全蝎观音散

【组成】全蝎 1 条，茯神 10 克，陈皮 3 克，莲子 12 克，白扁豆 12 克，半夏 6 克，木香 5 克，丁香 3 克，代赭石 15 克，生姜 2 片，大枣 3 枚。

【功效】安神镇静，抑肝扶脾，和胃降逆。

【用法】水煎服，每日 1 剂。

【方解】全蝎息风止痉，通络；代赭石平肝潜阳，重镇降逆；茯神宁心安神；丁香、木香温中降逆，行气止痛；陈皮、半夏理气、化痰、止呕；莲子、白扁豆淡渗利湿而和胃；生姜、大枣和胃且缓药性，减药毒。

【按语】手足抽搐者，加钩藤、蝉蜕；唇红舌赤者，加黄连、竹茹；痰热上涌，呕吐痰涎为主者，用黄连温胆汤。

泄泻

【概述】

泄泻是儿童时期常见的消化道病症，以大便稀薄或水样次数增多为主要临床特征。

中医认为，此病多由外感六淫，内伤饮食，损伤脾胃，导致运化失常而产生。四季均可发病，以夏秋季节多见，年龄愈小发病率愈高，以3岁以下的婴幼儿居多。轻者泄泻预后良好，治疗及时常很快痊愈；迁延日久，可以形成疳积。其病理变化主要在于脾胃的失调。脾胃主运化，脾健则水湿自去，无湿则不成泻。脾与胃互为表里，脾主升清，胃主降浊，若脾胃功能失调，则清浊不分，而成泄泻。久泻后可由脾伤及肾，肾阳虚可出现面色㿠白，神疲肢冷，完谷不化等脾肾阳虚症候。脾虚，可以导致肝木犯脾，从而出现情绪不宁、躁动不安、恶心呕吐等证。

【治疗】

治疗应重点把握"无湿不成泻"的基本规律。治法为"风盛兼以解表，寒盛兼以温中，滑脱宜涩，虚宜补益，有积消导，湿须淡渗，陷必升举"。

1. 伤食泻证

【症状】大便稀溏，杂有残渣和乳块，气味酸臭或如败卵，脘腹部作胀，嗳气纳呆，常伴恶心呕吐，乳幼儿的腹痛信号为便前啼哭或在睡梦中惊醒，苔多白腻或垢腻。

妙方保和丸

【组成】神曲6克，山楂18克，茯苓9克，半夏9克，陈皮3克，连翘3克，莱菔子3克。

【功效】消食化滞，理气和胃。

【用法】水煎服，每日1剂。

【方解】方中用山楂、神曲、莱菔子消食化积，其中山楂善消肉食油腻之积并行瘀，神曲善消陈腐酒食之积且健脾，莱菔子善消谷面之积而豁痰下气，三药相须为用；半夏、陈皮行气化滞，和胃止呕；茯苓渗湿健脾，和中止泻；连翘清热散结。

【按语】伴有表寒、流清涕、唇舌淡红、苔白者，去连翘，加紫苏、生姜；食滞化热，唇舌偏红、苔黄者，加黄连、竹茹；大便秘结，呕吐频繁，里实之证明显者，加大黄、枳实。

2. 湿热泻证

【症状】泄痢如注，便色深黄，臭味异常，便次多，有日行十余次至十次者，小便短少，食欲不振，常伴有呕吐恶心，精神烦躁或萎倦，口渴不多饮，苔多白腻或黄腻，最易引起失火和伤神阴、伤阳兼证。

妙方葛根黄芩黄连汤

【组成】葛根15克，黄芩9克，黄连9克，炙甘草6克。

【功效】解表清里。

【用法】水煎服，葛根先煎，每日1剂。

【方解】方中重用葛根解表止利；黄芩、黄连清热燥湿止利；炙甘草和中并调和诸药。

【按语】腹痛者，加白芍柔肝止痛；兼里急后重者，加木香、槟榔行气除后重；下利脓血者，加白头翁清热凉血解毒。

3. 脾虚泻证

【症状】病程较长，常有反复腹泻发作史。大便多溏薄，食后即泻，多吃多泻，若进不消化或生冷油腻食物，则泻次明显增多，常伴有食欲不振，面色萎黄，精神萎靡，睡时出汗及露睛，或泻下色青，腹痛多啼，睡中惊叫等症，舌淡红，苔薄白或花剥。

妙方 七味白术散

【组成】人参6克，炒白术12克，茯苓12克，藿香叶12克，葛根15克，木香6克，甘草3克。

【功效】健脾益气，和胃津。

【用法】上药为末，每次9克，水煎。

【方解】方中人参大补元气；炒白术健脾燥湿，加强益气助运之力；茯苓健脾渗湿；木香、藿香叶芳香行气化湿；葛根升阳止泻，并能升津止渴；甘草补脾和中并调和诸药。

【按语】纳差者，加麦芽、谷芽；渴甚者，重用葛根，加山药。

厌食

【概述】

厌食是指小儿较长时期见食不贪，不思摄食的病症。厌食是儿科临床的常见病，在城市儿童中发病率尤其高，各年龄组的儿童都可能发生，多见于1~6岁小儿。

中医认为，此病病变脏腑在脾胃，发病机制在于脾运胃纳功能的失常。由于病因、病程、体质的差异，证候又有脾运化功能失调和偏于脾胃气阴虚弱的区别。脾运功能失健者，常因饮食喂养不当，或湿浊困遏脾气，脾阳不展，运化失职，胃纳因而不佳；偏虚者病程较长，素体不足，脾气虚弱运化无力，或胃阴亏损濡润失职，以致不思进食。夏季暑湿当令，容易困遏脾胃，发病率较高。此病预后良好，但若长期不愈，也会使气血失充，体质下降，易于感受外邪，合并贫血，重者转为疳证。

【治疗】

1. 脾失健运证

【症状】厌恶进食，食不知味，常伴嗳气泛恶，胸闷脘痞，大便不畅，若迫食或偶然多食则脘腹胀满，舌苔多白腻或微黄。

妙方 不换金正气散

【组成】苍术15克，厚朴9克，陈皮9克，炙甘草4克，藿香15克，半夏9克。

【功效】解表化湿，和胃止呕。

【用法】共为粗末，每次6~9克，用生姜9克，大枣2枚煎汤送服，或作汤剂，水煎服，每日1剂。

【方解】方中苍术、藿香、半夏燥湿和胃；厚朴芳香化湿，行气消肿；陈皮理气和胃，芳香醒脾；炙甘草甘缓和中。

【按语】若时在夏至以后，暑湿困阻者，酌加青蒿、大豆黄卷、荷叶；热象明显者，加黄芩、生薏苡仁、六一散；脘腹胀满者，加莱菔子、木香、槟榔；舌苔厚腻者，加厚朴、草豆蔻。

2. 脾胃气虚证

【症状】不思进食，形体偏瘦，常伴面色少华，精神不振，食少便多，大便入水易散、夹杂未消化物，舌体胖嫩质淡，苔薄白，部分患儿易出汗，易患外感。

🔥**妙方异功散**

【组成】人参9克，白术9克，茯苓9克，炙甘草6克，陈皮6克。

【功效】益气健脾，行气化滞。

【用法】上为细末，每次6克，以水加生姜6克，大枣2枚同煎，食前同服。

【方解】人参益气健脾；白术、陈皮理气、健脾、燥湿；茯苓健脾渗湿；炙甘草益气，并调和诸药。

【按语】苔腻、大便稀者，白术换苍术，加薏苡仁；大便稀溏者，加

煨姜、益智仁；汗多易外感者，加牡蛎、黄芪、防风、浮小麦；情志不畅者，加柴胡、郁金、川芎。本证病程较久，需要长时间服药，并配合饮食调理，才能见效。

3. 胃阴不足证

【症状】纳谷呆钝，食少饮多。伴面色萎黄，皮肤失润，大便偏干，小便黄短，舌偏红，少津，苔少或花剥。

🔥**妙方益胃汤**

【组成】沙参9克，麦冬15克，细生地黄15克，冰糖3克，玉竹4.5克。

【功效】养阴益胃。

【用法】水煎服，每日1剂。

【方解】方中细生地黄、麦冬养阴生津清热；沙参、玉竹共助养阴生津；冰糖濡养肺胃，调和诸药。

【按语】此证不宜过用温燥药物，以免劫灼阴津。伴脾气不足者，加太子参、茯苓、白扁豆；大便干结者，加火麻仁、郁李仁；口渴烦躁者，加天花粉、胡黄连、芦根；手足心热，夜寐不宁者，加牡丹皮、酸枣仁、地骨皮。

水肿

【概述】

水肿是指体内水液潴留，泛溢肌表，引起眼睑、头面、四肢、腹部，甚至全身水肿，严重者可引起胸腔积液、腹腔积液等。水肿先见于颜面，亦有水肿从下肢开始，然后波及全身。

凡因风邪外袭，雨湿浸淫，犯肺困脾导致水肿者，多发为阳水；而先天不足，脾肾内伤，引起水肿者，多为阴水，两者可以互相转化。若阴水复感外邪，肿势加剧，可见阳水症状；阳水迁延日久，导致脾肾内虚，可转化为阴水。

水肿的形成，主要由于肺、脾、肾三脏气化功能失常，三焦不利。肺虚则气不化精而化水，脾虚土不制水而反克，肾虚则水无所主而妄行。三脏中，以肾为本，以肺为标，以脾制水。治疗有发汗、利尿、逐水、健脾、补肾、温阳、化浊等法，当今又有清热解毒、活血化瘀等法则，方法可以单用，也可以数法并用。

【治疗】

1. 阳水

（1）风寒外束证

【症状】恶寒无汗，关节酸痛，咳嗽流涕，鼻塞咽红，先有眼睑水肿，继及全身，舌淡红，苔薄白，脉浮紧。

妙方越婢汤

【组成】麻黄12克，石膏24克，生姜9克，甘草6克，大枣5枚。

【功效】发汗行水。

【用法】水煎服，每日1剂。

【方解】麻黄辛温解表，宣肺平喘；石膏辛甘大寒，清泻肺胃之热以生津；生姜温肺化饮；甘草、大枣益气温中并能调和诸药。

【按语】服宣肺解表药后，有时有微汗，有时无汗，小便明显增加，从而消肿，但不要求大汗淋漓而消肿。小便短少者，加车前子、茯苓皮；尿红赤者，加生地黄炭、大蓟、小蓟、白茅根；咽痛者，加玄参、西青果；头痛、头晕者，加汉防己、益母草、羚羊角（水牛角替）。风寒表实轻证，用麻黄连翘赤小豆汤，表虚证用防己黄芪汤，阳虚脉迟者用越婢加术汤。

（2）风热入侵证

【症状】发热微恶寒，口渴心烦，扁桃体肥大，或咳嗽咽痛，眼睑先肿，波及全身，小便短赤，脉浮数。

妙方 银翘散

【组成】金银花 30 克，连翘 30 克，桔梗 18 克，薄荷 18 克，牛蒡子 18 克，竹叶 12 克，荆芥穗 12 克，淡豆豉 15 克，生甘草 15 克。

【功效】辛凉透表，清热解毒。

【用法】作汤剂，加芦根 18 克，水煎服。

【方解】方中金银花、连翘疏散风热，清热解毒；薄荷、牛蒡子清利头目；荆芥穗、淡豆豉解表散邪；芦根、竹叶清热生津；桔梗宣肃肺气，止咳利咽；生甘草合桔梗利咽止痛。

【按语】尿血者，加生地黄炭、大蓟、小蓟；头痛者，加羚羊角（水牛角替）、钩藤、干地龙；恶心呕吐者，加半夏、竹茹；便秘者，加瓜蒌仁。若表证已无而热毒入里者，用清热解表法。

（3）热毒内归证

【症状】反复生疮，此起彼伏，已有数月，疮愈复肿，颜面、全身水肿，小便短赤，苔薄黄。

妙方 五味消毒饮

【组成】金银花 30 克，野菊花 12 克，蒲公英 12 克，紫花地丁 12 克，紫背天葵子 12 克。

【功效】清热解毒，消散疔疮。

【用法】水煎，加酒一二匙热服，药渣可捣烂敷患部。

【方解】方中用金银花清热解毒，消散痈疮；紫花地丁、紫背天葵子、野菊花、蒲公英均有清热解毒之功，诸药合用，清热解毒之力尤强。加酒少量同煎可宣通血脉，以助药势。

【按语】本方以局部红肿热痛，或疮形似粟，坚硬根深，舌红苔黄，脉数等实证为辨证要点。

（4）寒热蕴郁证

【症状】颜面及全身水肿，胸闷水肿，口腻，肢乏，小便短少，苔白腻，脉沉缓。

妙方 五苓散合五皮散

【组成】泽泻 15 克，猪苓 9 克，茯苓 9 克，白术 9 克，桂枝 6 克，桑白皮 9 克，陈皮 9 克，茯苓皮 9 克，生姜皮 9 克，大腹皮 9 克。

【功效】利水渗湿，温阳化气，理气健脾。

【用法】水煎服，每日 3 次。

【方解】泽泻直达膀胱，利水渗湿；茯苓、猪苓助泽泻利水渗湿；白术补气健脾以运化水湿；桂枝温阳化气以助利水；大腹皮行气消胀，利水消肿；陈皮理气和胃，醒脾化湿；桑白皮肃降肺气以通调水道；生姜皮散皮间水气以消肿；茯苓皮专行皮肤水湿，以奏健脾渗湿、利水消肿之功。

【按语】上半身肿甚且喘者，加麻黄、杏仁；苔白厚，口淡，神疲腹胀，下肢身重难行者，加厚朴、椒目、防己；畏寒肢冷者，加制附子。

（5）湿热壅滞证

【症状】头痛而重，如蒙如裹，胸中烦热，口苦、口腻，全身水肿，舌红，苔黄腻，脉细濡或缓滑。

🔥**妙方**疏凿饮子

【组成】泽泻 12 克，赤小豆 15 克，商陆 6 克，羌活 9 克，大腹皮 15 克，椒目 9 克，木通 12 克，秦艽 9 克，槟榔 9 克，茯苓皮 5 克。

【功效】泻下逐水，疏风消肿。

【用法】加生姜 5 片，水煎服，每日 1 剂。

【方解】方中商陆下行行水，通利二便；槟榔、大腹皮行气导滞；茯苓皮、泽泻、木通、椒目、赤小豆利水祛湿；羌活、秦艽疏风发表，使在表之水从肌肤而散。

【按语】热重者，加金银花、连翘、白茅根、射干、玄参、重楼、蒲公英、赤芍、地肤子。

2. 阴水

（1）脾虚湿盛证

【症状】全身水肿，脘腹胀满，食欲不振，口淡无味，面色无华，神疲乏力，大便溏泄，小便少，舌胖，苔白腻，脉沉缓。

🔥**妙方**实脾散

【组成】厚朴 30 克，白术 30 克，木瓜 30 克，木香 30 克，草果 30 克，大腹皮 30 克，炮附子 30 克，炮干姜 30 克，茯苓 6 克，炙甘草 15 克。

【功效】温阳健脾，行气利水。

【用法】加生姜 5 片，大枣 1 枚，水煎服，每日 1 剂。

【方解】方中炮附子温肾阳以助化气行水；炮干姜温运脾阳以助运化水湿，二药温养脾肾，扶阳抑阴；茯苓、白术健脾和中，渗湿利水，使水湿从小便而行；木瓜、厚朴、木香、大腹皮、草果下气导滞，化湿行水，使气化则湿化，气顺则胀消；炙甘草、生姜、大枣调和诸药，益脾和中。

【按语】临床以胀为主者治气，以肿为主者治水。肺失通调者，加桂枝、桔梗；下焦气滞者，加茴香、乌药。

（2）脾肾阳虚证

【症状】全身浮肿，腹大如鼓，按之凹陷，形寒肢冷，神疲肢倦，面色苍黄，不思饮食，阴囊肿大，舌淡而水肿，苔白润，脉沉细弱。

🔥**妙方**真武汤

【组成】炮附子 9 克（先煎），茯苓 9 克，生姜 9 克，白芍 9 克，白术 6 克。

【功效】健脾补肾，温阳利水。

【用法】水煎服，每日 1 剂。

【方解】方中以大辛大热的炮附子温肾助阳，化气行水，兼暖脾胃，以温运水湿；以茯苓、白术健脾利湿，使水气从小便而出；以生姜辛散水气助茯苓利水，助炮附子温阳祛寒。白芍一药三用：一是利小便以行水气；二是敛阴、养阴，并防白术、炮附子辛燥伤阴；三是柔肝缓急以止腹痛。诸药合用，温阳而不亢，护阴不敛邪，体现温阳利水之法，共奏温阳利水之功。

【按语】若阳气未复，又见阴虚证，水肿反复发作，精神疲倦，头晕耳鸣，牙龈出血，为阳虚及阴，阴虚不能及阳，阳虚扰动所致，治宜补肾阳，利小便，用济生肾气丸合大补丸治之。

（3）心阳虚衰证

【症状】下肢或全身水肿，心悸怔忡，形寒肢冷，气短而咳，脘腹胀，胁下痞块，甚至大汗淋漓，四肢厥冷，脉微欲绝，舌淡或有瘀点，苔薄白，脉细数。心气虚者，施以归脾汤；心阳不振者，施以真武汤；心血瘀阻者，施以桃红四物汤加减。

妙方 归脾汤

【组成】白术18克，茯神18克，黄芪18克，龙眼肉18克，酸枣仁18克，人参9克，木香9克，炙甘草6克，当归3克，远志3克。

【功效】益气补血，健脾养心。

【用法】加生姜6克，大枣1枚水煎服，每日1剂。

【方解】方中黄芪补脾益气，龙眼肉补脾气，养心血，共为君药。人参、白术助君药补气，当归助君药养血，均为臣药。茯神、酸枣仁、远志宁心安神；木香理气醒脾，皆为佐药。姜枣合用，补脾和胃；炙甘草益气补中，并调和诸药而为使药。

【按语】本方以心悸失眠，体倦食少，失血，面色萎黄，色淡，苔白，脉细弱为辨证要点。便血者，加阿胶、地榆等养血止血。

（4）脾胃虚弱证

【症状】头面及四肢水肿，时肿时消，倦怠乏力，纳少便溏，或脘腹胀闷，面黄肢冷，舌淡，苔少，脉细缓。脾胃气虚者，宜用参苓白术散；脾胃阳虚者，宜用实脾散加减。

妙方 参苓白术散

【组成】莲子肉9克，薏苡仁9克，砂仁6克，炒桔梗6克，白扁豆12克，茯苓15克，人参15克，炒甘草10克，白术15克，山药15克。

【功效】益气健脾，渗湿止泻。

【用法】上为细末，每次6克，枣汤送服。

【方解】方中人参、白术、茯苓健脾渗湿；莲子肉、山药助人参益气，兼能止泻；白扁豆、薏苡仁助白术、茯苓健脾渗湿；砂仁醒脾和胃；炒桔梗宣利肺气，又载药上行；炒甘草补脾和中并调和诸药。

【按语】小儿量按岁数加减服用。若作汤剂，用量按原方比例酌定。

（5）气滞血瘀证

【症状】形体消瘦，单腹胀，两胁胀痛、嗳气不舒，食后尤甚，或面色黧黑，肌肤甲错，肝脾肿大，有蜘蛛痣，腹壁青筋暴露，苔薄，舌边有紫斑，脉弦。

妙方 柴胡疏肝散

【组成】陈皮6克，柴胡6克，川芎4.5克，香附4.5克，枳壳4.5克，芍药4.5克，甘草2.5克。

【功效】疏肝行气，活血止痛。

【用法】水煎服，每日1剂。

【方解】方中用柴胡疏肝解郁为君药。香附理气疏肝，川芎行气活血而止痛，两药相合，增强行气止痛之功，为臣药。陈皮、枳壳理气行滞；芍药、甘草养血柔肝，缓急止痛，为佐药。甘草兼调诸药，亦为使药之用。诸药相合，共奏疏肝行气、活血止痛之功。

【按语】腹水初期，正气尚实，可以攻伐，用甘遂、甘草共研细末，每次1~2克，吞服，每周1次；腹水晚期，正虚而实，在辨证治疗的同时，加蟋蟀粉2克，每日2次，吞服。

腹痛

【概述】

腹痛是指以腹部疼痛为主的病症。腹痛有大腹痛、脐腹痛、小腹痛和少腹痛。大腹痛指胃脘以下、脐部以上的腹部疼痛；脐腹痛指脐周的腹部疼痛；小腹痛指脐下、腹部正中的疼痛；少腹痛指小腹部的两侧或一侧的疼痛。

外感内伤影响脏腑、经脉的正常功能，都可以导致脏腑经脉气郁，或气血不足，失于温阳，发生腹痛。

辨证要领以腹痛的部位而言，若大腹痛者，多属脾胃、大小肠之病；肝胆疾患，多在右上腹；小腹痛与少腹痛者，其病多在大肠，或厥阴肝经病变。以腹痛的性质而言，痛而有形者，常为食积、虫积、瘀血痛；痛而无形者，常为寒、热、虚痛。

腹痛涉及的脏腑以六腑居多，治疗以调理气机，疏通经脉，即以通法为主。具体根据腹痛的不同性质，分别采用温散、邪热、攻下、消导、行气、活血、运脾、补虚缓急等方法，使脏腑气机宣通，经脉气血流畅，达到解除疼痛的目的。

【治疗】

1. 寒积腹痛证

【症状】腹部疼痛，阵阵发作，痛处喜暖，得温则舒，遇寒痛甚，肠鸣，或吐泻。痛甚者，额冷汗出，面色苍白，唇色紫黯，手足发凉，舌淡红，苔多且白腻，脉沉紧，指纹青红。寒凝气滞腹痛者，用正气天香散；少腹拘急冷痛者，用当归四逆加吴茱萸生姜汤。

妙方正气天香散

【组成】乌药6克，香附12克，干姜3克，紫苏叶3克，陈皮3克。

【功效】行气温中，调经止痛。

【用法】水煎服，每日一剂。

【方解】乌药疏肝解郁，行气止痛；香附疏肝理气，调经止痛；陈皮、紫苏叶理气健脾，行气宽中；干姜温中散寒。

【按语】兼血瘀者，加蒲黄、五灵脂；兼寒者，加吴茱萸、小茴香。

2. 食积腹痛证

【症状】脘腹胀满，疼痛拒按，不思乳食，嗳腐吞酸，或腹痛欲泻，泻后痛减，时有呕吐，吐物酸腐，夜卧不安，时时啼哭，苔多厚腻，脉沉滑，指纹紫滞。宿食停滞，无化热者，用香砂平胃散；宿食积聚化热，大便秘结者，用枳实导滞丸。

🔥妙方 香砂平胃散加减

【组成】苍术 15 克，木香 9 克，砂仁 9 克，厚朴 9 克，陈皮 9 克，炒甘草 4 克。

【功效】健脾燥湿，行气止呕。

【用法】共为粗末，每次 6~9 克，用生姜 5 片，大枣 2 枚煎汤送服。或作汤剂，水煎服。

【方解】木香行气止痛；砂仁化湿行气，温中止呕、止泻；苍术苦温性燥，最善燥湿运脾；厚朴芳香化湿，行气消胀；陈皮理气和胃；炒甘草健脾和中，调和诸药。

【按语】舌苔黄腻，口苦咽干但不甚渴引，证属湿热俱盛，加黄连、黄芩；湿热泄泻者，加茯苓、泽泻；兼食滞之腹胀便结者，加莱菔子、大腹皮、枳壳。

3. 虫积腹痛证

【症状】脐周腹痛，时作时止，痛喜揉按，按之痛减，疼痛时泛吐清涎，饮食不思，精神疲倦，不痛时饮食嬉戏如常，或为突然上腹部绞痛，弯腰曲背，辗转不安，恶心吐蛔，肢冷汗出，脉沉。

🔥妙方 乌梅丸

【组成】乌梅 30 克，黄连 9 克，干姜 9 克，细辛 3 克，炮附子 6 克，桂枝 6 克，黄柏 6 克，人参 6 克，当归 6 克，蜀椒 5 克。

【功效】温脏安蛔。

【用法】乌梅用醋浸泡一宿，去核打烂，与余药和匀，烘干或晒干，研末，加蜜制丸。每丸重 9 克，每次 1 丸，日 2~3 次，空腹时温开水送下。亦可水煎服。

【方解】方中重用乌梅的味酸安蛔止痛；细辛、蜀椒以辛伏蛔、温脏祛寒；黄连、黄柏味苦以下蛔，且清胃热；干姜、炮附子、桂枝既可助其温脏祛寒，又可伏蛔；人参、当归补益气血，扶助正气，且合桂枝养血通脉，调和阴阳以解四肢厥冷；炼蜜为丸，甘缓和中。诸药合用，共奏温脏安蛔、扶正祛邪之功。

【按语】本方为治疗蛔厥证之代表方。以腹痛时作，烦闷呕吐，常自吐蛔，甚或手足厥冷为辨证要点。热重者，去炮附子、干姜；寒重者，减黄连、黄柏；腹痛甚者，加木香、川楝子以行气止痛；体不虚者，可去人参、当归。本方以安蛔为主，杀虫之力不足，若欲驱蛔者，可酌加使君子、槟榔等以增强驱蛔之力。

4. 实热腹痛证

【症状】腹痛胀痛，疼痛拒按，潮热，大便秘结，烦躁口渴，手足心热，唇红，舌红，苔黄，脉滑数或沉实，指纹紫滞。

妙方大承气汤

【组成】大黄12克，芒硝9克，枳实12克，厚朴24克。

【功效】峻下热结。

【用法】水煎服，每日1剂。

【方解】方中大黄苦寒泻热，攻积通便，荡涤肠胃肝热积滞；芒硝助大黄泻热通便，并能润燥软坚；厚朴、枳实下气散结，消胀除满，并助硝芒、大黄推荡积滞。四药合用，共奏峻下行气、通导大便之功。

【按语】本方以痞、满、燥、实及苔黄、脉实为依据。兼气虚者，加人参；阴津不足者，加玄参、生地黄；治急性坏死性肠炎者，加黄芩、栀子、地榆、槐花、白头翁；治急性胰腺炎，去厚朴，加生山楂、大血藤、败酱草。

5. 气滞腹痛证

【症状】脘腹胀满，走窜攻冲，痛引两胁，或痛引小腹，嗳气或矢气则痛缓，舌淡，苔薄，脉弦，指纹淡。肝气不疏者，宜用导气散；小肠气滞者，宜用五磨饮子。

妙方五磨饮子

【组成】槟榔10克，乌药10克，枳壳6克，木香6克，沉香6克。

【功效】宽肠下气，理气止痛。

【用法】以上五味，用少量白酒浓磨，再兑开水适量调服。

【方解】方中槟榔行气导滞，化湿消积；乌药疏肝行气，解郁；木香、沉香和中止痛，降逆下气，平喘；枳壳行气宽中，除胀。

【按语】大便秘结、嗳气、腹满或胀痛者，加枳实、大黄；支气管哮喘而见本方见症者，加紫苏、前胡、肉桂、当归。

6. 血瘀腹痛证

【症状】腹痛持续不愈，痛有定处，痛如锥刺，或腹部积块拒按，腹部胀硬，青筋显露，舌紫黯或有瘀点，脉多涩。

妙方少腹逐瘀汤

【组成】小茴香1.5克，炙干姜3克，延胡索3克，川芎6克，肉桂3克，没药6克，当归9克，蒲黄9克（包煎），炒五灵脂6克（包煎），赤芍6克。

【功效】活血祛瘀，行气通络。

【用法】水煎服，每日1剂。

【方解】方中用当归、赤芍、川芎活血、祛瘀、止痛；小茴香、炙干姜、肉桂温理、祛寒、止痛；蒲黄、炒五灵脂、没药活血、散瘀、止痛；延胡索行气活血。

【按语】兼气虚者，加白术、党参、黄芪；血热者，加牡丹皮、侧柏叶、生地黄；肾虚者，加熟地黄、续断、菟丝子；气滞血瘀甚者，加三棱、莪术。

7. 虚寒腹痛证

【症状】腹痛绵绵，时作时止，痛处喜温、喜按，面色白，精神倦怠，手足清冷，饮食较少，或食后腹胀，大便稀溏，唇舌淡白，脉沉细，指纹淡红。

妙方 小建中汤合理中汤

【组成】桂枝9克，白芍18克，甘草6克，饴糖30克，生姜9克，大枣4枚，人参9克，白术9克，干姜9克。

【功效】温中补虚，和里缓急。

【用法】水煎服，每日1剂。

【方解】干姜、桂枝温中祛寒；人参、白术燥湿健脾、补脾益气；饴糖甘温质润，温中缓急；白芍养阴缓急；甘草补脾益气并调和诸药；生姜、大枣温补脾胃。

【按语】气血不足明显者，加附子、肉桂；痛而呕吐清涎者，加丁香、吴茱萸；脾虚兼气滞腹痛者，用香砂六君汤加厚朴、谷芽、山楂、鸡内金。

解颅（脑积水）

【概述】

脑积水是指脑脊液容量增加，导致颅内压增高的一种疾病。若在颅骨缝融合之前发生此病，常因头颅增大而引起人们的注意；若颅骨缝已经融合，则头颅不一定明显增大，但颅内压明显增高。多见于6个月到7岁的小儿。脑积水的主要原因有先天畸形、感染、出血等。

此病中医学称为"解颅"，意指小儿头骨解开不合，系小儿弱症之一，常并见五迟、五软、囟填、囟陷等证候。中医学认为此病多系先天不足，胎禀怯弱，肾气不充，或生后久病虚损所致，也有后天失调，脾虚湿泛；肝火上炎、髓热毒壅，以及水积脑络而成。其病位主要在脑，常波及心、肝、脾等。

【治疗】

1. 肾气亏虚证

【症状】主症伴面色㿠白，囟门平或凹陷，自汗，肢冷畏寒，唇淡，舌胖嫩，苔白，脉沉迟或微弱，指纹淡。

妙方 补肾地黄丸加减

【组成】熟地黄45克，山茱萸30克，茯苓24克，山药24克，牛膝24克，泽泻15克，牡丹皮15克，鹿茸

15克。

【功效】补肾益髓，温壮元阳。

【用法】水煎服，每日1剂。

【方解】方中熟地黄滋阴补肾，填精益髓；山茱萸、山药补肝脾，益精血；泽泻、茯苓利水渗湿，牡丹皮清泄相火，三药合用，使邪去而补乃得力，并能制滋阴药腻滞之弊；牛膝补益肝肾，强壮筋骨；鹿茸补肾益精。诸药合用，共奏补肾益髓之功。

【按语】若头颅日益增大，囟门胀突明显，为肾虚不能化水，水液下聚于颅脑所致，合五苓散温阳利水以治其标，标本同治，则疗效较好；头大颈软，不能支持，为肝不主筋，加杜仲、续断、五味子；伴眼球震颤、斜视或视力模糊，为肝肾俱虚，加枸杞子、菟丝子、决明子、菊花；四肢拘急痉挛，为水不涵木，肝阳上亢，加牡蛎、白芍、天麻、钩藤。

2. 阴虚髓热证

【症状】主症伴面色萎黄，午后潮红，盗汗，怕热，烦躁，口干舌燥，手足心热，便秘，舌黯红，苔微黄少津，脉细数，指纹紫黯或青。

妙方六味地黄丸

【组成】熟地黄24克，山茱萸12克，干山药12克，泽泻9克，茯苓9克，牡丹皮9克。

【功效】填精滋阴补肾。

【用法】上为末，炼蜜为丸，如梧桐子大。每服6克，空腹温水送下。

【方解】方中重用熟地黄滋补阴精，填精益髓；山茱萸补养肝肾、干山药双补脾肾，两者皆能固精；泽泻利湿泄浊；牡丹皮清泄相火；茯苓健脾渗湿。

【按语】伴有发热者，加栀子、黄芩、黄连、大黄；惊悸者，加琥珀粉、珍珠母；便秘者，加当归、制首乌、麦冬；脑室梗阻者，加丹参、桃仁、红花、川芎、地龙；阴虚火旺而肾阳不足者，宜阳中求阴，用河车大造丸。

3. 脾虚水泛证

【症状】主病兼面色萎黄或苍白，睡时露睛，纳呆，腹胀。大便稀溏，小便不利，舌淡胖，苔薄白或白腻，脉沉细或缓而无力，指纹色淡。

妙方附子理中丸合五苓散加减

【组成】人参9克，白术9克，干姜9克，炙甘草9克，炮附子9克，猪苓9克，茯苓9克，泽泻15克，桂枝6克。

【功效】健脾祛湿，通阳利水。

【用法】水煎服，每日1剂。

【方解】方中重用泽泻甘淡性寒，直达膀胱，利水渗湿；茯苓、猪苓淡渗利湿，增强利水之力；白术健脾燥湿，培土治水；桂枝既解太阳表邪，又内助膀胱气化；炮附子、干姜温中散寒；人参、炙甘草补益脾气。

【按语】脾虚易致食滞，加生山楂、焦麦芽、焦神曲；便溏者，加车前子、山药、菟丝子；呕吐者，加半夏、竹茹、鲜生姜；脑室梗阻者，加丹参、桃仁、川芎、地龙。

4. 热毒壅结证

【症状】主症兼囟门高凸，头颅日渐长大，发热无汗，面赤唇红，大便干，小便黄，甚则惊厥神昏，两目斜视，舌绛苔黄，脉滑数，指纹紫滞。

妙方 犀地清络饮加减

【组成】水牛角12克，生地黄4.5克，连翘4.5克，赤芍4.5克，牡丹皮6克，桃仁9克，白茅根汁、姜汁适量。

【功效】清心开窍，凉血散瘀。

【用法】用灯心草1.5克，煎汤代水以煎上药。

【方解】水牛角清解热毒，直入血继而凉血；生地黄、赤芍、牡丹皮、桃仁清热凉血、活血，养阴生津；连翘清热解毒；灯心草利尿通淋，清心除烦；白茅根汁凉血止血，清热利尿；姜汁解毒，和缓药性。

【按语】胸闷欲吐，舌红，苔黄者，加瓜蒌皮、黄连、川贝母；大便秘结者，加生大黄；肝经热盛，惊跳目青者，用泻青丸；脑室梗阻者，加水蛭、冰片；抽搐者，加全蝎、钩藤、白芍。

婴儿湿疹

【概述】

湿疹是由多种因素引起的一种具有明显渗出倾向的皮肤炎症反应。皮疹多样，形态各异，易反复发作，伴有剧烈瘙痒。可发生于任何年龄，以过敏体质者为多。此病发病无明显季节性，但冬季常易复发，可泛发或局限。婴儿湿疹多发生在出生后1~6个月左右，皮损常对称发于面颊、额头及头皮，少数累及胸背及上臂等处，一般在2岁内可愈。

此病因素体内热，或因饮食不节，伤及脾胃，导致脾运失健，水湿停滞，湿热内蕴；外因风湿热邪搏结肌肤，以致血行不畅，营卫失和而发。婴儿湿疹多因母食五辛炙煿，移热于胎儿，生后复感风热，或饮食不节，内蕴湿热所致。急性者以湿热为主，慢性者则多病久邪深，耗伤津血，以致血虚生风化燥，肤失濡养而成。

【治疗】

1. 湿热俱盛证

【症状】皮损见红斑、水疱、滋水淋漓，味腥而黏，或有糜烂、结痂，瘙痒难忍，皮疹泛发四肢及躯干，以屈侧为主，伴口苦而腻，小便短赤，大便干结，舌红，苔黄腻，脉滑数。相当于急性期及湿疹发作期。

妙方 程氏萆薢分清饮

【组成】萆薢 12 克，丹参 9 克，车前子 9 克，茯苓 12 克，白术 9 克，莲子心 6 克，石菖蒲 5 克，炒黄柏 9 克。

【功效】清热利湿，去浊分清。

【用法】水煎服，每日 1 剂。

【方解】萆薢、车前子利水渗湿；茯苓、白术健脾利湿；莲子心清热固涩；丹参、石菖蒲、炒黄柏清热燥湿，泻火解毒。

【按语】口苦而腻者，加龙胆草、栀子；瘙痒剧烈者，加白鲜皮、苦参；如起脓疱，有感染之象者，加蒲公英、紫花地丁、金银花、连翘。

2. 脾虚湿盛证

【症状】病程较长，皮肤色黯，表面有水疱、渗液、部分干燥结痂，患儿体质差，消瘦，胸闷纳少，大便溏稀，或夜间哭闹不安，腹泻，吐乳等，苔白腻，脉濡缓。相当于亚急性期婴儿湿疹。

妙方 除湿胃苓汤加减

【组成】炒苍术 8 克，炒厚朴 8 克，陈皮 8 克，猪苓 8 克，泽泻 8 克，赤茯苓 8 克，炒白术 8 克，滑石 8 克，防风 8 克，栀子 8 克，木通 8 克，肉桂 3 克，甘草 3 克，灯心草 2 克。

【功效】清热燥湿。

【用法】水煎服，每日 1 剂。

【方解】方中炒苍术、炒厚朴、陈皮、炒白术健脾除湿，理气和中；猪苓、泽泻、赤茯苓、滑石、木通、栀子利水渗湿；防风祛风胜湿；肉桂温中健脾；甘草解毒和中；灯心草利尿通淋。

【按语】消化不良者，加服保和丸；夜间哭闹不安者，加珍珠粉、灵磁石。

3. 血虚风燥证

【症状】皮损反复发作，皮肤浸润肥厚，干燥脱屑，色素沉着或苔藓样变，分布以四肢弯曲部位为主，瘙痒剧烈，抓破少量渗水，伴口渴咽干，夜寐不安，大便干结，或有哮喘、鼻炎等病史，舌淡，苔薄或少苔，脉细数。相当于慢性期异位性湿疹反复发作者。

妙方 养血息风汤加减

【组成】黄芪 15 克，当归 9 克，白芍 9 克，红花 9 克，玄参 9 克，荆芥 9 克，白蒺藜 9 克，川芎 6 克，甘草 6 克。

【功效】养血润燥，祛风止痒。

【用法】水煎服，每日 1 剂。

【方解】方中当归、白芍养血润燥；玄参滋阴润燥；黄芪补气；红花、川芎活血行气；荆芥、白蒺藜祛风止痒；甘草益气补中，调和诸药。

【按语】痒剧者，加蜈蚣、乌梢蛇；口渴咽干者，加玄参、麦冬；夜寐不安者，加夜交藤、酸枣仁；大便干结者，加制大黄、天花粉。

遗尿

【概述】

遗尿是指 3 岁以上的小儿不能自主控制排尿，经常睡中小便自遗，醒后方觉的一种病症。

年龄超过 3 岁，特别是 5 岁以上的儿童，睡中经常遗尿，轻者数日一次，重者可一夜数次则为病态，方称"遗尿症"。此病发病男孩高于女孩，部分有明显的家族史。

遗尿是由于膀胱不能约束所致。现代医学通过 X 射线诊断发现，某些顽固性遗尿的患儿与隐性脊柱裂有关，这类患儿治疗较为困难。

此病治疗，虚证以温肾固涩、健脾补肺为主；实证以泻肝清热、利湿为主，并配合针灸、激光、外治等法治疗。

【治疗】

1. 肾气不固证

【症状】睡中经常遗尿，甚者一夜数次，尿清而长，醒后方觉，神疲乏力，面白肢冷，腰腿酸软，智力较差，舌质淡，苔薄白，脉沉细。

🔥妙方 菟丝子散加减

【组成】菟丝子 12 克，肉苁蓉 9 克，附子 1 克，五味子 9 克，牡蛎 9 克，鸡内金 9 克。

【功效】温补肾阳，固涩小便。

【用法】水煎服，每日 1 剂。

【方解】菟丝子、肉苁蓉、附子温补肾阳；五味子、牡蛎益肾固涩，缩小便；鸡内金消食助运以利发挥温肾固涩、止遗之效。可合缩泉丸协同发挥其效。

【按语】神疲乏力，纳差便溏，加党参、白术、茯苓、山楂益气健脾，和中助运；智力较差者，加人参、石菖蒲、远志补心气，开心窍。

2. 脾肺气虚证

【症状】睡中遗尿，少气懒言，神倦乏力，面色少华，常自汗出，食欲不振，大便溏薄，舌淡，苔薄，脉细少力。

🔥妙方 补中益气汤合缩泉丸加减

【组成】黄芪 9 克，党参 9 克，白术 9 克，炙甘草 6 克，升麻 6 克，柴胡 9 克，当归 6 克，陈皮 6 克，益智仁 9 克，山药 9 克，乌药 1 克。

【功效】补中益气，升阳举陷。

【用法】水煎服，每日 1 剂。

【方解】黄芪、党参、白术、炙甘草益气健脾、培土生金；升麻、柴胡升举清阳之气；当归助黄芪调补气血；陈皮理气调中；益智仁、山药、乌药温肾健脾，固涩。

【按语】常自汗出，加煅牡蛎、

五味子潜阳敛阴，止汗；食欲不振、便溏，加砂仁、焦神曲以运脾开胃，消食止泻；痰盛身肥，加苍术、山楂、半夏燥湿化痰；困寐不醒，加石菖蒲、麻黄醒神开窍。

3. 肝经湿热证

【症状】 睡中遗尿，尿黄量少，尿味臊臭，性情急躁，易怒，或夜间梦语磨牙，舌红，苔黄或黄腻，脉弦数。

妙方 龙胆泻肝汤加减

【组成】 龙胆草6克，黄芩9克，栀子9克，泽泻12克，木通6克，车前子9克，当归3克，生地黄9克，柴胡6克，甘草6克。

【功效】 清泻肝胆实火，清利肝经湿热。

【用法】 水煎服，每日1剂。

【方解】 龙胆草清肝胆实火，泻肝胆湿热；黄芩、栀子清热燥湿；车前子、木通、泽泻清热利湿，导湿热下行；生地黄养阴；当归养血活血；柴胡疏畅肝胆；甘草调和诸药。

【按语】 夜寐不宁加黄连、竹叶、连翘清心除烦；尿味臊臭重，舌苔黄腻，加黄柏、滑石清利湿热；若痰湿内蕴，困寐不醒者，加胆南星、半夏、石菖蒲、远志清化痰湿，开窍醒神；若久病不愈，身体消瘦，舌红，苔少，脉细数，虽有郁热但肾阴已伤者，可用知柏地黄丸以滋肾阴，清虚火。

五迟、五软

【概述】

五迟是指立迟、行迟、语迟、发迟、齿迟；五软是指头项软、口软、手软、足软、肌肉软，均属于小儿生长发育障碍病症。西医学上的脑发育不全、智力低下、脑性瘫痪、佝偻病等，均可见到五迟、五软症候。五迟以发育迟缓为特征，五软以痿软无力为主证，两者既可单独出现，也常互为并见。

五迟、五软的病因主要有先天禀赋不足，亦有属后天失于调养者。先天因素多为父精不足，母血气虚，禀赋不足；或母孕时患病、药物受害等不利因素遗患胎儿，以致早产、难产，生子多弱，先天精气未充，髓脑未满，脏气虚弱，筋骨肌肉失养而成。后天因素多为小儿生后护理不当，或平素乳食不足，哺养失调，或体弱多病，或大病之后失于调养，以致脾胃亏损，气血虚弱，筋骨肌肉失于滋养所致。

【治疗】

1. 肝肾亏损证

【症状】 筋骨痿弱，发育迟缓，坐起、站立、行走、生齿等明显迟于正常同龄小儿，头项萎软，天柱骨倒，舌淡，苔少，脉沉细无力。

妙方六味地黄丸加味

【组成】 熟地黄24克，山茱萸12克，鹿茸3克，五加皮6克，山药12克，茯苓9克，泽泻9克，牡丹皮6克，麝香1.5克。

【功效】 填精滋阴补肾。

【用法】 水煎服，每日1剂。

【方解】 熟地黄、山茱萸滋养肝肾；鹿茸温肾益精；五加皮强筋壮骨；山药健脾益气；茯苓、泽泻健脾渗湿；牡丹皮凉血活血；麝香活血开窍。

【按语】 齿迟者，加紫河车、何首乌、龙骨、牡蛎补肾生齿；立迟、行迟者，加牛膝、杜仲、桑寄生补肾，强筋壮骨；头项软者，加枸杞子、菟丝子、巴戟天补养肝肾。

2. 心脾两虚证

【症状】 语言迟钝，精神呆滞，智力低下，头发生长迟缓，发黄细软、稀疏，四肢发软，肌肉松弛，口角流涎，咀嚼、吮吸无力，或见弄舌，纳食欠佳，大便多干结，舌淡，苔少，脉细。

妙方调元散加减

【组成】 人参6克，黄芪9克，白术9克，山药9克，茯苓9克，甘草6克，当归6克，熟地黄6克，白芍6克，川芎6克，石菖蒲3克。

【功效】 健脾养心，补益气血。

【用法】 水煎服，每日1剂。

【方解】 人参、黄芪、白术、山药、茯苓、甘草益气健脾；当归、熟地黄、白芍、川芎补血养心；石菖蒲开窍益智。

【按语】 语迟失聪者，加远志、郁金化痰解郁，开窍；发迟难长者，加何首乌、肉苁蓉，养血、益肾、生发；四肢发软，加桂枝温通经络；口角流涎，加益智仁温脾益肾，固摄；纳食不佳，加砂仁、鸡内金醒脾助运。

惊风

惊风是小儿常见的一种急重病症，以临床出现抽搐、昏迷为主要特征，又称"惊厥"，俗名"抽风"。任何季节均可发生，一般以1～5岁的小儿多见，年龄越小，发病率越高。其病情往往比较凶险，变化迅速，威胁小儿生命。

此病西医学称"小儿惊厥"。其中伴有发热者，多为感染性疾病所致，颅内感染性疾病常见有脑膜炎、脑脓肿、脑炎、脑寄生虫病等；颅外感染性疾病常见有高热惊厥、各种严重感染。不伴有发热者，多为非感染性疾病所致，除癫痫外，还有水电解质紊乱、低血糖、脑外伤、脑瘤等。

（一）急惊风

【概述】

急惊风病因以外感六淫、疫毒之邪为主，偶有突受惊恐所致。主要病机是热、痰、惊、风的相互影响，互为因果。其主要病位在心、肝两经。小儿外感时邪，易从热化，热盛生痰，热极生风，痰盛发惊，惊盛生风，则发为急惊风。

此病治疗以清热、豁痰、镇惊、息风为治疗原则。痰盛者必须豁痰，惊盛者必须镇惊，风盛者必须息风，热盛者必先清热。豁痰有芳香开窍，清火化痰，涤痰通腑的区分；清热有解肌透表，清气泄热，清营凉血的不同；治风有疏风、息风的类别；镇惊有清心定惊，养心平惊的差异。

【治疗】

1. 风热动风证

【症状】发热骤起，头痛身痛，咳嗽流涕，烦躁不宁，四肢拘急，目睛上视，牙关紧闭，舌红，苔白，脉浮数或弦数。

 妙方银翘散加减

【组成】金银花12克，连翘9克，薄荷3克，防风9克，蝉蜕3克，菊花9克，僵蚕3克，钩藤6克。

【功效】辛凉透气，清热解毒。

【用法】水煎服，每日1剂。

【方解】金银花、连翘、薄荷疏风清热；防风、蝉蜕、菊花祛风解痉；僵蚕、钩藤息风定惊。另加服小儿回春丹以清热定惊。

【按语】喉间痰鸣者，加竹黄、瓜蒌皮清化痰热；高热、便秘、乳蛾红肿者，加大黄或凉膈散釜底抽薪。以往有高热惊厥史的患儿，在感冒发热初期，宜加服紫雪散，以防惊厥发作。

2. 气营两燔证

【症状】起病急骤，高热烦躁，口渴欲饮，神昏惊厥，舌苔黄糙，舌质深红，脉数有力。

妙方清瘟败毒饮加减

【组成】连翘12克，石膏9克，黄连9克，黄芩9克，栀子6克，知母6克，生地黄9克，水牛角9克，赤芍9克，玄参6克，牡丹皮9克，石决明9克，钩藤9克。

【功效】清热解毒，凉血泻火。

【用法】水煎服，每日1剂。

【方解】连翘、石膏、黄连、黄芩、栀子、知母清气透热；生地黄、水牛角、赤芍、玄参、牡丹皮清营凉血；石决明、钩藤息风平肝。

【按语】意识昏迷加石菖蒲、郁金，或用至宝丹、紫雪丹息风开窍；大便秘结加生大黄、芒硝清热泻火；呕吐加半夏、玉枢丹降逆止吐。

3. 邪陷心肝证

【症状】高热烦躁，手足躁动，反复抽搐，项背强直，四肢拘急，口眼相引，意识昏迷，舌质红绛，脉弦滑。

妙方 羚角钩藤汤加减

【组成】羚羊角（水牛角替）1.5克，钩藤9克，僵蚕3克，菊花9克，石菖蒲3克，川贝母6克，广郁金1.5克，龙骨9克，竹茹9克，黄连9克。

【功效】凉肝息风，增液舒筋。

【用法】水煎服，每日1剂。

【方解】羚羊角（水牛角替）、钩藤、僵蚕、菊花平肝息风；石菖蒲、川贝母、广郁金、龙骨豁痰清心；竹茹、黄连清化痰热。另加服安宫牛黄丸清心开窍。

【按语】热盛加生石膏、知母清热泻火；便干加生大黄、玄明粉泄热通便；口干、舌红加生地黄、玄参养阴生津。

4. 湿热疫毒证

【症状】起病急骤，突然壮热，烦躁谵妄，意识昏迷，反复惊厥，呕吐腹痛，大便腥臭或夹脓血，舌质红，苔黄腻，脉滑数。

妙方 黄连解毒汤加味

【组成】黄芩9克，黄连9克，黄柏6克，栀子6克，白头翁6克，秦皮6克，钩藤6克，石决明9克。

【功效】泻火解毒。

【用法】水煎服，每日1剂。

【方解】黄芩清上焦之火，黄连泻中焦之火，黄柏泻下焦之火，栀子清泻三焦之火，导火下行，四药合用，苦寒直折，泻火解毒；白头翁、秦皮清肠化湿；钩藤、石决明平肝息风。

【按语】舌苔厚腻，大便不爽加生大黄、厚朴清肠导滞，泄热化湿；窍闭神昏，加安宫牛黄丸清心开窍；频繁惊厥，加紫雪丹平肝息风；呕吐，加玉枢丹辟秽解毒，止吐。

5. 惊恐惊风证

【症状】暴受惊恐后突然抽搐，惊跳，惊叫，意识不清，四肢欠温，舌苔薄白，脉乱不齐。

妙方 琥珀抱龙丸加减

【组成】琥珀1克，朱砂1克，金箔少量，胆南星6克，天竺黄3克，人参6克，茯苓6克，山药9克，甘草6克，石菖蒲3克，钩藤9克，石决明9克。

【功效】镇惊安神，平肝息风。

【用法】水煎服，每日1剂。

【方解】琥珀、朱砂、金箔镇惊安神；胆南星、天竺黄清化痰热；人参、茯苓、山药、甘草益气扶正；石菖蒲、钩藤、石决明平肝息风，开窍。

【按语】抽搐频作，加止痉散息风止痉；气虚血少者，加黄芪、当归、白芍、酸枣仁益气养血，安神。

（二）慢惊风

【概述】

慢惊风多见于大病、久病之后，气血阴阳俱伤；或因急惊未愈，正虚邪恋，虚风内动；或先天不足，后天失调，脾肾两虚，筋脉失养，风邪入络。

慢惊风病位在肝、脾、肾，病理性质以虚为主。多系脾胃受损，土虚木旺化风；或脾肾阳虚，虚极生风；或阴虚风动，筋脉失养生风。

此病的治疗，以补虚治本为主。土虚木旺，治以健脾平肝；脾肾阳虚，治以温补脾肾；阴虚风动，治以育阴潜阳。治疗过程中，可结合活血通络，化痰行瘀之法。

【治疗】

1. 土虚木旺证

【症状】 形神疲惫，面色萎黄，嗜睡露睛，四肢不温，足跗及面部轻度水肿，意识不清，阵阵抽搐，大便稀薄，色带青绿，时有肠鸣，舌淡，苔白，脉细弱。

妙方 缓肝理脾汤加减

【组成】 党参 12 克，茯苓 15 克，白术 10 克，山药 10 克，白扁豆 10 克，炙甘草 6 克，煨姜 3 克，桂枝 10 克，白芍 12 克，钩藤 15 克。

【功效】 温运脾阳，扶土抑木。

【用法】 水煎服，每日 1 剂。

【方解】 党参、茯苓、白术、山药、白扁豆、炙甘草健脾益气；煨姜、桂枝温运脾阳；白芍、钩藤平肝息风。

【按语】 阳虚寒盛，去桂枝，加附子、肉桂温补脾肾；腹泻不已，加诃子、肉豆蔻、乌梅炭涩肠止泻；方颅、发稀，夜寐哭闹不安，加生牡蛎、生龙骨平肝潜阳。

2. 脾肾阳虚证

【症状】 面色苍白或灰滞，囟门低陷，精神极度萎顿，沉睡昏迷，口鼻气冷，额汗涔涔，四肢厥冷，手足蠕蠕震颤，大便澄澈清冷，舌质淡，苔薄白，脉沉细无力。

妙方 固真汤合逐寒荡惊汤加减

【组成】 党参 12 克，黄芪 15 克，白术 12 克，茯苓 15 克，炙甘草 6 克，炮附子 9 克，肉桂 9 克，川椒 5 克，炮姜 5 克，灶心土 30 克。

【功效】 温补脾肾，回阳救逆。

【用法】 水煎服，每日 1 剂。

【方解】 党参、黄芪、白术、茯苓、炙甘草温补脾气；炮附子、肉桂、川椒、炮姜、灶心土温阳救逆。

【按语】 抽搐频频，加龙齿、钩藤平肝息风，阳气恢复后改用理中地黄汤或可保立苏汤，以阳中求阴，使阴阳维系，阳生阴长而搐定。

3. 阴虚风动证

【症状】 虚烦疲惫，面色潮红、低热消瘦、震颤瘛疭，或肢体拘挛，手足心热，大便干结，舌光无苔，质绛少津，脉细数。

妙方 大定风珠加减

【组成】 鸡子黄 6 克，阿胶 10 克，生地黄 12 克，石斛 10 克，麦冬 10 克，龟甲 10 克，鳖甲 10 克，牡蛎 15 克。

【功效】育阴潜阳，滋水涵木。

【用法】水煎服，每日 1 剂。

【方解】鸡子黄、阿胶、生地黄、石斛、麦冬滋阴养血；龟甲、鳖甲、牡蛎潜阳息风。

【按语】阴虚潮热，加银柴胡、青蒿、地骨皮以清虚热；搐搦不止者，吞服止痉散，息风止痉；强直瘫痪者，加全蝎、蕲蛇、乌梢蛇、地龙、白僵蚕搜风剔邪，但风药多燥，故宜佐养血润燥之品。

4. 肾精亏损证

【症状】由解颅、佝偻病等病导致，并伴有肢体抽搐、斜视、凝视、一时性失言、失聪或局部颤动，抽搐过后，恢复常态，舌淡嫩，脉沉弱。

🔥**妙方 地黄饮子加减**

【组成】熟地黄 9 克，山茱萸 6 克，巴戟天 6 克，肉苁蓉 6 克，炮附子 1.5 克，五味子 3 克，麦冬 6 克，石斛 6 克，石菖蒲 3 克，远志 3 克。

【功效】滋肾阴，补肾阳，开窍化痰。

【用法】水煎服，每日 1 剂。

【方解】熟地黄、山茱萸滋养肾阴；巴戟天、肉苁蓉、炮附子温补元阳；五味子、麦冬、石斛滋养肺阴；石菖蒲、远志宁神开窍，化痰。

【按语】抽搐频繁者，去炮附子，加全蝎、地龙、天麻、龙齿、钩藤平肝息风，止痉；肢体强直瘫痪者，加当归、红花、鸡血藤养血、活血。

细菌性痢疾

【概述】

细菌性痢疾（简称菌痢）是一种常见的肠道传染病，以发热，大便次数增多、夹杂黏液脓血，腹痛，里急后重为主症。此病全年都有发生，但常于夏、秋季节流行。细菌性痢疾是由于痢疾杆菌通过粪-口感染所致。

中医学认为，此病病因为外感时邪疫毒、内伤饮食、生冷不洁等，病位主要在肠胃。病机是邪毒积滞肠道，气机壅阻，凝滞津液，蒸腐气血。中毒性菌痢常发病即有高热呕吐，神昏抽搐，而无下痢；急性菌痢发病骤急；慢性则反复发作，迁延不愈。细菌性痢疾大便黏液是脓血样，镜检有大量的红细胞、白细胞、脓细胞，如发现巨噬细胞更有助于诊断。大便细菌培养痢疾杆菌阳性即可确诊。

【治疗】

1. 疫毒痢

【症状】突起高热，腹痛下痢，口渴呕吐，烦躁谵妄，反复惊厥、意识昏迷，继而面色苍白，肢厥冷汗，呼吸不匀。或初起即有高热惊厥，而无大便脓血，应作肛拭或灌肠，可发现大便脓血，舌红，苔黄腻，脉由滑数转微弱。

妙方 黄连解毒汤合白头翁汤加味

【组成】黄连18克，黄芩6克，黄柏15克，秦皮10克，赤芍6克，金银花10克，牡丹皮6克，白头翁15克，石菖蒲5克，钩藤10克，栀子5克。

【功效】清热解毒，凉血止痢。

【用法】水煎服，每日1剂。

【方解】黄连、黄芩、黄柏、栀子、金银花泻一切火热而解毒；秦皮、白头翁、牡丹皮、赤芍清热解毒、凉血止痢；石菖蒲、钩藤开窍息风。

【按语】如见突然面色苍白、青灰，四肢发凉，血压下降，脉微欲绝，并见高热，抽搐，昏迷，呼吸不匀，此为内闭外脱，可用独参汤或生脉散（人参、麦冬、五味子），或参附汤，调服安宫牛黄丸，待病有转机后，用上法治疗。

2. 湿热痢

【症状】发热，下痢赤白黏冻或脓血，初起或为水泻，一二日后再便下赤白，里急后重，肛门灼热或坠而不爽，舌苔黄腻，脉滑数。

妙方 葛根黄芩黄连汤加味

【组成】葛根15克，黄芩9克，黄连9克，大黄3克，甘草6克。

【功效】解表清里。

【用法】水煎服，每日1剂。

【方解】葛根、黄芩、黄连解表清里；大黄凉血解毒，清热泻火；甘草调和诸药。

【按语】若热痢兼表，加金银花、连翘、竹叶以清解透达；脓血多加地榆、桃仁、赤芍、牡丹皮；腹痛甚，加枳实、延胡索。

3. 寒湿痢

【症状】痢下多白，清稀而腥，或纯下白冻，次数较多，饮食不振，肛门后坠，舌苔白腻，脉沉缓。

妙方 理中汤合真人养脏汤加减

【组成】党参10克，白术8克，干姜3克，甘草5克，木香5克（后下），诃子10克，当归6克，肉桂3克，豆蔻5克，白芍10克，五味子3克，炙甘草5克。

【功效】温中祛寒，化湿止痢。

【用法】水煎服，每日1剂。

【方解】当归、木香、豆蔻、诃子、肉桂、炙甘草、白芍、五味子组成的真人养脏汤可湿补脾胃，涩肠固脱，治泻痢日久，脾肾虚寒，配合党参、白术、干姜、甘草组成的理中汤，温中祛寒，补气健脾，则效果尤佳。

【按语】风寒外束者，应予外散风寒、内化寒湿，上方去党参，加荆芥、防风、羌活、紫苏；风寒表证较重者，用荆防败毒散或藿香正气散；

若伴夹积滞者，加莱菔子、神曲、槟榔、枳壳、山楂，或用治痢保和丸；内有冷积，面色青灰，腹痛绵绵不绝，脓血滞下不爽，里急，甚至肢冷，苔白腻，脉沉弦者，用大黄附子汤温通导下；寒逆呕吐较剧者，加半夏、丁香、吴茱萸；寒气内盛者，用桂附理中汤；脾气下陷，脱肛者加黄芪、升麻、煨诃子。

4. 久痢

【症状】下痢迁延日久，午后低热如潮，下痢赤白黏稠，里急后重，腹中热痛绵绵，心烦口干，手足心热，形体消瘦，小便短黄，舌干红，苔少，脉细数；或者下痢日久，便多黏液白沫，甚则滑泄不止，腹痛绵绵不绝，喜温、喜按，面色苍白，倦怠少食，四肢不温，舌淡，苔白滑，脉沉细而迟。

妙方 黄连阿胶汤加减

【组成】黄连12克，乌梅8克，阿胶9克，黄芩6克，当归9克，干姜3克，芍药6克。

【功效】扶阴散热，和血止痢。

【用法】水煎服，每日1剂。

【方解】黄连、黄芩清热解毒，止痢；乌梅味酸，敛肠收涩；当归养血和血；阿胶滋阴润燥；芍药缓急止痛；干姜温中。

【按语】酌加诸如乌梅、白芍、石榴皮等酸味药，酸可收可敛，既可和血化阴，又可止痢，苦参、马齿苋等清热祛湿的药物，仍可应用；痢久胃气已伤者，加山药、陈皮、白扁豆、莲子、山楂；若阴虚，痢疾日久，用地榆丸。

5. 休息痢

【症状】下痢日久，面色萎黄，消瘦，纳差，乏力，下痢时便中夹黏液而少脓血，或有脱肛，舌质淡胖，苔白或腻，脉濡数，指纹淡。

妙方 香砂六君子汤合香连丸

【组成】人参3克，白术6克，茯苓6克，甘草2克，木香5克（后下），砂仁2.5克，煨葛根12克，黄连5克，枳实6克，马齿苋12克，乌梅10克。

【功效】益气健脾，行气化痰。

【用法】水煎服，每日1剂。

【方解】人参、白术、甘草、茯苓、砂仁、木香组成的香砂六君子汤健脾和胃；煨葛根、黄连、枳实、马齿苋、乌梅清热祛湿，涩肠止痢。

【按语】发作时，应根据寒热的偏重辨证用药，可参照湿热、寒湿证治疗。脱肛者用补中益气汤加赤石脂15克。

百日咳

【概述】

百日咳是由百日咳嗜血杆菌引起的急性呼吸道传染病，以阵发性痉挛性咳嗽和痉咳未吸气时伴有特殊的鸡鸣样吼声为特征。此病一般呈散发性发病，冬春为多，5岁以下小儿最易感染。病经空气飞沫传播，故在儿童集体机构中易发生流行。病后可获得持久免疫力。

中医学认为此病主要由内蕴伏痰，外感时疫所致。治疗以宣肺理气，化痰降逆为主。主要病机为痰气交阻，肺气上逆，故其治法重在化痰清火、清宣肺气、泻火降逆。咳初期以辛温散寒宣肺、疏风清热宣肺为治法；痉咳期以化痰降气、清泻肺热为治法；恢复期以养阴润肺、益气健脾为治法。此病主症虽呛咳不已，但不可妄用止涩之药，以防留邪为患。痉咳期不可早用滋阴润肺之品，以防痰火不清，病程迁延难愈。

【治疗】

1. 咳初期

（1）风寒郁肺证

【症状】恶寒发热，或寒热不显，喷嚏流清涕，咳嗽声浊，日渐增剧，面苍唇淡，舌苔薄白或白滑，脉浮，指纹淡。

妙方**杏苏散加减**

【组成】杏仁9克，紫苏叶9克，茯苓9克，生姜3片，大枣3枚，枳壳6克，桔梗6克，前胡9克，橘红6克，半夏9克，百部10克，甘草3克。

【功效】清泻凉燥、理肺化痰。

【用法】水煎温服，每日1剂。

【方解】本方中杏仁宣肺止咳；紫苏叶发汗解表，宣畅肺气；桔梗、枳壳、前胡宣降肺气，祛痰止咳；半夏、茯苓、橘红、甘草燥湿化痰，止咳；大枣、生姜调和营卫；百部润肺止咳。

【按语】风寒郁表较重，恶寒无汗而发热较高者，加荆芥、防风、麻黄；痰阻较著，咳频而痰阻难出，或伴气促者，加麻黄、瓜蒌、胆南星，或用百部丸加减，或用华盖散加百部；唇红心烦、苔黄口干者，加黄芩、知母、青黛、胆南星。

（2）风热郁肺证

【症状】发热咳嗽，咳声亢扬，逐日加重，鼻流浊涕，面或红，唇多赤，舌尖红，苔薄黄或黄腻，脉浮数，指浮紫。

妙方**桑菊饮加减**

【组成】桑叶7.5克，菊花3克，

桔梗6克，杏仁6克，芦根6克，连翘5克，薄荷2.5克，瓜蒌皮6克，冬瓜子9克，甘草2.5克。

【功效】疏风清热，宣肺止咳。

【用法】水煎服，每日1剂。

【方解】本方的桑叶、菊花清透肺络，散上焦风热；薄荷辛凉解表；杏仁、桔梗肃肺止咳；连翘透邪解毒；芦根清热生津；瓜蒌皮清热化痰；冬瓜子清肺化痰；甘草调和诸药。

【按语】火燥甚者，加玄参、生地黄、牡丹皮；肺热甚、痰黏稠者，加瓜蒌、川贝母、黄芩；咽喉疼痛者，加马勃、牛蒡子、玄参；如果风热上扰头目，致使目赤痛，则加入夏枯草、决明子。

2. 痉咳期

（1）痰热阻肺证

【症状】痉咳不已，痰稠难出，咳必作呕，涕泪交流，面赤，唇红，目睛出血，或鼻齿衄血，或痰中带血，心烦不眠，口渴，尿黄，舌系带溃烂红肿，舌红，苔黄而腻，脉滑数，指纹紫滞。

妙方桑白皮汤合清宁散合千金苇茎汤

【组成】桑白皮12克，黄芩9克，川贝母9克，苏子9克，葶苈子9克，车前子9克，芦根6克，冬瓜仁9克，桃仁9克，杏仁6克，黄连9克，栀子9克，甘草6克，半夏6克。

【功效】清肺降气，化痰止嗽。

【用法】水煎服，每日1剂，宜守方5~7剂以上。

【方解】桑白皮、黄芩、黄连、栀子清泻肺热；杏仁、川贝母、半夏、苏子化痰利气，止咳；桃仁、冬瓜仁活血祛瘀，排脓；葶苈子泻肺平喘，行水消肿；车前子清热，利尿通淋；芦根清热泻火，生津止渴；甘草调和诸药。

【按语】热邪伤络，佐以凉血止血；胃火上逆则配合清胃降逆；肝郁化火，宜清肝解郁。咳频而内热不甚者，去黄连、栀子，加百部、瓜蒌皮；痰稠难出者，加青黛、海蛤壳粉、海浮石；咳嗽痉挛严重者，加白僵蚕、地龙、蝉蜕，甚则加蜈蚣、全蝎；面目水肿较著者，加薏苡仁、川木通、赤茯苓；咳逆呕吐较剧者，加旋覆花、代赭石，甚者加牵牛子、大黄；目赤流泪，两胁胀痛者，用丹栀逍遥散或龙胆泻肝汤加减，适加化痰清肺之品；阴津不足者，加天冬、麦冬、知母。

本证如痰热较重，还可造成痰热内陷，发生痰热闭肺、热陷厥阴的变证。

（2）痰饮阻肺证

【症状】痉咳不如痰热证剧烈，痰液较稀薄，面色苍白，眼部水肿，大便溏薄，舌淡，苔白滑或白腻，脉滑，指纹发绀。

妙方小青龙汤合止嗽散加减

【组成】麻黄9克，干姜6克，紫

菀12克，细辛3克，半夏9克，桔梗6克，荆芥6克，桂枝9克，白芍8克，白前12克，百部12克，陈皮6克，甘草10克。

【功效】温肺化饮，疏风止咳。

【用法】水煎服，每日1剂。

【方解】方中麻黄发汗解表、开宣肺气以解咳喘之证，为主药；桂枝助麻黄解表，又能温化阳气，助麻黄行水，为辅药；白芍配桂枝以调和营卫；干姜、细辛温肺化饮；桔梗合甘草以利咽止咳，兼能调和诸药；紫菀、百部专入肺经，为止咳化痰要药；白前长于降气化痰；荆芥辛而微温，疏风解表，祛化表之余邪；陈皮行气化痰；半夏燥湿化痰，降逆止呕。

【按语】痉咳较频者，加白僵蚕、地龙、乌梢蛇；四肢不温者，加附子、干姜；脾虚较甚者，加黄芪、党参、白术、款冬花。无论痰热，或痰浊，或寒热夹杂证都可选用。

3. 恢复期

（1）肺阴不足证

【症状】痉咳缓解，仍干咳无痰，或痰少而稠，咳声嘶哑，面唇潮红，皮肤干燥，神烦盗汗，睡卧欠安，口干，舌红绛，苔少而干，脉细数，指纹细紫。

妙方沙参麦冬汤加减

【组成】沙参10克，麦冬10克，玉竹6克，天花粉3克，天冬9克，桑叶9克，枇杷叶9克，知母6克，地骨皮6克，甘草6克，百部6克。

【功效】养阴润肺，生津润燥。

【用法】水煎服，每日1剂。

【方解】方以沙参、麦冬清养肺胃之阴；玉竹、天花粉生津润燥；甘草、桑叶轻宣燥热；知母滋阴润燥；地骨皮清肺降火；百部润肺祛痰；枇杷叶滋阴润燥；天冬养阴润燥，清肺生津。

【按语】口干明显者，重天花粉；声嘶者，加木蝴蝶、玄参、桔梗；呛咳较剧者，加款冬花、乌梅；胃纳不佳者，加白扁豆、生谷芽、生麦芽、生山楂。

（2）脾肺气虚证

【症状】咳声无力，少痰或痰液稀薄，面白气弱，神疲自汗，手足欠温，食少腹胀，大便溏薄，舌淡，苔薄而润，脉细弱，指纹细淡。

妙方六君子汤加味

【组成】人参9克，白术4.5克，茯苓9克，甘草6克，陈皮6克，半夏6克，百部9克，款冬花9克。

【功效】益气健脾，燥湿化痰。

【用法】水煎服，每日1剂。

【方解】本方能疏理中焦气机。以人参、白术、茯苓、甘草益气健脾；陈皮、半夏理气化痰，降逆和胃；百部、款冬花润肺止咳。中气健运，气顺痰除，诸证自愈。

【按语】自汗多者，加黄芪、浮小麦、牡蛎；不思饮食者，加砂仁、神曲、鸡内金。

麻疹

【概述】

麻疹是由外感麻疹病毒引起的一种出疹性呼吸道传染病，以发热、咳嗽、流涕、眼泪汪汪、口腔两颊黏膜出现麻疹黏膜斑、全身布发红色斑丘疹、疹退后有色素沉着等为特征。此病一年四季均可发病，好发于冬春季节，传染性强，常引起流行。

麻疹调护适当，大多出疹顺利按期收没，预后良好；若素体虚弱，患病时气候、居住环境不良及调养不佳，复感外邪郁遏，都可导致疹出不利，麻毒内陷，则易引起并发症。

【治疗】

1. 顺证

（1）疹前期

【症状】 发热，咳嗽，微恶寒，喷嚏流涕，眼泪汪汪，眼睑红赤，倦怠思睡，胃纳欠佳，甚则便溏，小便短黄，苔薄白或微黄，脉浮数。

妙方宣毒发表汤加减

【组成】 升麻6克，葛根9克，连翘12克，前胡9克，牛蒡子6克，桔梗6克，防风12克，荆芥9克，薄荷6克，竹叶9克，甘草6克。

【功效】 透疹解毒，助邪外出。

【用法】 水煎服，每日1剂。

【方解】 升麻辛散透疹，清热解毒；葛根解肌透疹，生津除热；荆芥、防风、牛蒡子、薄荷解肌清热，助升麻、葛根透疹除热；桔梗、前胡理肺祛痰，畅肺气止咳；连翘疏散风热，清热解毒；竹叶清热除烦；甘草解毒和中。

【按语】 若因正气虚弱，调护失宜，或风寒暑湿外束等，使麻疹不能如期透发，则宜随证配合扶正、疏风、祛寒、化湿等法治疗。咽痛明显者，加射干、马勃；气候寒冷，风寒束表，症见恶寒、无汗、咳喘者，加麻黄、紫苏、细辛；若春夏阴雨连绵，症见发热不畅、胸闷、肢体倦怠、恶心呕吐，苔黄或白腻者，加藿香、佩兰、石菖蒲；素体阴虚，无发汗之源，加玄参、生地黄、天花粉；若平素体虚，无力透疹外达，面色苍白，舌淡者，加人参、黄芪。

（2）出疹期

【症状】 发热持续，起伏如潮，疹点按序而出，疹色红活，触之碍手，疹至手心、足底即为出齐，口渴引饮，目赤多眵，咳嗽加剧，精神疲软，畏光，见光流泪，小便短赤，舌红，苔黄，脉数。

妙方清解透表汤加减

【组成】金银花12克，连翘9克，桑叶9克，菊花12克，升麻9克，葛根6克，牛蒡子9克，西河柳9克，紫草9克，大青叶9克，蝉蜕6克。

【功效】辛凉透表，佐以解毒。

【用法】水煎服，每日1剂。

【方解】升麻解肌透疹而解毒；金银花、连翘、桑叶、菊花清热解毒；西河柳、蝉蜕、牛蒡子发表透疹；紫草凉血活血，清热透疹；葛根解肌退热，生津止渴，透疹；大青叶清热解毒。

【按语】此期疹点已发，邪在气分，根据"麻喜清凉""热者清之"的原则，侧重于清热解毒，佐以透疹点刚出，不能过用苦寒，以免遏邪。若热毒较重，疹点红赤紫黯，融合成片者，加生地黄、牡丹皮、生石膏（先煎）、青黛；咳嗽剧烈，影响休息睡眠者，加桑白皮、桔梗、杏仁；壮热甚，面赤烦躁者，加生石膏（先煎）、青黛、知母；齿衄、鼻衄者，加藕节炭、白茅根、生地黄、牡丹皮；疹出不畅，或出而突隐，疹色不艳，或稀疏不匀，或体虚而无力托毒透疹者，可参照疹前期用药方法；若疹已出齐，口干、唇干少津者，去升麻、葛根、蝉蜕、西河柳，加鲜石斛、沙参、玉竹。

（3）疹回期

【症状】疹点出齐、热势渐退、干咳少痰，声音稍哑，食欲增加，精神好转，疹点依次收没，皮肤糠麸样脱屑，留有棕褐色素沉着，口干，小便短黄，舌红少津，苔薄或无苔或少苔，脉细数。

妙方沙参麦冬汤加减

【组成】沙参9克，麦冬9克，天花粉4.5克，玉竹6克，白扁豆4.5克，桑叶4.5克，甘草3克。

【功效】甘寒生津、清养肺胃。

【用法】水煎服，每日1剂。

【方解】沙参、麦冬、天花粉、玉竹以滋养肺胃津液；白扁豆、甘草清养胃气；桑叶清透余热。

【按语】本期虚多邪少，重在养阴。阴虚火旺，灼伤血络，则佐以滋阴降火，凉血止血；气阴两亏者兼以益气；纳谷不香者，加生谷芽、生麦芽、生山楂；大便干结者，加全瓜蒌、火麻仁；余热不清，热未退尽者，加地骨皮、银柴胡、连翘；胃阴不足，口渴欲饮者，加鲜石斛；干咳少痰者，加川贝母、冬瓜仁；咽喉疼痛者，加玄参、马勃；大便稀溏者，加山药；阴虚火旺致鼻衄、齿衄、咯血者，加知母、牡丹皮、白茅根或藕节、白及；气阴两虚者，合生脉散；若余热扰胃，和降失利而虚烦干呕者，用竹叶石膏汤加柿蒂、黄连。

2. 逆证

（1）麻毒闭肺

【症状】高热不退，咳嗽加剧，呼吸喘促，鼻翼翕动，疹出不多或不透，或疹见早回，或密集紫黯，烦躁不安，口渴，大便秘结，小便短赤，舌红而干，苔黄，脉数。

妙方 麻黄杏仁甘草石膏汤加味

【组成】麻黄9克，杏仁9克，石膏18克，甘草6克，桑白皮9克，鱼腥草9克，黄芩9克。

【功效】辛凉疏表，清肺平喘。

【用法】水煎服，每日1剂。

【方解】麻黄宣肺平喘，石膏清泄肺经实热以生津，二药相互为用，既能宣肺，又能泄热；杏仁协助麻黄以止咳平喘；甘草与化痰止咳药配伍，有润肺止咳的作用；桑白皮止咳平喘；黄芩清热除燥，泻火解毒；鱼腥草清热解毒。

【按语】若伴风寒郁表，佐以宣肺解表；热闭，则重在清热泻肺；热陷心肝，则急以清心凉肝；心阳虚脱则回阳救逆。喘甚者，加葶苈子、苏子；痰多者，加鲜竹沥、天竺黄、浙贝母、胆南星；麻疹出不透者，加葛根、升麻、白僵蚕；寒束表者，加紫苏、羌活；高热气粗，大便秘结，腹胀者，加大黄、枳实，或用宣白承气汤加减；疹色紫黯，口唇发绀，四肢欠温者，加当归、赤芍、红花、紫草；若素体虚弱，正气不支，疹毒内闭于肺者，则重用人参、黄芪，辅以清热透疹药物；热陷心肝，昏谵抽搐者，加水牛角、钩藤、石菖蒲、郁金，或合用紫雪丹、安宫牛黄丸；心阳虚脱者，急宜温补心阳，加用独参汤或参附龙牡救逆汤；气阴两亏者则用生脉散。

（2）麻毒攻喉

【症状】咽喉肿痛或溃烂，吞咽不利，声音嘶哑，呼吸急促，咳嗽声重，状如犬吠，喉间痰鸣，甚则张口抬肩，口唇发绀，胸胁凹陷，烦躁不安，舌红，苔黄而干，脉数，重则喉头壅塞，汗多脉弱。

妙方 清咽下痰汤加减

【组成】玄参12克，金银花12克，薄荷6克，甘草6克，桔梗12克，牛蒡子9克，川贝母9克，板蓝根12克，葶苈子9克，射干9克，全瓜蒌3克，马兜铃9克，荆芥9克。

【功效】清热解毒，利咽消肿。

【用法】水煎服，每日1剂。

【方解】玄参、射干、甘草、桔梗、牛蒡子清宣肺气，利咽喉；金银花、板蓝根清热解毒；葶苈子泻痰行水、清利咽喉；全瓜蒌、川贝母化痰散结；马兜铃清肺降气；荆芥疏邪透疹；薄荷泻火。

【按语】大便秘结腹胀者，加生大黄、玄明粉（兑服），另服六神丸，加强清热解毒、利咽消肿之功；喉头壅塞，呼吸困难，病情危重时，应采取多种疗法积极抢救，必要时作气管切开。

（3）邪陷心肝

【症状】高热不退，烦躁谵语，疹点紫黯，密集成片，甚则神昏抽搐，牙关紧闭，喉间痰鸣，舌红绛，苔黄，脉急数。

妙方 羚角钩藤汤合牛黄清心丸加减

【组成】羚羊角粉（水牛角粉替）4.5克，钩藤9克，桑叶6克，菊花9克，川贝母9克，竹茹15克，郁金6克，黄连9克，栀子9克，朱砂2克，茯神9克。

【功效】凉肝息风，清营解毒。

【用法】水煎服，每日1剂。

【方解】羚羊角粉（水牛角粉替）、钩藤、桑叶、菊花凉肝息风；茯神安神定志；竹茹、川贝母化痰清心；黄连清热燥湿；栀子凉血解毒；朱砂净心解毒；郁金凉血清心。

【按语】痰涎壅盛者，加石菖蒲、胆南星、矾水郁金、鲜竹沥清热化痰，开窍；大便干结者，加大黄、芒硝清热通腑；高热、神昏、抽搐者，可选用紫雪丹、安宫牛黄丸以清心开窍，镇惊息风；若出现内闭外脱，症见高热、神昏、惊厥、面青、肢厥、脉微欲绝者，急宜开闭固脱，用参附汤吞服至宝丹，或用参附龙牡救逆汤。

（4）胁热下利

【症状】大便稀黄，或脓血秽臭，日行数次，甚则几十次，里急后重，发热，腹痛作坠，口渴烦躁，肛周鲜红，尿少红赤，皮肤干燥，疹点隐没，颜色紫黯，舌红或绛，苔黄、厚干或夹腻，脉急数。

妙方 葛根黄芩黄连汤加味

【组成】葛根15克，黄芩9克，黄连12克，甘草6克，白芍9克，连翘9克，马齿苋9克，石榴皮10克。

【功效】解表清里。

【用法】水煎服，每日1剂。

【方解】方中重用葛根甘辛而凉，既能解表退热，又能升发脾胃清阳而止泻生津，为君药；臣以黄芩、黄连苦寒湿热，厚肠止利；佐以甘草甘缓和中，调和诸药，四药合用，共成解表清里之剂。原方先煮葛根，后纳诸药，则"解肌之力优而清中之气锐"，使表解里和，身热下利自愈。连翘、马齿苋、石榴皮清热解毒。

【按语】由于热毒为患，应因势利导，切忌早用止泻药，以免留邪。热毒重则清热解毒为主；湿热并重则清利湿热；热伤血络，大便下血，宜清热凉血。若疹未出齐还应注意透疹，疹已出齐需注意养阴；赤多白少者，合白头翁汤或黄芩芍药汤合香连丸；大便下血者，加生地黄、赤芍、牡丹皮、地榆、槐花；腹痛作坠，里急后重者，加木香、枳壳、槟榔；腹胀纳少者，加山楂、神曲、莱菔子；疹隐不透者，加升麻、防风、金银花、紫草；恢复期下利，低热不退者，加沙参、青黛、柴胡；素有脾虚泄泻，复感麻毒而发者，加白术、茯苓；素体阳虚，泻下稀水清冷者，加干姜；泄泻为湿偏重者，加薏苡仁、车前子；下利日久不愈者，加乌梅、诃子、赤石脂。

猩红热

【概述】

猩红热为乙型A群溶血性链球菌引起的急性传染病，临床特征为发热、咽峡炎、全身弥漫性猩红色皮疹和退疹后皮肤脱屑。此病主要发于温带冬春两季，有强烈的传染性，由产红疹毒素的乙型溶血性链球菌A组菌株感染而引起，患者和带菌者是主要传染源。带菌飞沫主要经呼吸道传播。

中医学认为，猩红热属瘟疫范畴，为感受痧毒疫疠之邪而致，以发热、咽喉肿痛腐烂、全身猩红色皮疹为特征而区别于其他温病。根据其发病机制和传变规律分为常证和变证。常证治疗以清泄邪毒为基本原则，初起宜辛凉宣透，使邪从汗泄；病毒入里，治以清火解表，清营凉血；病久伤阴又宜养阴生津，兼轻余热。变证分别采用清热解毒排脓、益气养血复脉、祛风除湿通络、利水渗湿消肿等法辨证施治。

【治疗】

（一）常证

1. 邪郁肺胃证

（1）病势偏表

【症状】恶寒发热，继之高热头痛，面赤，咽喉红肿、疼痛或白腐糜烂，或呕吐，或腹痛，皮肤潮红，丹痧隐隐，舌红，苔白而干，脉浮数。

妙方 解肌透痧汤

【组成】葛根12克，荆芥10克，浮萍9克，蝉蜕6克，牛蒡子9克，马勃9克，桔梗9克，豆豉12克，前胡9克，射干9克，连翘12克，白僵蚕6克，竹茹10克，甘草6克。

【功效】解肌透痧，宣利咽喉。

【用法】水煎服，每日1剂。

【方解】桔梗、甘草、射干、牛蒡子清热利咽；荆芥、蝉蜕、浮萍、豆豉、葛根发汗解肌、通热；连翘、白僵蚕清热解毒；马勃解毒利咽；竹茹清热化痰；前胡降气化痰，清风散热。

【按语】口渴者，加芦根、天花粉；咽痛甚者，加玄参、山豆根；胸闷者，加藿香、郁金；腹痛者，加芍药、甘草。痧毒郁表，宜用疏透，使邪毒从汗而解。此病初起决不可过用、早用寒凉之药，以致邪气冰伏不能外达；也不能滥用攻下，耗气伤阴，使邪内陷变生诸证，更不能误用辛温之药，灼伤津液，助热化火，引动肝风而致惊厥之变。

（2）病势偏里

【症状】发热重恶寒轻，咽喉红

肿腐烂，丹痧显露，舌红，苔薄黄，脉弦数。

妙方栀子豉汤加减

【组成】栀子9克，淡豆豉9克，金银花12克，薄荷3克，牛蒡子9克，蝉蜕5克，白僵蚕3克，连翘9克，桔梗9克，马勃9克，黄芩9克，甘草6克。

【功效】疏散清化。

【用法】水煎服，每日1剂。

【方解】本方中黄芩清泄上焦热毒；连翘、薄荷、牛蒡子疏散风热，发散郁火，散积滞；桔梗、马勃、甘草清热解毒，利咽喉；栀子、淡豆豉清热泻火；蝉蜕疏散风热；白僵蚕抗惊厥；金银花清热解毒，疏散风热。

【按语】本证不宜单纯解表或单纯清里，单解表则里热愈炽，纯清里则表证不解，宜两法共进，表里双解。

2. 痧毒化火证

【症状】壮热，烦躁面赤，口渴引饮，咽喉红肿、腐烂，吞咽不利，丹痧增多、色红艳，尿赤，便干，舌红，苔黄，脉数实。

妙方清心凉膈散

【组成】连翘120克，甘草60克，黄芩30克（酒炒），薄荷30克，栀子30克，桔梗60克，生石膏150克。

【功效】清心凉膈，宣肺透疹。

【用法】上为粗末。每服9～15克，加竹叶1片，用水375毫升，煎

至250毫升，去滓，入生白蜜20毫升，微煎，温服。

【方解】连翘、生石膏、黄芩（酒炒）清气凉营，泻火解毒；栀子、薄荷甘寒清热，护阴生津；桔梗宣肺利咽；甘草调和诸药。

【按语】因邪在上焦气分，系无形邪热郁结，故不用苦寒沉降之品，而以轻清上浮之剂，透达郁热，以免引邪深入肆虐而成燎原之势。便秘腹胀、咽喉腐烂、气味秽臭者，加生大黄、玄明粉。

3. 气营（血）两燔证

【症状】壮热不退，烦躁口渴，嗜睡神萎，丹痧密布、红晕如斑，咽喉红肿腐烂，甚至阻塞不通，重者神昏谵妄，或痉厥抽搐，舌红绛，苔燥起刺，状如杨梅，脉数有力。

妙方清瘟败毒饮

【组成】生石膏60克，生地黄9克，水牛角90克，黄连10克，栀子9克，桔梗9克，黄芩10克，知母9克，赤芍9克，玄参9克，连翘10克，牡丹皮9克，竹叶9克，甘草6克。

【功效】清气凉营，解毒救阴。

【用法】水煎服，每日1剂。

【方解】方中重用生石膏以清气分之热；用水牛角清热凉血；黄连、黄芩清上焦实热；牡丹皮、栀子、赤芍清泻肝经之火；连翘、玄参散上焦浮游之火；生地黄、知母滋阴清热；桔梗清肺排脓；竹叶清热泻火；甘草调和诸药。全方具有清热解毒、凉血养阴之功。

【按语】本证是气营两燔，治疗需清气兼以清营凉血，宜用大剂清热解毒、清营凉血之品，如用药得当，尚可冀其透热转气，否则邪陷心肝，则变证蜂起。又因热毒最易伤阴，还需注意顾护阴液。喉间痰多者，用竹沥冲服；壮热不已者，加寒水石、柴胡；烦躁不安者，加重楼；若高热惊厥，为热极动风，则用羚角钩藤汤加减；高热神昏、烦躁谵语、皮疹呈紫红色或有瘀点，为热入营血，邪闭心包，宜用清营汤加减合用神犀丹，或安宫牛黄丸，或紫雪丹，清营凉血，清心开窍并配合西医抢救治疗。

4. 余毒伤阴证

【症状】壮热已除，只午后潮热，咽痛减轻，腐烂未愈，丹痧渐消，皮肤粗糙，开始脱屑，干咳，纳呆，舌红少津，脉细数。

妙方 沙参麦冬汤加减

【组成】沙参10克，麦冬10克，玉竹9克，天花粉10克，白扁豆9克，桑叶9克，甘草6克。

【功效】养阴清热，增液生津。

【用法】水煎服，每日1剂。

【方解】沙参、麦冬、玉竹清润燥热，而滋养肺胃之阴液；天花粉生津止渴；甘草清火和中；白扁豆健脾和胃；桑叶清疏肺中燥热。

【按语】本证为阴虚有热，阴虚不复则余热难退。热不退则阴愈虚，故在治疗中，要紧紧抓住阴虚这一关键，使阴液恢复，余热得清，则诸症自愈。阴虚之热，治宜清滋，药用甘寒。低热不退者，加青蒿、鳖甲；口干、舌红、少津明显者，加沙参、芦根；食欲不振者，加石斛、玉竹、白扁豆；干咳者，加沙参、百合、桑叶；大便干结者，加火麻仁。

（二）变证

1. 热毒流注证

【症状】发热不退或寒战高热，或咽喉肿痛，阻塞不通，或耳道肿痛、流脓，或颈部灼热疼痛，扪及肿块，口渴引饮，甚至神昏抽搐，舌红，吞咽不利，苔黄燥，脉洪数。

妙方 五味消毒饮合黄连解毒汤加味

【组成】蒲公英6克，金银花15克，野菊花6克，紫花地丁6克，天葵6克，黄连9克，黄芩6克，黄柏6克，栀子6克。

【功效】清热解毒、消散疔疮之效。

【用法】水煎服，每日1剂。

【方解】本方中黄芩、黄柏苦寒泄降，清热解毒，其中黄芩清上焦火热，黄柏清下焦火热；栀子清泻三焦，导热外出；蒲公英、金银花、野菊花、紫花地丁、黄连、天葵共奏清热解毒、消散疔疮之效。

【按语】应视流注的不同部位加用一定的引经药。初期以清热解毒为主，酌加活血消肿之药；成脓期应加消肿排脓之药；后期不用补法，如确属气血两虚，可加益气养阴之药；如有邪毒内陷之象，可按败血症治疗。咽喉肿痛甚者，加板蓝根、牛蒡子、马勃、玄参；耳道流脓者，加夏枯草、柴胡、龙胆草；颈项淋巴结肿痛者，加僵蚕、夏枯草、浙贝母；排脓期，加当归、皂角刺、大血藤、败酱草。

2. 余毒损心证

【症状】 神疲气短，倦怠懒言，面色苍白，自汗盗汗，心悸心慌，低热不退，舌淡红或干红，少苔，脉结代或虚数。

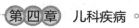 **妙方炙甘草汤加味**

【组成】 炙甘草12克，人参6克，生地黄50克，桂枝9克，麦冬10克，阿胶6克，麻仁10克，干姜9克，大枣10枚。

【功效】 益气滋阴，通阳复脉。

【用法】 清酒加水煎服，每日1剂。

【方解】 方中人参、炙甘草、大枣，有益气养阴、救心复脉的作用；麦冬、阿胶、麻仁养阴生津；生地黄滋阴养血；桂枝、干姜温心阳，通血脉。诸药合用，共奏补益气血，益心复脉之功。

【按语】 如以心气虚为主者，用四君子汤加味；心血虚为主者，用归脾汤加减；心阴虚为主者，用天王补心丹加减；心阳虚为主者，用桂枝甘草龙骨牡蛎汤加减；如疾病日久，瘀血阻络，用桃仁红花煎加减。

3. 毒滞关节证

【症状】 关节疼痛，灼热红肿，游走不定，四肢屈伸不利，兼有发热恶风，汗出，口渴，尿赤便干，舌红，苔黄或黄腻，脉滑数。毒久羁滞留关节，郁而化热，易发为湿热痹证，初起还见游走不定的风邪为患的特征。部分患儿因邪毒郁遏不甚，加之体质关系，可不出现热证，而仅以关节疼痛的痛痹为主。

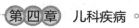 **妙方白虎加桂枝汤加减**

【组成】 知母18克，粳米6克，甘草6克，桂枝6克，牡丹皮9克，连翘12克，石膏50克。

【功效】 清热通络，祛风除湿。

【用法】 为粗末，水煎服，每日1剂。

【方解】 方中石膏味辛甘，性大寒，善能清热生津；石膏与知母相须为用，加强清热生津之功，佐以粳米、甘草和中益胃，并可防君臣药之大寒伤中之弊；桂枝疏风散寒；牡丹皮、连翘清热解毒，凉血。

【按语】 诸药配伍，共成清热生津、止渴除烦之剂，使其热清烦除，生津止渴，由邪热内盛所致之诸证自解。

4. 水湿浸渍证

【症状】 颜面及四肢水肿，小便短少混浊，身重困倦，胸闷、纳呆，恶心，苔白腻，脉沉缓。

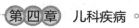 **妙方五苓散合五皮散加减**

【组成】 茯苓9克，猪苓9克，泽泻15克，白术9克，桂枝6克，大腹皮9克，陈皮6克，桑白皮6克，生

175

姜皮9克。

【功效】利水渗湿，通阳消肿。

【用法】水煎服，每日1剂。

【方解】方中茯苓、猪苓、泽泻利水渗湿，为主药；白术健脾运湿，与茯苓配合，更增强健脾祛湿之作用，为辅药；桂枝温阳以助膀胱化气，化气则水自行，为佐药；大腹皮、桑白皮利水渗湿、消肿；陈皮理气健脾，燥湿化痰；生姜皮和脾行水，消肿。诸药合用，既可淡渗以利水湿，又可健脾以运水湿，化气以行水湿，故对水湿内停所致的各种水湿证均可治之。

【按语】此证为余毒内归，影响肺、脾、肾三脏，使之宣降失调，通调失司，发为水肿，证属湿邪壅滞，多发生在病后3周左右。本证由于水湿浸渍，三焦不利，内外交困，易引起水气凌心之危证，故利水为第一要务。临床根据病机之偏重，或宣肺，或健脾，或补肾，或综合用之。血尿明显者，加小蓟、白茅根；上半身肿甚伴咳喘者，加麻黄、杏仁；下半身肿甚伴神倦腹胀者，加防己、椒目；如湿邪化热，湿热壅滞者，用三仁汤加猪苓、蝉蜕、白术、车前草。

水痘

【概述】

水痘是由水痘-带状疱疹病毒引起的急性出疹性传染病，以发热，分批出现丘疹、疱疹，结痂为特征。因其疱疹明亮如水，形态椭圆，状如豆粒而得名。此病四季可发生，以冬春两季发病率高，其传染性很强，预后良好。

中医学认为水痘邪毒经口鼻入侵，上犯于肺，下郁于脾而发病，其病在肺脾两经。因肺主皮毛，属卫，故邪毒入侵卫表后，初起时多有类似外感初起的发热、流涕、轻微咳嗽等肺系症状；脾主运化，邪毒入里，则水气失于通调，或因水湿不化，乳食不消而见饮食减少，以及轻度腹泻等脾经症状。

【治疗】

1. 邪郁卫气证

【症状】发热轻微或无热，鼻塞流涕，偶有喷嚏及咳嗽，1～2日出疹，色红润，疱浆清亮，根盘红晕不著，点粒稀疏，此起彼伏，以躯干为多，皮疹瘙痒，二便尚调，苔薄白，脉浮数。

妙方银翘散

【组成】金银花30克，连翘30克，桔梗18克，薄荷18克，牛蒡子

18 克，竹叶 12 克，荆芥穗 12 克，淡豆豉 15 克，生甘草 15 克。

【功效】辛凉透表，清热解毒。

【用法】作汤剂，加芦根 18 克，水煎服。

【方解】方中金银花、连翘疏散风热，清热解毒；薄荷、牛蒡子清利头目；荆芥穗、淡豆豉解表散邪；芦根、竹叶清热生津；桔梗宣肃肺气，止咳利咽；生甘草合桔梗利咽止痛。

【按语】风热时，邪尚在表卫，风宜散，热宜清。咳嗽明显者，加杏仁、川贝母；乳蛾肿痛者，加马勃、山豆根；热甚者，加栀子、黄芩。

2. 气营两燔证

【症状】壮热烦躁，口渴欲饮，面赤唇红，或口舌生疮，水痘分布较密，根盘红晕较著，痘色红赤或紫黯，疱浆欠清，或伴有牙龈肿痛，大便干结，小便短赤，舌红，苔黄，脉滑数。

妙方 **清胃解毒汤加减**

【组成】升麻 6 克，黄连 9 克，黄芩 9 克，石膏 9 克，牡丹皮 12 克，生地黄 9 克，玄参 9 克，紫草 9 克，甘草 6 克。

【功效】清气凉营，解毒利湿。

【用法】水煎服，每日 1 剂。

【方解】升麻清热透疹；石膏清气泄热；黄芩、黄连清热解毒；牡丹皮、生地黄凉血清热；玄参清热凉血；甘草清热解毒，佐以紫草，清热凉营，渗湿。

【按语】口渴汗多，以气分证明显者，加知母、天花粉；疹色深红者，为血分有伏热，加栀子、赤芍；唇燥口干、津液耗伤者，重用生地黄、玄参，并加麦冬、芦根；龈肿口疮者，加紫花地丁、赤芍；大便干结，舌红、苔黄厚腻者，加大黄、全瓜蒌。

白喉

【概述】

白喉是由白喉杆菌引起的一种以发热、气憋、声音嘶哑、犬吠样咳嗽，咽部、扁桃体及其周围组织出现白色伪膜为特征的急性传染病，严重者并发心肌炎和神经麻痹、全身中毒。此病一年四季均可发生，但以秋冬两季更甚，患病后有较持久的免疫力。

此病的病原体为白喉杆菌，传染途径主要是通过患者和带菌者的痰涎分泌物经呼吸道传播。病菌首先侵入呼吸道黏膜，不断繁殖而产生大量的外毒素，造成局部组织坏死。白喉外毒素毒性强烈，经血液循环散布到全身各组织器官。

中医认为，此病主要是感受疫毒时邪所致，气候干燥、素体阴亏、肺胃伏热也是重要因素。白喉发病较急，病情也较复杂，且易发生变证，分为常证与变证。常证又分风热疫毒白喉、阴虚疫毒白喉、痰火疫毒白喉三种；变证则分疫毒损心和疫毒窜经两种。

【治疗】

1. 常证

（1）风热疫毒证

【症状】 初起发热，微恶风寒，头身疼痛，咳嗽气粗，微有汗出，咽及乳蛾红赤，有点状或片状白膜，苔薄白，脉浮数。

妙方 银翘散加减

【组成】 金银花 30 克，连翘 30 克，薄荷 18 克，牛蒡子 18 克，竹叶 12 克，荆芥穗 12 克，淡豆豉 15 克，芦根 9 克，桔梗 18 克，甘草 15 克。

【功效】 疏风清热，利咽解毒。

【用法】 水煎服，每日 1 剂。

【方解】 方中金银花、连翘清热解毒，辛凉透表，为主药；辅以薄荷、荆芥穗、淡豆豉以解表散邪、透热外出；竹叶清热除烦；芦根清热，生津止渴，协助主药清热透表；桔梗、牛蒡子、甘草合用，以宣肺祛痰、清利咽喉，合为佐药。诸药合用，既能透表，又能解毒。

【按语】 不能拘于"白喉忌表"，应按临床症候表现辨证施治。白喉多为燥邪、阳热疫毒，应以辛凉清解为宜，忌辛温发散。伴咽喉干燥，舌红、苔黄者，用除瘟化毒汤加土牛膝。

（2）阴虚疫毒证

【症状】 身热不扬，口唇干燥，干咳少痰，咳声嘶哑，痰涎黏稠，呼吸不利，咽及扁桃体红肿，上布有白膜，不易擦去，舌红，苔少，脉细而数。

妙方 养阴清肺汤

【组成】 生地黄 6 克，麦冬 4 克，玄参 5 克，牡丹皮 3 克，炒白芍 3 克，贝母 3 克，薄荷 2 克，甘草 2 克。

【功效】 养阴清肺，利咽解毒。

【用法】 水煎服，每日 1 剂。

【方解】 方中生地黄、玄参养阴润燥、清肺解毒，为主药；辅以麦冬、炒白芍助生地黄、玄参养阴清肺解毒；牡丹皮助生地黄、玄参凉血解毒消肿，佐以贝母润肺止咳，清化热痰；薄荷宣肺利咽；甘草清热解毒，调和诸药。全方共奏养阴清肺、解毒利咽之功。

【按语】 燥热郁甚、大便干燥者，加瓜蒌仁、火麻仁；热重口渴者，加天花粉、生石膏、淡竹叶、鲜芦根。

（3）痰火疫毒证

【症状】 高热面赤，烦躁不安，呼吸急促，喉间痰鸣，咳声犬吠，声音嘶哑，恶心呕吐，小便短赤，咽红疼痛，白膜成片布于咽喉，舌红赤，苔黄腻，脉洪数。

妙方 神仙活命饮加减

【组成】龙胆草9克，玄参6克，黄柏9克，板蓝根9克，瓜蒌皮6克，生石膏9克，马兜铃6克，白芍6克，栀子6克，生地黄6克，川贝母6克，杏仁6克，胆南星3克，甘草6克，土牛膝3克。

【功效】清热化痰，泻火解毒。

【用法】水煎服，每日1剂。

【方解】龙胆草味苦性寒，泻肝胆实火，清下焦湿热；生地黄、玄参滋阴增液；板蓝根清热解毒；杏仁、川贝母止咳化痰；胆南星燥湿化痰，祛风止惊，消肿散结，止痛；马兜铃清肺降气，化痰止咳；生石膏、栀子清热泻火；瓜蒌皮行气除胀满，化痰开痹，清肺止咳；黄柏滋阴降火；甘草清热解毒，润肺止咳；土牛膝清热解毒；白芍敛阴止汗，缓急止痛。

【按语】腹胀便秘、内有燥屎者，加大黄、芒硝；喉间痰涎，面唇发绀，烦躁不安，呼吸困难，胁肋凹陷，古代称"锁喉风"，急宜合用解毒雄黄丸，化水调服，涌吐痰涎秽毒；津液耗伤明显者，苦寒之药宜轻用，中病即止。此证非常危急，采用中西医综合治疗为好。若出现喉梗阻者，宜考虑气管切开，以救危急。

2. 变证

(1) 疫毒损心证

【症状】面色苍白，神疲乏力，表情淡漠，心悸胸闷，头额汗出，四肢冷凉，脉沉微或结代。

妙方 独参汤或人参注射液静脉缓注或滴入

【组成】人参20~30克（去芦）。

【功效】益气养心，扶正复脉。

【用法】研为粗末，加大枣5枚，水煎浓汁，顿服。

【方解】药用于治疗元气欲脱，诸虚垂危之证。方用一味人参大补元气，能扶危救脱，单味应用，药简功专，为其特点。临床应用以面色苍白、肢冷多汗、呼吸微弱、脉微欲绝为其辨证要点。

【按语】因白喉疫毒损心而引起的心阳虚衰，还要注意白喉症状的轻重，此时宜急则治标或攻补兼施。气阴两损、舌红、少苔、脉细弱者，用生脉散加丹参，或用生脉散注射液益气救阴；肾阳虚衰、四肢冰凉、血压下降者，合参附龙牡救逆汤以回阳固脱；病情较缓者，用三甲复脉汤，以益气，养阴回阳。

(2) 疫毒窜经证

【症状】语言不利，吞咽困难，饮水呛咳，或出现口眼㖞斜，肢体瘫痪等。

妙方 当归补血汤加味

【组成】黄芪30克，当归6克，石菖蒲9克，远志9克，桑枝6克，地龙6克，川芎9克，赤芍9克，甘草6克。

【功效】补气生血、舒筋活络。

【用法】水煎服，每日1剂。

【方解】重用黄芪大补脾肺元气，以资气血生化之源，当归甘辛而温，养血和营，两药相伍，阳生阴长，气旺血生；石菖蒲、远志醒神开窍；桑枝、地龙疏通经络；川芎、赤芍行气活血；甘草调和诸药。

【按语】此方也可用补阳还五汤，以益气养血，活血通络。

脊髓灰质炎（小儿麻痹症）

【概述】

脊髓灰质炎又称小儿麻痹症，是由脊髓灰质炎病毒引起的急性传染病，易侵犯中枢神经系统，其主要病变在脊髓灰质。典型的临床表现为发热（双峰热），肢体疼痛，进而出现非对称性、弛缓性肢体瘫痪，严重者因病变损及延髓，导致呼吸麻痹而危及生命。

中医学认为，病因为外感风湿热疫邪。风湿热疫邪由口鼻而入，初起病在肺胃，既见肺卫表证，又见气分热证，如发热有汗、头身疼痛、咳嗽流涕、恶心呕吐、腹泻、腹痛等症，若机体抗邪有力，则邪去热解，不再深入；若病邪不解，则蕴遏肺胃，肺主气而朝百脉，胃主宗筋而外合四肢肌肉，风湿热之邪自肺胃而流注经络，痹阻筋脉，因而发热再起，并见肢体疼痛，进而气血受阻，筋脉失养而肢体废而不用，形成瘫痪。日久，精血亏虚，肢体更失濡养，肌肉筋脉萎缩，弛缓不用，造成后遗症。

【治疗】

1. 邪犯肺胃证

【症状】初起发热，夜幕为甚，咳嗽流涕，全身不适，或有呕吐，腹痛、腹泻，头痛汗出，纳少咽红，舌偏红，苔薄白或薄黄，脉浮数或濡数，指纹浮紫。

妙方 甘露消毒丹合葛根芩连汤加减

【组成】滑石5克，黄芩10克，茵陈11克，石菖蒲6克，川贝母5克，木通5克，藿香5克，豆蔻4克，连翘4克，薄荷4克，竹叶9克，射干4克，葛根15克，金银花9克，甘草6克，黄连9克，黄柏6克。

【功效】疏风解表，清热利湿。

【用法】水煎服，每日1剂。

【方解】滑石清热利水而解暑；黄芩、茵陈、葛根、金银花、黄连、黄柏、甘草清热燥湿，泻火解毒；石菖蒲、藿香辟秽和中，宣湿浊之壅滞；豆蔻芳香悦脾，令气畅而湿行；木通、竹叶清利湿热，导湿热从小便而去；连翘、射干、川贝母、薄荷解毒利咽，散结消肿。

【按语】肺卫表郁重，则侧重解表宣肺，疏风通络；脾胃湿热重，则着重清热利湿，宣痹通络，总以祛邪为要。邪热偏胜者，加栀子、板蓝根、大青叶；肢体疼痛较著者，加忍冬藤、桑枝、桂枝、姜黄；汗多便秘者，加虎杖；头痛较剧者，加白芷、蔓荆子；恶心呕吐较著者，加竹茹、生姜。

2. 邪注经络证

【症状】再度发热，肢体疼痛，转侧不利，拒绝抚抱，项背强直疼痛，烦躁不安，汗多尿黄，舌红、苔黄而腻，脉濡数，指纹紫滞。

妙方葛根黄芩黄连汤合三妙丸

【组成】葛根 15 克，黄芩 9 克，黄连 9 克，甘草 6 克，生石膏 9 克，忍冬藤 9 克，薏苡仁 6 克，地龙 3 克，防己 6 克，黄柏 9 克，苍术 6 克，川牛膝 3 克。

【功效】解表清里，利湿通络。

【用法】水煎服，每日 1 剂。

【方解】葛根发表解肌，升发脾胃清阳而止泻升津；黄芩、黄连清热燥湿，厚肠止利；甘草甘缓和中，调和诸药，协调表里；黄柏、苍术、薏苡仁清热燥湿；防己利水渗湿；地龙疏通经络；生石膏、忍冬藤清热解毒；川牛膝利尿通淋。

【按语】热重则重用清热之剂，湿盛则重用利湿之剂，但无论清热或利湿均宜加强解毒通络。此证（此期）的治疗十分重要，有效地清热解毒、利湿通络能除掉疫毒，控制疾病发展。

3. 气虚血瘀

【症状】身热已退，肢体瘫痪无力，或口眼㖞斜，或吞咽不能，面色苍黄，舌稍黯，苔薄净，脉细弱或细涩，指纹隐滞。

妙方黄芪寄生汤

【组成】黄芪 9 克，桑寄生 9 克，生地黄 9 克，牛膝 6 克，白芍 9 克，枳壳 6 克，柴胡 6 克，知母 6 克，黄柏 9 克，甘草 6 克，杜仲 6 克。

【功效】理脾通络，调和气血。

【用法】水煎服，每日 1 剂。

【方解】方中黄芪大补元气，为主药；桑寄生、牛膝、杜仲补益肝肾，强壮筋骨；白芍、生地黄养血活血；柴胡、枳壳疏肝理气；黄柏、知母清热解毒，利湿；甘草调和诸药，又为使药。

【按语】本方配伍特点是以祛风寒湿药为主，辅以补肝肾、养气血之品，邪正兼顾，有祛邪不伤正、扶正不碍邪之义。诸药相伍，使风寒湿邪俱除，气血充足，肝肾强健，痹痛得以缓解。

小儿暑温（流行性乙型脑炎）

【概述】

小儿暑温是感受暑温邪毒引起的时行疾病。临床以高热、惊厥、昏迷为主要症状，发病急骤，变化迅速，易出现内闭外脱、呼吸障碍等危象，重症病例往往留有后遗症，导致终身残疾。此病就是西医学上的流行性乙型脑炎。

中医学认为夏季暑邪当令，最易伤人，特别是小儿时期，神祛气弱，气血未充，脏腑未坚，不能抗御暑邪，一旦被暑邪疫毒所侵，正不胜邪时，可猝然发病。

按温病学的卫气营血传变规律辨证，由于病多急暴，传变迅速，若未现卫分症状已迅即出现气分、营分证者，甚则径入营血者，其由卫入气，由气入营、入血的界限较难辨析。因此，根据高热、昏迷、惊厥等三大主要症状，结合小儿惊风的热、痰、风病机转归，掌握其相互之间的联系和区别，并抓住其急性期重在热证，后期可按痰证、风证两证型辨证施治。

【治疗】

1. 热证

【症状】 发热，其病情愈重则发热愈高，至极期更为明显。在发病的3~4日，体温达高峰，病情的恶化也在这个阶段。

妙方 新加香薷饮加减

【组成】 香薷6克，薄荷3克，葛根6克，大豆黄卷6克，白扁豆3克，金银花9克，连翘9克。

【功效】 祛暑解表，清热化湿。

【用法】 3岁以内，每日1剂，水煎，分3~4次服；较大儿童或高热稽留不退，每日2剂。服药后，以全身汗出潮润为宜，也可用煎药汁擦澡，目的在于促使邪热从汗而解。若服药有困难，煎取药汁后（待温），肛门滴注。

【方解】 香薷为解表透暑要药；金银花、连翘清热解毒；葛根解肌退热；大豆黄卷解表祛暑；薄荷清热利咽；白扁豆健脾化湿，和中消暑。

【按语】 夹湿者，加鲜佩兰；呕吐者，加半夏、竹茹。不宜过用苍术、厚朴等辛温燥湿之品，防止过燥而伤阴。

2. 痰证

【症状】 意识障碍，意识不清，有表现深度昏迷者，也有表现狂躁不宁者，且常与高热惊厥并存。

妙方 苏合香丸

【组成】 白术、朱砂、麝香、诃子、香附、沉香、青木香、丁香、安息香、白檀香、荜茇、犀角（水牛角代）各 30 克，乳香、苏合香、冰片各 15 克。

【功效】温通开窍，行气止痛。

【用法】上十五味，捣筛极细，白蜜煎，去沫，和为丸。每朝取井华水，服如梧子四丸，于净器中研破服，老小每碎一丸服之，冷水、暖水，临时斟量。

【方解】方中苏合香辛温走窜，通窍开郁，辟秽豁痰；麝香开窍辟秽，通络散瘀；冰片通诸窍，散郁火；安息香开窍辟秽祛痰，通行气血。四药芳香走窜，开窍启闭，辟秽化浊，共为君药。香附理气解郁；青木香行气止痛，善治中寒气滞，心腹疼痛；沉香降气温中，温肾纳气；白檀香行气和胃；乳香调气活血定痛；丁香温中降逆，治心腹冷痛。以上诸药，行气解郁，散寒止痛，理气活血，共为臣药。佐以辛热之荜茇，温中散寒，下气止痛，助诸香药以增强祛寒止痛开郁之力；犀角（现用水牛角代）凉血清心，泻火解毒；朱砂清心解毒，重镇安神，二者药性虽寒，但与大队温热之药相伍，则不悖温通开窍之旨；白术益气健脾、燥湿化浊；诃子温涩收敛，下气止痛，二药一补一敛，以防诸香辛散走窜太过，耗散真气。诸药合用，芳香化浊，温通开窍，行气止痛。

【按语】苏合香丸适用于痰浊上蒙证，具有芳香泄浊开窍的作用。喉间痰多者，加礞石滚痰丸化痰泄浊；

吞咽困难者，加止痉散、半夏、胆南星搜风化痰。

3. 风证

【症状】患儿颈项强直，两眼上翻，牙关紧闭，四肢抽动，有的喉中痰声辘辘，面色发灰，意识不清；有的服退热剂后汗出热退，惊厥可暂时缓解；有的惊厥频繁，用镇静止惊剂不能控制，且伴有呼吸不整等危象。

妙方 止痉散

【组成】全蝎、蜈蚣各等分。

【功效】祛风止痉。

【用法】研细末，每次服 1～1.5 克，温开水送服，1 日 2～4 次。

【方解】止痉散适用于络中之风证。全蝎、蜈蚣可搜风通络。

【按语】肢体僵直不用，可加木瓜、鸡血藤舒筋活络。

4. 恢复期

【症状】发热，往来寒热，患儿面色多㿠白，容易出汗，尤以入睡时为多，汗出欠温，精神萎倦，舌淡，苔白。有意识障碍、失语、痴呆和吞咽困难等症。

妙方 桂枝汤加黄芪、龙骨、牡蛎

【组成】桂枝 9 克，麻黄 3 克，芍药 9 克，甘草 6 克，黄芪 9 克，龙骨 10 克，牡蛎 10 克。

【功效】调和营卫，潜阳敛汗。

【用法】水煎服，每日 1 剂。

【方解】方中桂枝为君，助卫阳，通经络，解肌发表而祛在表之风邪；

芍药为臣，益阴敛营，敛固外泄之营阴，两药等量合用，一治卫强，一治营弱，散中有收，汗中寓补，使表邪得解，营卫调和；甘草调和药性，合桂枝辛甘化阳以实卫，合芍药酸甘化阴以和营，功兼佐使之用；黄芪益气；龙骨镇惊安神，收敛固涩，生肌敛疮；牡蛎疏肝健脾，温阳祛寒，利水；麻黄发汗解表。

【按语】综观本方，药虽少，但结构严谨，发中有补，散中有收，邪正兼顾，阴阳并调。